Dieter Wartenweiler · Männer in den besten Jahren

von Thom[…]



26.2.2008

DIETER WARTENWEILER

# Männer in den besten Jahren

## Von der Midlife-Crisis zur gereiften Persönlichkeit

KÖSEL

5. Auflage 2007

Umschlag: Kaselow Design, München
Umschlagfoto: Mauritius/Sun Star
Druck und Bindung: Bercker, Kevelaer
Printed in Germany
ISBN 978-3-466-30456-1

*Gedruckt auf umweltfreundlich hergestelltem Werkdruckpapier (säurefrei und chlorfrei gebleicht)*

www.koesel.de

# Inhalt

# Einleitung

Dieses Buch ist dem seelischen Prozess gewidmet, den der Mann in der Mitte seines Lebens durchläuft. Auf der Schwelle zwischen Jugend und Alter geraten Männer in eine Umbruchzeit, in welcher sich ihre Lebenseinstellung grundlegend verändert. Diese Zeit ist oft von heftigen inneren Turbulenzen geprägt und bringt manchmal auch Umwälzungen in der äußeren Lebensgestaltung mit sich. Gleichzeitig gibt die Lebensmitte aber auch Anlass zur Selbstbesinnung und Standortbestimmung. Auf der Schwelle zwischen zwei Lebensphasen halten wir Rückschau auf unseren bisherigen Weg, werten Erreichtes und befassen uns nochmals mit den Prägungen der Jugend. Indem wir schließlich vom jungen Erwachsenenalter Abschied nehmen, richten wir uns auf die kommende Lebensperiode aus, welche die Zeit des Alters sein wird.

Nach meinen Erfahrungen werden die meisten Männer von den Umwälzungen der Lebensmitte überrascht. Obwohl wir um die bevorstehenden Veränderungen *theoretisch* meist wissen, können wir uns auf das *wirkliche Erleben* konkret kaum vorbereiten. Durch irgendeine Lebensbegebenheit geraten wir eines Tages in eine unerwartete innere Bewegung und werden in unserer Persönlichkeit erschüttert. Dies ist der Beginn einer radikalen Umorientierung. Der äußere Anlass dazu kann körperlicher Art sein – etwa wenn wir durch einen Unfall beeinträchtigt werden oder an allgemeiner Erschöpfung leiden, Herzprobleme haben oder mit undefinierbaren Beschwerden kämpfen. Er kann seinen Ursprung aber auch im seelischen Bereich haben – wenn wir zum Beispiel depressive Stimmungen entwickeln, unerklärliche Ängste haben, uns niedergeschlagen fühlen oder keinen Lebenssinn mehr erkennen können. Vielfach beginnt der Umwandlungsprozess auch mit einer Beziehungskrise – sei es, dass wir selber bisher Ungelebtes nachholen möchten, oder dass uns die Partnerin aus der Ruhe aufrüttelt, indem sie die Beziehung wesentlich verändert oder gar abbricht.

Was immer der Anlass ist – die Erschütterung des bisherigen Lebensgefühls führt uns in einen Prozess, welcher unsere ganze Persönlichkeit verändert. Weil wir in der Lebensmitte in unserer Gesamtheit erfasst werden und an unserer Umgestaltung leiden, reden wir auch von einer Krise, der Midlife-Crisis. Dieser Begriff scheint mir zur Charakterisierung des Geschehens aber zu negativ, weil er den Aspekt der inneren Aufruhr gegenüber dem eigentlichen Prozess der positiven Veränderung und Neuorientierung zu sehr in den Vordergrund rückt. Er lässt zudem die vermeintliche Möglichkeit offen, nach der Krise wieder zur alten Einstellung zurückkehren zu können, womit der Prozess sinnlos würde. Nach meiner Erfahrung geht es im Gegenteil aber darum, eine erweiterte Lebens- und Persönlichkeitsform zu finden, womit sich der Prozess als sinnvoll und notwendig erweist.

Vielen Männern fällt es nicht leicht, sich mit sich selber auseinander zu setzen und sich von der seelischen und auch gefühlsmäßigen Dimension her zu verstehen. Wir richten uns häufig nach kollektiven kulturellen Mustern über männliche Identität und Rollen. Dazu gehört das Bild des effizienten, leistungsstarken Mannes, welches der Beachtung seelischer Prozesse nicht unbedingt förderlich ist. In der ersten Lebenshälfte helfen uns diese kollektiven Bilder zur Lebensorientierung. In der Lebensmitte werden sie aber zugunsten einer individuellen Identität relativiert. Wer seine Krise bewusst bewältigen möchte, richtet sich dabei nach den eigenen, inneren Gegebenheiten aus. Diese sind ganzheitlichen Charakters und erweitern damit eine rein rationale Lebensausrichtung.

Diese Neuausrichtung nach innen ist für manchen zunächst schwierig, denn wir Männer bestätigen uns oft lieber in jener

Weltsicht, die wir bisher hatten, als dass wir uns mit uns selber befassen. Wenn wir nach außen orientiert sind, erscheint uns die Innensicht leicht als unfruchtbare Nabelschau, für die wir keine Zeit aufwenden möchten. In der Lebensmitte kann uns allerdings ein leises Misstrauen gegen uns selbst beschleichen, wenn wir tief in uns fühlen, dass doch nicht alles so ist, wie wir es gerne glauben. Wir sehen über dieses Gefühl aber gerne hinweg, wenn es uns einmal überrascht. Wenn uns der Magen wehtut, denken wir lieber, dass wir wohl etwas gegessen hätten, was uns nicht gut bekam, und wenn wir Herzbeschwerden haben, halten wir diese vielleicht für die Folge eines zu ausgedehnten Fitnesstrainings.

Auch ich verhielt mich lange nach diesem Muster. Und weil ich einiges über seelische Prozesse und Zusammenhänge gelernt hatte, glaubte ich nicht, dass mich eine Krise in überraschender Weise erfassen würde. Ich dachte, dass ich mir mit meinen psychologischen Studien und mit der praktischen therapeutischen Berufserfahrung die Eintrittskarte für die zweite Lebenshälfte bereits erworben hätte. Aber dem war nicht so.

Das wurde mir unmissverständlich klar, als ich mich eines Tages ganz unerwartet im Krankenhaus wiederfand. Schmerzhafte Nierenkoliken hatten mich niedergestreckt. Plötzlich steckte ich in einer körperlich-seelischen Krise, die mich aufschreckte und meine zweite Lebenshälfte einläutete. Ich erinnere mich noch gut, wie ich später – erschöpft, aber körperlich einigermaßen genesen – an einem Spätsommertag zu mir selber sagte: »Nun beginnt der Lebensherbst. Nun bin ich nicht mehr bei den Ewig-Tüchtigen, die pausenlos arbeiten können, sondern gehöre zu jenen, welche die Grenzen der eigenen Kräfte erfahren haben.« Und ich spürte auch, dass dies nicht nur ein Verlust war, sondern auch ein Gewinn.

In den Wochen und Tagen vor dem Zusammenbruch hatte ich mich etwas übernommen. Ich hatte viel gearbeitet – intensives seelisches Geschehen, jede Stunde neu, von morgens bis abends. Am Tage vor meiner unerwarteten Krankenhauseinlieferung hatte ich eine Begegnung, die mich aufwühlte. An diesem Abend ging ich trotzdem aus, selbst wenn der nächste Morgen nicht leicht zu bestehen sein würde, das wusste ich, denn da stand die Beerdigung eines Verwandten bevor. Aber es kam anders.

Morgens um fünf erwachte ich mit unsäglichen Bauchschmerzen. Ich weckte meine Frau auf. Ihre wohlmeinende Massage half aber nicht, und ich winselte wie ein verletztes Tier. Um acht Uhr spritzte mir ein Arzt starke Schmerzmittel, und um zwölf Uhr mittags war ich im Krankenhaus, voll gepumpt mit weiteren Medikamenten. Kaum waren die Schmerzen weg, saß ich wieder frohgemut auf dem Untersuchungsbett. Ich dachte, ich würde gleich aufstehen und nach Hause gehen können, so gut fühlte ich mich. Aber dann kam der eigentliche Zusammenbruch. Ich zitterte und schlotterte und wusste nicht mehr, wo mir der Kopf stand. Völlig schwach trugen mich die Beine kaum mehr zur Toilette. Schlimmer noch waren die Ängste, die mich plötzlich überfielen. Ich fürchtete, dieses Krankenhaus nie mehr verlassen zu können. Ich glaubte, ich würde hier sterben. Die seelischen Qualen waren so schrecklich, dass ich dazu auch bereit war. Das äußere und mehr noch das innere Leiden erreichten in kurzer Zeit ein Maß, das alles unwichtig werden ließ.

Seit diesem Erlebnis bin ich weniger beeindruckt von meiner eigenen und der allgemeinen »Stärke« der Männer. Eine kräftige Darmgrippe genügt, um auch die wichtigste Persönlichkeit aus dem Verkehr zu ziehen. Wie schwach und verletzlich wir Menschen doch sind!

Wieder zu Hause dauerte es Wochen, bis ich nur einigermaßen auf den Beinen war. Und ich hatte viel Zeit, über mein Leben nachzudenken. Allgemeine psychologische Überlegungen waren hinfällig geworden und ich ging ans Grundsätzliche: Ich versuchte zu verstehen, was da in meinem Leben vorging und welches die Lebenslinien waren, die mich leiteten. Dabei stieß ich auf manche Vorboten meiner Krise, die ich trotz allem Fachwissen übersehen hatte. Solange es nicht wehtat, reagierte ich nicht, und in vielem glaubte ich aufrichtig meiner inneren Stimme gefolgt zu sein, was sich im Nachhinein jedoch als Beitrag zur Krise herausstellte. Es mag durchaus sein, dass dies trotzdem meinem tieferen Lebensplan entsprach, wenngleich ich ihn so nie gewünscht hätte. Nicht alles, was sich in unserem Leben zuträgt, tut uns gut, und doch mag gerade darin das innerlich gewollte Leben liegen, das sich manifestiert. Wer kann denn dem Leben vorschreiben, wie es zu sein hätte? Vermeintliche Umwege können sich als direktester Weg erweisen, den man gehen kann.

Die Krise des Mannes in der Lebensmitte kann viele Facetten haben. Einige davon habe ich selber erlebt, viele andere Formen von Krisenereignissen habe ich bei jenen Männern miterlebt, die ich als Therapeut in Einzel-, Paar- und Gruppenarbeit begleitet habe. Das »beste Mannesalter« kristallisiert sich häufig nur allzu gern als schwierigste Lebensphase heraus. Das vorliegende Buch möchte einige Hinweise darauf geben, was diese Lebens- und Lehrzeit dem Manne seelisch bringen kann, wie mit den Krisenerscheinungen umgegangen werden kann und welche Ausblicke sich auf ein verändertes Dasein als älterer Mensch ergeben. Ich hoffe, dass die Midlife-Crisis einmal nicht nur dem Namen nach, sondern tatsächlich gesellschaftsfähig wird. Sie ist es heute – obwohl wir in einer wesentlich von Männern geprägten Welt leben – noch keineswegs. Ihre Anerkennung würde uns erlauben, auch einmal wegen eines seelischen Tiefs der Arbeit fernzubleiben, statt warten zu müssen, bis wir körperlich krank werden. Unsere Gesellschaft hätte dann ein Stück der Seele erschlossen, das gemeinhin als weiblicher Seelenteil gilt – jener Teil, der Verständnis hat für eine Krise.

Die Wechseljahre des Mannes haben eine ausgeprägte Symptomatik, die genauso vielschichtig ist wie diejenige der Frau – einmal abgesehen von der hormonellen Umstellung im Zusammenhang mit der Menopause. Man hat den Wechseljahren des Mannes aber lange Zeit wenig Beachtung geschenkt, wohl nicht nur mangels vordergründiger körperlicher Symptome, sondern vor allem, weil sie nicht in das kollektive Bild des starken Mannes passen. Der Körper des Mannes verändert sich aber ebenso wie der der Frau: Wir werden ungelenkiger, knorriger und entwickeln einen festeren Brustkasten. Der Prozess körperlicher und seelischer Veränderung, der sich in mittleren Jahren zu manifestieren beginnt, verläuft dabei in gewissen Sprüngen: Es gibt Zeiten des langsamen und solche des schnelleren und größeren Wandels. Wichtig ist, dass wir diesen Prozess nicht einfach (als Abbau) erleiden, sondern den Wechsel vom jungen zum älteren Mann bewusst vollziehen. Die so erarbeitete neue Lebensoptik hilft uns, die zweite Lebenshälfte in ihrem speziellen Wert fruchtbar zu gestalten.

Die Symptome, welche die körperliche und geistige Umwandlung einleiten, sind vielfältig. Weit verbreitet sind auf der *körperlichen Ebene* Erschöpfungszustände schon am Morgen, ein allgemeines Gefühl von Mattigkeit, das Auftreten vager Schmerzen ohne organischen Befund sowie Ein- oder Durchschlafstörungen. Selbstredend können auch schwerere Erkrankungen Anlass zur großen Krise der Lebensmitte sein.

Auf der *seelischen Ebene* kann die Krise mit einem plötzlichen Verlust des Wohlbefindens beginnen. Tagsüber oder nachts können uns Gedanken verfolgen, die wir nicht mehr beiseite zu schieben vermögen. Es kann auch sein, dass uns die gewohnte Arbeit plötzlich Angst macht oder dass wir deprimiert, reizbar und nervös reagieren. Die Gefühle von Angst, Überforderung oder Niedergeschlagenheit können sich derart steigern, dass wir das Tagespensum nur noch mit ernsthaften

Schwierigkeiten zu bewältigen vermögen. Eine große Erschöpfung kann sich als Nervenzusammenbruch manifestieren. Oft treten körperliche und seelische Schwierigkeiten gleichzeitig auf.

Die Umwälzung der Lebensmitte kann uns auch als *geistige Krise* erscheinen. Dazu gehören der plötzliche Verlust der gewohnten Lebensorientierung oder das Auftreten eines Gefühls allgemeiner Sinnlosigkeit: Wir wissen plötzlich nicht mehr, wozu wir leben und arbeiten. Alles, was wir bisher geleistet haben, mag uns sinnlos erscheinen, und wir fragen uns, was wir auf dieser Welt überhaupt getan haben. Der Halt des gewohnten Weltbildes bricht plötzlich zusammen und verlangt nach Erneuerung

Manchmal hat die Krise der Lebensmitte ihren Ausgangspunkt auf der *Beziehungsebene*. Vor allem betrifft dies unsere festen partnerschaftlichen Bindungen. Vielleicht fühlen wir, dass bisher Ungelebtes zur Verwirklichung drängt, oder wir geraten mit der Partnerin in eine intensive Auseinandersetzung, welche eine Phase des selbstverständlichen Zusammenlebens unversehens abschließt. Natürlich kann die Veränderung der Partnerschaft auch von der Frau ausgehen, die ihrerseits nach Selbstverwirklichung sucht und neue Anforderungen an uns stellt. Das Ungelebte will auf die eine oder andere Weise, innerhalb oder außerhalb der Partnerschaft, verwirklicht werden. Wie viel nachgeholt werden muss und kann, ist individuell verschieden. Partnerschaftskrisen weisen uns im Allgemeinen auf die Notwendigkeit hin, unsere Gefühlswelt zu entwickeln.

Oft verbinden sich kritische Entwicklungen auf der körperlichen, seelischen, geistigen oder beziehungsmäßigen Ebene zu einer *ganzheitlichen Erschütterung und Umwälzung*. Gerade im Licht der Krise der Lebensmitte zeigt sich, dass die Aufteilung des Menschen in Körper, Seele, Geist und Außenwelt im Grunde eine künstliche ist: Vom Alterungsprozess ist der ganze Mensch in all seinen Lebensbezügen betroffen.

Jeder Mann tritt auf seine individuelle Weise in die Wechseljahr-Problematik ein. Man kann sich fragen, warum der eine in erster Linie körperliche Symptome zeigt, während ein anderer seine beruflichen Aufgaben kaum mehr zu bewältigen vermag und ein dritter vor allem an einer Beziehungskrise leidet. Dies mag seinen Grund darin haben, dass Neues oft dort in unser Leben tritt, wo wir am wenigsten bewusst leben. Dort sind wir am wenigsten durch eine eingeschliffene Abwehrhaltung geschützt und deshalb für autonomes seelisches Geschehen am leichtesten erreichbar. Oft sind wir dort auch am meisten entwicklungsbedürftig. Wir reagieren in vielen Situationen gewohnheitsmäßig, was uns Sicherheit gibt, aber auch einengt. Das können wir mit fortschreitendem Alter zunehmend nachteilig erleben. Wenn unser Leben zu sehr der Routine verfallen ist, wird es schal und langweilig. In den Jahren des Wandels und Wechsels werden unsere Gewohnheiten nochmals in Frage gestellt, und es besteht die Chance zu einer neuen Lebensorientierung. Je besser wir diesen Prozess als Herausforderung zur Erweiterung unserer Persönlichkeit annehmen können, desto weniger verkrampft werden wir durch diese Lebensphase hindurchgehen.

Die folgenden Kapitel befassen sich mit den verschiedenen Aspekten und Phasen der Krisenzeit, die Männer auf der Schwelle zwischen Jugend und Alter erleben können. Die behandelten Themenkreise erheben keinen Anspruch auf Vollständigkeit. Sie enthalten aber Hinweise darauf, wie ein solcher seelischer Prozess typischerweise verlaufen kann und um welche Fragestellungen es dabei geht.

Das erste Hauptkapitel hat das *Weltbild*, in welches wir Männer hineingeboren worden sind, zum Thema. Das kollektive Männerbild ist fest in uns verankert, und in der Krise wird es erschüttert. Die Erarbeitung einer individuelleren Lebensorientierung ist nun gefragt.

Das nächste Kapitel hat die *Schattenseiten dieses Männerbildes* zum Inhalt: all jene Aspekte, die wir gerne projizieren. Solange wir uns darüber nicht bewusst sind, können wir keine innere Ganzheitlichkeit erlangen.

Das dritte Hauptkapitel widmet sich den wichtigsten *Erscheinungsformen*, in denen uns die *Krise* ereilt. In diesem Zusammenhang werden die bereits angesprochenen Themenkreise wie Arbeitsprobleme, Beziehungsschwierigkeiten, Erschöpfungszustände, Ängste, Krankheiten sowie Selbstwert- und Sinnkrisen genauer behandelt.

Das vierte Kapitel dreht sich um die *seelischen Zustände*, in welche wir im Zuge einer tieferen Krise geraten. Wir werden in der Krise auf uns selber zurückgeworfen und haben uns mit Grundsatzfragen unseres eigenen Seins auseinander zu setzen. Diese reichen vom Rückblick auf die eigene Jugend bis hin zum Blick vorwärts auf den Tod.

Im folgenden fünften Kapitel geht es um jene Schritte, die uns aus der Krise heraus zu einem *neuen Selbst- und Weltverständnis* führen. Dabei handelt es sich um Prozesse der weiteren Bewusstwerdung über sich selber, einschließlich der Betrachtung kritischer Aspekte der eigenen Persönlichkeit. Zudem soll von jenen inneren Entwicklungsprozessen die Rede sein, welche durch die Krise in Gang gesetzt werden und unsere Persönlichkeit zu erweitern vermögen.

Im letzten Kapitel wenden wir uns schließlich den *neuen Dimensionen* zu, welche im Zuge unseres Alterungsprozesses angesprochen sind und die mehr sind als nur ein Ersatz für die verlorene Jugend. Sie können sich zur Quintessenz unseres Lebens verdichten.

Dieses Buch wäre ohne die vielfältigen Begegnungen mit Männern und Frauen im mittleren Lebensalter nicht entstanden. Mein Dank richtet sich zunächst an all jene Männer, mit welchen ich einen Weg durch die Lebensmitte gehen konnte. Sie haben mich die Vielfalt der inneren Prozesse gelehrt, die wir in diesem Lebensabschnitt durchlaufen können. Zugleich haben sie mir aber auch die Gemeinsamkeiten des Weges aufgezeigt, welche die Lebensmitte zu einer ganz speziellen Phase unseres Lebens macht. Mein Dank gilt aber auch jenen Frauen, welche an der Seite ihrer Männer die gemeinsamen Herausforderungen angingen und gleichzeitig ihre eigene Selbstverwirklichung ernst nahmen. In vielen Paargesprächen habe ich lernen können, wie sich die Gemeinsamkeiten und Verschiedenheiten zweier Menschen zu einer fruchtbaren Entwicklung verbinden lassen.

Hinsichtlich meiner eigenen Auseinandersetzungen mit der Lebensmitte danke ich meiner Frau Susanna Wartenweiler-Arnuga. Sie zeigte Verständnis für meine wechselnden Befindlichkeiten und lehrte mich durch ihre Reaktionen auf meine Bedürfnisse zugleich vieles. Später unterstützte sie mich mit ihren Kommentaren und durch manchen Verzicht beim Schreiben dieses Buches.

Für die Durchsicht des Manuskriptes und vielfältige Anregungen danke ich Pfarrer Dr. Kurt Staub, Dr. med. Gerhard Gutscher, Dr. med. Dieter Baumann, Pater Niklaus Brantschen sowie Elisabeth und Wolfgang Staechelin. Ebenso geht mein Dank an den Kösel-Verlag und den zuständigen Lektor Gerhard Plachta für die Bereitschaft, das spontan eingereichte Manuskript zu veröffentlichen.

Dieter Wartenweiler

# Stark und tüchtig sind wir

## Jeder von uns wurde erzogen

Wir können unsere Persönlichkeit als das Resultat vielfältiger Prägungen verstehen. Unsere Basis ist die menschliche Existenz, in die wir ohne unser Zutun hineingeboren wurden. Sie definiert alle grundlegenden Gegebenheiten unseres Seins. Von der Geburt bis zum Tode nehmen wir zudem laufend Informationen auf, welche unser Wesen prägen. Dabei sind wir gewohnt, uns mit der Summe all dieser Prägungen zu identifizieren, und wir halten das für unser »Ich«. Auf diese Weise bilden wir auch unseren »Charakter«, wofür die Erziehung zunächst eine wichtige Rolle spielt.

Als Kleinkinder können wir nicht aufwachsen, ohne dass die Erwachsenen uns pflegen und nähren, am besten die Eltern. In ihrem komplexen menschlichen Verhalten prägen sie uns gleichzeitig, und das bedeutet *auch* Entfremdung. Was auf das Kleinkind einwirkt, entspricht ihm nicht in allen Punkten und prägt es damit zwangsläufig in einer Weise, die seinem Wesen auch zuwiderläuft. Weil wir von außen geprägt wurden, erhebt sich die Frage, was unser davon unabhängiges Wesen ist.

Diese Frage geht ziemlich tief, und sie kann auf verschiedenen Ebenen ausgelotet werden. Im Sinne der obigen Überlegungen können wir zunächst sagen, dass wir ursprünglich nicht das sind, wozu uns unsere Eltern gemacht haben. Auf dieser Ebene stellt sich die Frage, wer wir denn ohne all diese Einflüsse wären. Da wir grundsätzlich aber nicht aufwachsen können, ohne geprägt zu werden, muss diese Frage zumindest teilweise unbeantwortet bleiben. Dieser Umstand führt uns auf eine tiefere Ebene, wo wir erkennen, dass unser Leben und unsere Persönlichkeit noch etwas anderes ist als nur die Summe der Prägungen. Darauf wollen wir in diesem Buch später eingehen. Wir werden damit konfrontiert, wenn wir in der zweiten Lebenshälfte veranlasst sind, zum Grundsätzlichen des Lebens vorzustoßen.

Bleiben wir vorerst bei den erzieherischen Einflüssen. Jeder von uns wurde durch Erwachsene geformt, meistens durchaus in guter Absicht. Unsere Eltern oder andere Pflegepersonen versuchten uns zu etwas zu machen, von dem sie dachten, dass es gut sei. Zusätzlich wirkten die unbewussten Verhaltensweisen der Erzieher. Diese Einflüsse können Kinder aber auch in einer Weise prägen, welche die Erzieher nicht beabsichtigt und bedacht haben.

Viele Männer haben eine Erziehung genossen, welche sie zu einem guten Maß an eigener Stärke führte. Jene aber, welche diesbezüglich keine optimalen Voraussetzungen hatten, zeigen oft Schwierigkeiten in der äußeren Lebensbewältigung – sei es, weil sie zu viel Aggression und Kampfgeist entwickelt haben, oder aber, weil sie zu gehemmt sind. Zu viel Kampfgeist kann sich zwar als ehrgeizige Leistungsbereitschaft zeigen, aber auch zu latenter Aggressivität führen, welche keine fruchtbare Verwendung der seelischen Energie darstellt. Solche Männer sind oft in nutzlose Kämpfe verwickelt. Jene Männer, die demgegenüber wenig eigene Kraft entwickeln konnten, zeigen häufig übermäßige Anpassungsbereitschaft. Wenn die negativen Einflüsse nicht zu gravierend waren, können sie sich unter gewissen Einschränkungen durchaus bewähren. Die Beeinträchtigungen können aber so weit gehen, dass sich daraus Blockierungen und echte Schwierigkeiten im Beruf und in Beziehungen entwickeln. In dieser Kategorie finden wir auch Männer, die als Kinder in schwerwiegender Weise verlassen wurden und die nur mit Mühe eigenen Boden finden können.

Einige Beispiele sollen das Verhältnis zur Stärke veranschaulichen. Dafür spielen auch Belastungen aus der Kinderzeit eine Rolle. Wir unterscheiden hier fünf Typen: den ehrgeizigen Leistungsmann, den Aggressor, den Angepassten, den Blockierten und den Verlassenen.

Weit verbreitet ist der Typus des *Leistungsmannes*, wie er sich im folgenden Beispiel darstellt:

*Der Direktor einer angesehenen größeren Gesellschaft hatte sich dem Leistungsprinzip verschrieben. Sein Vater liebte den jungen Peter (die Namen aller Beispiele – auch im Folgenden – sind geändert) früher nur, wenn dieser seine Erwartungen hinsichtlich der Schulleistungen erfüllt hatte. Schlechte Noten wurden mit Liebesentzug bestraft. Demgemäß gab der Junge sein Bestes, um vom Vater die so wichtige Zuwendung zu erhalten. Wenn er diese als Belohnung erreichte, blieb sie allerdings nur kurzfristig erhalten, denn die nächste Leistung war schon bald gefragt. So blieb der Junge auch bei bester Leistung innerlich stets unerfüllt. Da ihm auch seine Mutter keine Stabilität zu geben vermochte, lebte er nach dem Leitspruch: Nur wenn ich viel leiste, werde ich geliebt.*

*So gestaltete er auch sein Erwachsenenleben, und so brachte er es zu etwas. Äußerlich hatte der Vater mit seiner Erziehung Erfolg. Aber gleichzeitig blieb Peter über Jahrzehnte unerfüllt, und auch in seiner Partnerschaft konnte er keine befriedigende Beziehung aufbauen. Er hungerte stets nach der vermissten Mutter- und Vaterliebe, und die Zuwendung, die er seiner Frau entgegenbrachte, hatte immer den Charakter einer Leistung.*

Dieser Menschentypus kommt den Bedürfnissen unserer Gesellschaft entgegen. Als Manager sind solche Männer gesucht, und diese können dabei über geraume Zeit das Gefühl haben, sie hätten mit ihrem Erfolg auch schon ihr Glück, ja sogar ihre Selbstverwirklichung gefunden. Aber dahinter verbirgt sich oft eine innere Leere und Unzufriedenheit, welche einer tieferen Auseinandersetzung bedarf, um bewältigt zu werden.

Ein Zuviel an Stärke kann sich nicht nur als Leistungsbereitschaft zeigen, sondern auch als latente Aggressivität. Wer seitens der Eltern nicht einem fördernden, sondern einem aggressiven Druck ausgesetzt war, kann später selber zu einem *Aggressor* werden. Der Kampf gegen die unterdrückenden Eltern wird in diesem Falle über seine Zeit hinaus und an anderen Orten fortgeführt. Eine unbändige Wut kann solche Männer charakterisieren, die ursprünglich gegen die Eltern gerichtet war. Sie neigen dazu, ihre Wut bei passenden *und* unpassenden Gelegenheiten auszudrücken. Oft begründen sie ihre Ausbrüche damit, dass sie im Recht seien. Das mag im Einzelfall zwar zutreffen, aber das Maß der Aggression ist völlig übersteigert. Ihre Ausbrüche sind nicht nur eine Reaktion auf das jeweilige Ereignis, sondern auch Ausdruck alter Wut aus Kindertagen. Mit diesem Übermaß an Wut kann der vom Ausbruch Betroffene im Allgemeinen nicht umgehen, weil er die Aggressivität nicht mit der Situation in Einklang bringen kann und sich deshalb ungerecht behandelt fühlt.

*Gustav war als Nachzüglerkind eines Alkoholikers aufgewachsen, der ihn schlug, bis er 18 war. Die Mutter tröstete ihn zwar nach den Schlägen, setzte der Aggression des Vaters aber nichts entgegen. Im jungen Erwachsenenalter war Gustav selber überaggressiv, und er verwickelte sich gern und oft in Schlägereien. Mit seinen jetzt 50 Jahren hat er einen mächtigen Körperbau mit viel gestauter Energie im Brustkasten. Seine Wut konnte er trotz aller Ausbrüche nie wirklich loswerden, weil er sich weder innerlich mit seinen Gefühlen noch direkt mit seinem Vater auseinander setzte. Sie verdarb ihm aber sein Berufs- und vor allem sein Familienleben. Obwohl er gegen seine Frau nie tätlich wurde, hatte sie stets Angst vor ihm, denn sie spürte seine angestaute Aggressivität. Weil er nicht wie sein Vater sein wollte, hatte er sich bei der Familiengründung entschlossen, auf weitere Schlägereien und andere Ausbrüche zu verzichten. Er schlug auch seine Kinder nicht, aber eines Tages schlug »es« ihn – er erlitt unerwartet einen Herzinfarkt. Seine tief eingeschlossene Wut hatte sich gegen ihn selbst gerichtet.*

Männer, die demgegenüber zur *Anpassung* neigen, sind meistens umgänglich, und viele sind im Allgemeinen durchaus in der Lage, höher gesteckte Ziele zu erreichen. Dennoch können sich gerade aus der Anpassung erhebliche Probleme ergeben.

*Das herausragendste Beispiel, das ich hierfür kenne, ist Paul, der sich in jeder Hinsicht an seinen Vater angepasst hatte. In seiner Jugend gab es keinen Millimeter Abweichung. Er war nie er selbst gewesen, sondern lebte und verkörperte das Bild, das sich der Vater von einem idealen Sohn gemacht hatte. Dieser hatte ihm Angst eingejagt mit dem Motto: »Wenn du nicht parierst, dann kannst du selber sehen, wie du durchs Leben kommst. Sieh nur, was du für ein kleiner Wurm bist – du schaffst es nicht allein.« Es gelang Paul aber, ein eigenes Geschäft aufzubauen, das gut florierte. Er lebte äußerlich komfortabel und achtete auch stets auf ein perfektes Aussehen – als wollte er noch immer seinem Vater gefallen. Zugleich war er aber innerlich verloren und tief verzweifelt. Mit seiner Frau führte er lange Zeit eine sehr enge, ja symbiotische Beziehung. Dennoch konnte er darin nicht finden, was ihm in seinem Inneren fehlte. Dazu kam, dass die Frau ebenso viel Wert auf Äußerlichkeiten legte. Wegen des früheren väterlichen Drucks neigte Paul zu Schuldgefühlen, wenn etwas schief ging, und seine Frau nutzte dies weidlich aus. »Seht nur, Kinder, wie euer Vater ist ...«, pflegte sie zu sagen, und fügte ihre Vorwürfe an.*

*Eines Tages hatte Paul einen schweren Autounfall. Dieses Ereignis rüttelte ihn auf, und er spürte, dass eine Standortbestimmung unbedingt notwendig war.*

Natürlich gibt es neben Vätern auch Mütter, welche die Söhne zu derartiger Anpassung erziehen. Sie tun es weniger aus Ehrgeiz heraus, sondern oft infolge ihrer Unfähigkeit, die Kinder als eigenständige Wesen zu akzeptieren. Manchmal nehmen solche Mütter den Kindern jede Arbeit aus der Hand, weil sie ihnen nichts zutrauen. Indem sie diesen zeigen, dass sie als Mütter alles besser können, suchen sie noch immer nach jener Bestätigung, die sie ihrerseits als Kind nicht erhalten haben. Auf diese Weise wird der Mangel an Selbstvertrauen an die nächste Generation weitergereicht. Die Kinder solcher Mütter vertrauen als Erwachsene nicht auf sich selbst und haben vielfach Mühe, aus sich herauszukommen. Dies kann auf dem beruflichen Weg hemmend wirken; sicher aber führt es zu Beziehungsproblemen.

Ist der Druck der Eltern auf das Kind sehr groß, kann dieses *blockiert* werden. In der Mehrheit der Fälle geht dieser Druck nach meiner Erfahrung von den Vätern aus.

*Roberto war ein Junge, der von seinem Vater so sehr erniedrigt worden war, dass er schwere Symptome entwickelte. Sein Vater war ein südländischer, in der Jugend seinerseits unterdrückter Mann, der als Jugendlicher vor seinem Vater in die Schweiz geflohen war. Hier wiederholte er das Verhalten seines Vaters und setzte seinen Sohn mit Schlägen gleichermaßen unter Druck.*

*Roberto litt später unter Hyperventilationsanfällen, diffusen Schmerzen und unkontrollierten Zuckungen. Wie sich herausstellte, hatte er die Schläge aus der Kinderzeit gewissermaßen im Körper gespeichert: Es waren alte Schmerzen aus körperlichen Züchtigungen, die sich in seinen Schmerzanfällen und Zuckungen immer wieder entluden. Er war vom Vater blutig geschlagen worden, zum Teil mit Gegenständen. Außerdem wurde er vom Vater ausgebeutet: Roberto musste als Jugendlicher in dessen Geschäft ohne Lohn sehr viel arbeiten. Als weitere Folgen seiner Erziehung entwickelte Roberto Angst vor Strafe sowie Beziehungsängste.*

*Sein Weg in die innere Freiheit war sehr schwierig, weil er viele seiner Jugendschmerzen in Körperprozessen nochmals durchleben musste, um sie loszuwerden.*

Je größer die innere Blockierung der Jugendzeit, desto aufwendiger ist die Befreiung davon. Die in der Erziehung erlittene Schwächung kann die Entwicklung einer gesunden männlichen Kraft schwer beeinträchtigen.

Schließlich finden wir unter den Männern die als Kind innerlich oder äußerlich *Verlassenen*, die niemanden hatten, der auf sie einging. Die Folgen davon können Einsamkeitsempfindungen, Ohnmachtsgefühle, Angstzustände oder Depressionen sein.

*Gerhard war das Kind einer schwer depressiven Mutter, die ihm keinen Halt geben konnte, und auch sein Vater vermochte nicht in die emotionale Lücke zu springen. So wuchs Gerhard innerhalb der Familie als verlassener Junge auf, der sich in seiner Einsamkeit oftmals weinend auf die Toilette zurückzog, bis auch diese Tränen versiegten. Er entwickelte ein Gefühl großer Ohnmacht. Diese entsprang einerseits einer realen Machtlosigkeit, indem er als Kind nichts zur Veränderung der familiären Situation tun konnte, andererseits hatte er von den Eltern auch direkt eine »ohnmächtige« Einstellung vorgelebt bekommen. Dieses Ohnmachtsgefühl begleitete ihn tief in sein Erwachsenenleben hinein und überschattete sein Wesen mit einer inneren Trauer.*

Die Frage der inneren Stärke spielt bei allen Männern eine wesentliche Rolle für die Gestaltung des beruflichen und persönlichen Lebensweges. Auch wer kein hartes Kinderschicksal erlitten hat, ist mit der Frage der Stärke konfrontiert – positiv oder negativ. Das Thema Stärke ist ein allgemeines und reicht für uns Männer über den Bereich unserer persönlichen Geschichte hinaus. Mehr als Frauen sind wir innerlich häufig auf Auseinandersetzung und Kampf ausgerichtet. Die äußere Lebensbewältigung des urzeitlichen Mannes, die in früheren Kulturen in der Bewältigung der Natur und in der Verteidigung von Revieren lag, mag hier nachklingen. Die archaischen Formen des männlichen Lebens sind tief in unserer Seele verwurzelt, und auch in unserer Kultur muss sich der Mann mit diesen Grundkräften des eigenen Seins befassen.

Wer sich aufmacht, in sich ein neues Männerbild zu entdecken, kann vehement damit zusammenstoßen. Wie eben angedeutet: Wir tragen die Geschichte des Mannseins tief in uns, ebenso Vorstellungen, die wir uns nicht persönlich angeeignet haben. In diesem Sinne ist jeder von uns auch ein Kind der Menschheitsgeschichte, und diese will eingelöst werden. Wir sind nicht nur Individuen mit einer persönlichen Vergangenheit, sondern auch Teil eines Kollektivs, von dem wir uns nicht ohne weiteres lösen können.

## Die Welt der Machbarkeit

Die Wechseljahre der Frau und ihre Neuorientierung in der Lebensmitte sind in der Öffentlichkeit schon seit vielen Jahren ein Thema. Das Interesse dafür steht in Zusammenhang mit der Neubewertung, ja Neuentdeckung der weiblichen Werte in unserer Zivilisation. Seit einiger Zeit genießt nun auch der Mann zunehmende Aufmerksamkeit hinsichtlich seiner spezifischen Werte. Die Diskussion um den »neuen Mann« weist darauf hin, dass sich das männliche Selbstverständnis wandelt. Nach der Emanzipation der Frau aus einem veränderungsbedürftigen Frauenbild ist nun auch die Männerwelt in Bewegung geraten. Ähnlich wie damals bei den Frauen ist jetzt die Emanzipation des Mannes aus dem bisherigen kollektiven Männerbild aktuell geworden. Diese Entwicklung kann nur vom Individuum vollzogen werden, aber wenn sie eine gewisse Breitenwirkung erreicht, ändert sich das gesamte Männerbild. Ein solcher Prozess ist in unserer Kultur heute im Gang. Insofern, als viele Männer die kollektiven Muster in Frage stellen und nach ihrer individuellen Identität suchen, fällt die Neuausrichtung des einzelnen Mannes mit dem Männerbild insgesamt zusammen: Auch dieses ist in die »Wechseljahre« geraten. Es vollzieht sich eine Neuorientierung des männlichen Geistes.

Das gegenwärtige allgemeine Bewusstsein ist vom Prinzip des Dualismus geprägt. Darunter versteht man die rationale Denk- und Erlebnisweise des »modernen« Menschen. Sie spaltet die Erscheinungen in Pole auf, um sie intellektuell fassen zu können. Damit werden Natur und Mensch zu Gegensätzen, obwohl der Mensch Teil der Natur ist. Innerhalb des Menschen hat parallel dazu eine ähnliche Spaltung stattgefunden, indem sich der Verstand vom Körper und vom Gefühl gelöst hat. Die Weltauffassung des Menschen und sein Selbsterleben zeigen beide die gleiche dualistische Struktur. Dieses vom Prinzip des Dualismus geprägte Bewusstsein wird das *mentale Bewusstsein* genannt. Die Emanzipation der weiblichen Werte in unserer Kultur und die Neuorientierung des männlichen Geistes weisen darauf hin, dass dieses kollektive Bewusstsein in Veränderung begriffen ist.

Schon früher hat es solche Veränderungen des menschlichen Bewusstseins gegeben. Das Bewusstsein des frühen Menschen vor dem Aufkommen der Hochkulturen trug magische Züge, weshalb man von der Stufe des *magischen Bewusstseins* spricht. In dieser Bewusstseinsform war die Trennung von Mensch und Natur noch nicht vollzogen, wenngleich der Mensch auch nicht mehr in völliger Unbewusstheit in der Natur lebte. Der frühe Mensch war einerseits noch in die Natur eingebettet, aber andererseits setzte er sich mit ihr als Handelnder in Beziehung. Weil er den Naturkräften aber noch wenig entgegenzusetzen vermochte, mussten ihm diese übermächtig erscheinen. Inneres seelisches Geschehen und Außenwelt waren dabei noch nicht so weit getrennt, dass sie als Einzelbereiche erschienen. So wurden seelische Inhalte (etwa Ängste den Naturereignissen gegenüber) als »Geister« in der Außenwelt wahrgenommen – das psychische Geschehen wurde von jenen Menschen erheblich in die Außenwelt projiziert. Der »Geist« des Menschen fand sich auch etwa als Totemtier in der Natur personifiziert. Die eigene Seele war mit einem bestimmten Tier in der Wildnis verbunden, und geschah diesem Tier etwas, war auch der Mensch davon betroffen. (Einige Forscher wurden ermordet, weil sie nichts ahnend das Totemtier eines Eingeborenen erlegt hatten.) In dieser ansatzweise noch ungeteilten innerlich-äußerlichen Einheitswelt war der Schamane oder Magier für den Umgang mit den Kräften sowohl der Natur wie auch der Seele zuständig. Er sorgte ebenso für Regen wie für das seelische Wohl der Eingeborenen, etwa durch die Vertreibung böser Geister oder das Einfangen verlorener Seelen.

Die wachsende Stärke des Bewusstseins erlaubte dem Menschen zu Beginn der Hochkulturen sowohl die Außenwelt wie auch seine beängstigende Innenwelt zunehmend auf Distanz zu bringen. Letzteres geschah durch die Mythenbildung, weshalb diese Bewusstseinsstufe das *mythische Bewusstsein* genannt wird. In dieser Phase begriff der Mensch sein inneres Erleben als autonomen Prozess, der nicht mehr mit den Naturereignissen identisch war. In unserem Kulturraum sind die großen griechischen Epen, aber auch Märchen und Mythen Zeuge dafür. Die Darstellung seelischer Ereignisse in Form von Geschichten erlaubte, das eigene innerseelische Geschehen mit einem gewissen Abstand zu betrachten. Dadurch war der Mensch seinem Inneren weniger ausgeliefert und begann über dieses zu reflektieren.

Mit der Entwicklung der griechischen Philosophie begann in unserem Kulturkreis das Zeitalter des heutigen *mentalen Bewusstseins*. Die damalige Diskussion über Körper und Seele war Ausdruck eines neuen unterscheidenden Bewusstseins, welches die Einheit des menschlichen Seins auflöste. Parallel dazu spaltete sich auch die Weltsicht in die Bereiche Materie und Geist auf. Die Entwicklung des rationalen Geistes mit seinem trennenden Verstand, dem dualistischen Denken, ermöglichte dem Menschen, sich von seiner äußeren und auch inneren Umwelt zu lösen und die Welt, von der er vorher noch

Teil war, nun als ein Gegenüber zu betrachten. Damit gewann er die Fähigkeit der aktiven Weltgestaltung. Dieses Bewusstsein prägt das kollektive Verhalten noch heute und hat seine eigentlichen Früchte im Grunde erst in der Neuzeit mit der technischen Entwicklung hervorgebracht. Es scheint allerdings, dass die menschliche Seele mit dieser Entwicklung nicht ganz Schritt halten konnte, indem etwa der rationale Geist komplizierte technische Anlagen herzustellen vermag, während die nicht rationale Seite des Geistes verhältnismäßig unentwickelt geblieben ist. Man denke hier etwa an die Raffinesse, mit welcher Kriegsparteien einander in durchaus steinzeitlicher Manier die Köpfe einschlagen.

Die Geschichte dieser Bewusstseinsentwicklung ist auch ein Weg von matriarchalen zu patriarchalen Strukturen des Geistes. Der Begriff matriarchal steht dabei in einem umfassenden Sinne für die Einbindung des Menschen in die Naturgegebenheiten, der des patriarchalen für die Entwicklung des neueren »männlichen« Geistes, der sich gegenüber der Naturgebundenheit emanzipiert – mit allen Vor- und Nachteilen, welche dies mit sich bringt.

Zu Beginn dieser Entwicklung war der männliche Geist noch der matriarchalen Naturhaftigkeit unterstellt. Das zeigt sich auf antiken Vasen, wo das wachsende männliche Bewusstsein als »Jünglingsgeliebter« älterer Frauen erscheint. Der junge männliche Geist ist dabei nackt abgebildet, im Gegensatz zu den Frauen, welche die Kraft der Natur im alten – matriarchal geprägten – magisch-mythischen Bewusstsein verkörpern. In seiner weiteren Entwicklung hat sich der Mensch der Natur zunehmend bemächtigt und damit einen patriarchalen Geist manifestiert. Es ist ihm aber bisher nicht gelungen, zur Natur ein ebenbürtig-liebendes Verhältnis herzustellen. Im Vergleich dazu: Die reiferen Beziehungen von erwachsenen Menschen zeichnen sich dadurch aus, dass nicht der eine den anderen zu beherrschen versucht oder ihm »trotzt«, sondern dass jeder das Wesen des anderen in seine Überlegungen und Handlungsweisen mit einbezieht und so ein Verhältnis der Gleichberechtigung besteht. In seinem Verhältnis zur Natur hat es der Mensch aber noch nicht so weit gebracht – bisher hat er sie vor allem ausgebeutet.

Zum gegenwärtigen Zeitpunkt leben wir somit in einem Glauben an die weitgehende Machbarkeit der Dinge. Als Individuum begegnen wir diesem Glauben, wenn wir uns mit dem Mannsein beschäftigen. Noch ist nach wie vor der erfolgreiche und finanziell gut gestellte Mann das Ideal – und nicht etwa der »alte Weise«. Wir leben noch in einer Welt des beruflichen Wettbewerbes, der Gewinnorientierung, des harten Kampfes um materielle Güter, die man der Natur abgerungen hat. Die Gesetze sind in dieser Welt des Kampfes hart. Diejenigen, die in diesem System krank werden, können zwar Unterstützung erwarten, aber sie werden zugleich ausgegliedert. Viele Menschen werden darin aber nur »halb« krank – sie halten es gerade noch aus, auch wenn sie keinesfalls von sich sagen könnten, dass es ihnen gut ginge. Medikamentöse Hilfe zur Aufrechterhaltung der männlichen Leistungsfähigkeit wird von vielen in Anspruch genommen, und der Alkohol trägt bei manchem das Seine dazu bei, dass er seine Lebensform über längere Zeit aufrechterhalten kann. Wenn wir Glück haben, schaffen wir es bis zur Pensionierung – allerdings mit der Gefahr, dass wir nachher den Ruhestand (die plötzlich eintretende Ruhe) nicht ertragen. Deshalb gefährdet sich, wer nicht vorher zu einer seelisch gesünderen Lebensweise finden kann, wovon in diesem Buch später noch genauer die Rede sein wird.

Die kollektive patriarchale Lebensgestaltung übersieht die Abhängigkeit des Menschen von der Natur. Wie wir alle wissen, wächst das Bewusstsein über diesen Umstand allerdings seit einiger Zeit. So wie bisher kann es auch nicht weitergehen, sonst zerstören wir unsere Lebensgrundlagen. Wir müssen uns der Schattenseiten unserer Zivilisation bewusst werden, die sich zum Beispiel in der Abfall- und Umweltproblematik zeigen. Was wir bislang an negativen Aspekten des eigenen Verhaltens hinsichtlich der Natur geflissentlich ignoriert haben, holt uns unweigerlich wieder ein. Es ist notwendig, dass wir ein neues Verhältnis zur Natur schaffen, und dies betrifft nicht nur jenes zur äußeren Natur, sondern auch dasjenige zu unserer »inneren Natur«, zur Natur unserer Seele. Nicht von ungefähr steht die Entdeckung des Unbewussten am Anfang einer neuen Bewusstseinsstufe, wo in unser Verstehen und Handeln einbezogen werden will, was sich in den tieferen seelischen Schichten befindet.

Bei dieser Entwicklung geht es grundsätzlich um die Veränderung des männlichen Geistes zu einer bezogeneren Haltung der Natur und der eigenen Innenwelt gegenüber. Bildlich gesehen steht heute dem alt gewordenen, bekleideten patriarchalen Mann wieder die junge, nackte Frau gegenüber: Der alte männliche Geist muss befruchtet werden durch eine neue Form der Naturbeziehung. Mit der Aufspaltung des Bewusstseins in einen Beobachtenden und ein Beobachtetes, in Subjekt und Objekt, verlor der Mensch seine ursprüngliche innere Einheit. Sie muss auf einer neuen Stufe wiedererlangt werden – nicht als neuerlich unbewusste Auslieferung an die Kräfte der Natur und der Innenwelt, sondern als bewusst gelebte Verbindung zu ihr. Es gilt, auf bewusste Weise die ursprüngliche Einheit von Natur, Mensch und Innenwelt wieder herzustellen. Nachdem sich der menschliche Geist gegenüber der Natur gewissermaßen verselbständigt hat, geht es jetzt um seine Rückbindung. Indem er sich bewusst als ein Stück der Natur versteht, überwindet er das dualistische Weltbild und schafft ein neues Bewusstsein, das weder irrational (wie das magische) noch rational (wie das mentale) ist, sondern als arationales oder *integrales Bewusstsein* (Jean Gebser) die früheren Formen überwindet. Dieses Bewusstsein geht von der Wesensgleichheit von Mensch, Natur und Schöpfung aus und beendet die fruchtlosen Kämpfe gegen den Boden, der uns Menschen trägt. Der individuelle Mann, der sich zum »neuen Mann« wandelt, verkörpert die Überwindung des Dualismus mit seinem Glauben an die Machbarkeit aller Dinge. Sein innerer Weg ist ein Beitrag für die Wandlung des kollektiven Männerbildes.

## Der starke Mann – Mythos des Patriarchats

Als Einzelner ist jeder von uns Männern am kollektiven Bild des starken Mannes orientiert. An diesem Bild müssen wir uns messen, und wir haben es auch in einem bedeutenden Maße verinnerlicht. Das Bild ist so wirkungsvoll, dass der Arbeitslose, der ihm nicht nachzukommen vermag, in eine große Krise gerät. Diese kann bis zur Aufgabe des Lebenswillens führen; denn wer die Anerkennung seiner Leistung in der Arbeitswelt verliert, wird bald zu einem matten Abbild dessen, was er vorher war. Dieser Abhängigkeit sind wir uns in gesunden und guten Tagen oft nicht bewusst. Auf der anderen Seite hilft uns das Bild des tüchtigen und starken Mannes, eine große Leistungsfähigkeit zu entwickeln, allerdings unter Anpassung an die entsprechenden Normen. Das nützt dem Kollektiv, das auf diese Weise einen großen gesellschaftlichen Ertrag erbringt, selbst wenn die produzierten Güter und anderen Leistungen nicht über jeden Zweifel erhaben sind. Der patriarchale Geist – hier im Sinne des vorangehenden Kapitels verstanden als Vorherrschen des rationalen Bewusstseins – hat den Mann hervorgebracht, der sich stark fühlt und die Dinge fest im Griff zu haben glaubt. Die Frage ist, wie es sich damit wirklich verhält.

*Klaus führte mir diese Thematik deutlich vor Augen. Als Fachlehrer war er gewohnt, den »Wissenden« zu spielen. Zur Aufrechterhaltung seiner Stellung in Schule, Gemeinde und Familie hatte er sich ein Verhalten voller Absicherungen angeeignet. Dahinter lag seine Unfähigkeit, jemals einen Fehler einzugestehen. Er musste immer Recht haben – koste es, was es wolle – und er ließ es sich etwas kosten! Damit er nicht in die Lage kam, allenfalls eine Schwäche zugeben zu müssen, verhielt er sich überall so korrekt wie nur möglich, so dass ihm nichts zum Vorwurf gemacht werden konnte. Wenn er nachgab, so tat er es nur, um gewissermaßen auf einer Meta-Ebene wieder Recht zu behalten: Der Klügere gibt nach. Auf diese Weise wollte er wieder der Gewinner sein. In seiner Familie neigte er dazu, möglichst alles gemeinsam zu besprechen, nur um nicht eines Fehlers bezichtigt werden zu können. Aber was geschah nun angesichts seines Strebens, alles so gut wie möglich zu erledigen? Genau dies wurde ihm zum Vorwurf gemacht! Seine Kollegen spürten sehr wohl, dass er sich im Grunde nichts sagen lassen wollte: Sie kritisierten seine hintergründige Unbeweglichkeit und warfen ihm vor, er fühle sich nicht in die Lage anderer ein, zum Beispiel seiner Schülerinnen und Schüler.*

*In der Familie war er vor allem mit seiner Frau in einen permanenten Kleinkrieg verwickelt, in welchem es um die gegenseitige Abgrenzung von Kompetenzen und Zuständigkeitsbereichen ging. Auch hier gab seine Unbeweglichkeit Anlass zu Schwierigkeiten und Kritik. Der auf den ersten Blick kompetent und konziliant erscheinende Mann war innerlich schwer verunsichert. Er benahm sich wie ein verschüchterter Junge, der sich vor seinen Schuloberen fürchtete. Dahinter stand die panische Angst vor seinem Vater. Er war von ihm oft geschlagen und zudem in den Kohlenkeller gesperrt worden, damit er gefügig würde. Unter diesen Umständen konnte er zu sich selber, zu seinen Wünschen und zu anderen Menschen keine tragende Gefühlsbeziehung aufbauen. Als nicht angenommener, ja bedrohter Mensch war er unsicher geblieben und bemüht, jeden Fehler zu vermeiden. Noch immer verfolgte ihn die innerliche Angst, wieder gedemütigt oder »eingesperrt« zu werden. In Klaus steckte hinter der vorgezeigten Stärke eine große Schwäche.*

Der Mythos des starken Mannes ist in unserer Kultur tief verankert. Danach dürfen wir keine Schwächen und Ängste zeigen. In diesem Sinne gibt es nicht nur die Angst vor dem persönlichen Vater, sondern auch jene vor dem »Vater Kultur«. Es ist die Angst vor den herrschenden Werten, die durch jeden Menschen verkörpert werden können, mit dem wir zu tun haben – vor allem natürlich durch Vorgesetzte, welche über Machtkompetenzen verfügen. Sie stehen zu uns in einer Art Vaterposition. Diese »Vatergestalten« sind die vermeintlichen oder realen Patriarchen in unserem Leben, welche eine Macht verkörpern, die sich auch gegen uns wenden kann. Wir haben dabei verschiedene Möglichkeiten, uns dieser Macht gegenüber zu verhalten: Wir können die Mächtigen bekämpfen; wir können sie anerkennen und uns unterordnen, indem wir uns bemühen, ihnen zu gefallen; oder wir versuchen, uns an der Problematik vorbeizumogeln, indem wir den »Starken« spielen. Allesamt sind diese Lösungen nicht befriedigend!

Die Variante des Kampfes ist in extremer Form in einer Erzählung der griechischen Mythologie dargestellt, wonach der Kyklop Kronos seinen Vater Uranos entmannte, um an seine Stelle als Herrscher über die Erde zu treten. Kronos erging es in alten Tagen allerdings auch nicht besser als seinem Vater, denn er wurde seinerseits von seinem Sohn Zeus getötet, nachdem er als Vater vergeblich versucht hatte, seinen Sohn von der Macht fern zu halten und ihn auszuschalten. Sowohl Uranos wie auch Kronos hatten den Fehler gemacht, ihren Gegenspieler in die Unterwelt (den Tartaros oder Hades) zu verbannen, wo die Revolten dann ihren Ausgang nahmen. – Offenbar lohnt es sich weder für den Mächtigen, an seiner Macht blindlings und ohne Rücksicht auf neue Tendenzen (symbolisch die Söhne) festzuhalten, noch ist es für den Untergebenen ratsam, sich vorschnell mit den Mächtigen zu überwerfen: Er läuft Gefahr, für lange Zeit im Tartaros zu verschwinden, bis der Mächtige altershalber schwach wird.

Das Modell kann dabei frei auf die moderne Berufswelt übertragen werden!

Gegenüber dem Kampfe, der stets wieder neue Gewalt mit sich bringt, befriedigt allerdings auch die Anpassung an die Macht nicht. Denn wer gefallen will, ist unfrei.

Schließlich besteht die Möglichkeit, uns um die Machtproblematik herumzumogeln: Wenn wir schon nicht die starken Männer sind, die wir sein sollten, so spielen wir wenigstens diese Rolle. Letztere entspricht einer Persona-Haltung, wie dies in der jungschen Psychologie genannt wird: Wir stellen eine Persönlichkeit dar, die wir nicht wirklich sind, aber derer wir bedürfen, um in der Gesellschaft bestehen zu können. Dies ist nicht grundsätzlich abzulehnen, denn jeder Mensch braucht den Schutz einer vorgezeigten »sozialen Person«. Problematisch wird es aber, wenn wir selber zu sehr an diesem Bild hängen, das heißt, wenn wir uns als individuelle Person nicht mehr von dem zu unterscheiden vermögen, was wir (beispielsweise in der Berufswelt) darstellen. Wir halten die vorgezeigte Persönlichkeit dann für unser tatsächliches Wesen und verlieren aus dem Blickfeld, was wir eigentlich sind. Erst wenn wir aus dieser Haltung durch einen Schicksalsschlag aufgeschreckt werden, etwa wenn wir krank werden, kommen wir mit unserem Wesenskern wieder in Kontakt.

*Max baute eine solche Persona-Haltung auf, mit der er sehr verbunden war. Dies zeigte sich in seinen Träumen, in denen er regelmäßigen Umgang mit königlichen Hoheiten hatte. So träumte er einmal, dass er sich privat mit Königin Silvia von Schweden traf. Er verbeugte sich zur Begrüßung und gab ihr die Hand. Dabei war er im Zwiespalt, ob er sie mit Silvia oder mit Königin ansprechen sollte. (Offenbar war ihm doch nicht ganz wohl bei diesem lockeren Umgang: Die überzogene eigene Haltung wurde von innen her ansatzweise kritisiert.) Bald darauf träumte er, dass er bei Queen Elisabeth privat verkehrte, und auch Prinzessin Diana war anwesend. Er führte mit beiden eine ungezwungene Unterhaltung und fühlte sich wohl. Er war dabei auf Kopfhöhe eingeklemmt, was ihn in seiner lockeren Konversation jedoch nicht behinderte. (Hier deutet sich eine Beengung an, die in seiner überhöhten Haltung begründet liegt.) Nach intensiver Arbeit an diesem Lebensthema hatte er ziemlich genau ein Jahr später seine Haltung, etwas Besonderes zu sein, weitgehend aufgegeben: In einem Traum erlebte er sich als gutbürgerlichen Arbeitersohn.*

Das Problem der männlichen Kraft muss auf andere Weise bewältigt werden als durch bloßen Widerspruch (den Kampf), durch Anpassung (an bestehende Machtstrukturen) oder durch Umgehung der Problematik (indem wir die Persona-Haltung eines starken Mannes entwickeln). Wir müssen zu einer echten männlichen Kraft finden, die keine gespielte ist. Wie Robert Bly in seinem Buch *Eisenhans* treffend dargelegt hat, geht es dabei darum, die eigene Wildheit zu entdecken und zu integrieren, das heißt, die zunächst ungehobelte männliche Seele ganz anzunehmen und mit ihr umgehen zu lernen, bis sie sich (in Gold) wandelt. Wir können auch nicht zulassen, dass wir uns von Frauen definieren lassen, was »der neue Mann« sei, sondern wir müssen diesen aus uns selber heraus entwickeln. Wenn der »starke« patriarchale Mann überwunden werden soll, jener Mann also, der in jünglingshafter Stärke alles in Griff zu bekommen versucht, so muss er heranwachsen zu einem Wesen, das Rücksicht auf seine Umgebung nimmt, ohne deswegen schwach zu sein. Nach dem »Hardliner« hatten wir als neuen Männertypus den »Softy«, der zwar über Einfühlungsvermögen verfügte, aber dabei seine Stärke verloren hat. Nun ist es Zeit für einen neuen Typus Mann, der über eine gesunde Kraft verfügt und auch in Beziehung zu anderen steht.

Die Krisenzeit in der Lebensmitte des Mannes kann als Ansatzpunkt dafür genommen werden, einige Schritte in Richtung auf diesen neuen Männertypus hin zu tun – Schritte auf einen Mann hin, der sich nicht mehr in Kriegen und endlosen Konkurrenzkämpfen selbst zerstört, sondern das Leben auf kraftvolle Weise liebt.

## Äußere Stärke und innere Schwäche

Wir Männer sind nicht nur stark. Es stellt sich aber die Frage, ob wir einen inneren Bezug zu unserer schwachen Seite haben, das heißt, ob wir diese Seite in uns kennen und annehmen. Ebenso wie es ein Missverständnis wäre, Kompetenz, Macht und Durchsetzungsvermögen in jedem Falle für gut zu halten, wäre es falsch, Schwäche einfach als minderwertig zu erachten. Unsere Schwäche ist Teil unseres Lebens und notwendiger Ausgleich für die starke Seite. Sie regelt unsere Lebenskräfte. Könnten wir unsere Energie stets voll fließen lassen und auf diese Weise sehr intensiv leben – gewissermaßen ohne seelische Ruhepause –, wären wir sehr schnell ausgebrannt. Es verhält sich mit unseren Lebenskräften ähnlich wie mit einer Kerze: Lassen wir sie selten brennen, so kann sie ihren Sinn als Kerze kaum erfüllen, brennt sie aber am reinen Sauerstoff, so ist sie bald verloschen. Leben wir über längere Zeit zu intensiv und erschöpfen dabei unsere Kraftreserven, so kommt es unweigerlich zum Zusammenbruch. Unser Bedürfnis nach Ausgleich, das wir nicht rechtzeitig und in genügendem Maße berücksichtigt haben, holt uns ein.

Die schwache Seite erscheint uns Männern oft in der Form eines Jungen: als das Kind, das wir einmal waren. Damals waren wir schwach und spürten die Übermacht der Eltern. Diese Eindrücke wirken später als innere Stimme weiter: Wir behandeln uns selbst so, wie die Eltern einst mit uns umgingen. Manche Männer tragen in sich einen unterdrückten Jungen. Das Kind, das sie einmal waren, durfte sich damals nicht frei entfalten, und als Erwachsene unterdrücken sie nun den »Jungen in sich«. Wer eingeengt aufgewachsen ist, kennt das. Manche von uns halten diesen Jungen unter Kontrolle. Dabei übersehen wir gerne, dass dieser Junge leidet, und trotz einer möglicherweise guten äußeren Lebensgestaltung fühlen wir uns unwohl. Der Junge in uns darf vielleicht nicht spielen, weil wir es ihm verbieten: Dafür sind wir als Erwachsene doch zu groß. Oder er darf nicht weinen: »Das tut ein großer Junge nicht.« Wenn der Junge nicht zu viele Gefühle haben sollte, halten wir unsere Gefühlswelt unter Kontrolle. Auf diese Weise machen wir anderen zwar weniger Schwierigkeiten, aber der Entwicklung unseres Gefühlslebens ist das nicht zuträglich.

Mancher Mann schwankt in seinem Verhalten zwischen dem »erwachsenen Mann« und dem »inneren Kind« hin und her. Oft stellt er im Berufsleben durchaus seinen Mann, aber Zuhause ist er abhängig, sucht den Schutz seiner Frau und traut sich wenig zu. Der Mann lebt in diesen Fällen die eigene Kinderseite in der Familie aus: Bei der Frau ist er Kind. Das Problem ist dabei nicht die Existenz dieser Seite, sondern die Unbewusstheit darüber. Er hält sich selber für erwachsen und ist es (in der Familie) doch nicht. Als Gegenstück zum starken Überich (den verinnerlichten Elternteilen, die ihn zu einem bestimmten Verhalten veranlassen) gibt es den kleinen Jungen. Diesen kann der Mann aber nicht in sich wahrnehmen, wenn er sich nicht um eine bewusste Beziehung zu seiner schwachen Seite bemüht.

*Alfred hatte als leitender Angestellter wegen dieser Problematik erhebliche Führungsprobleme. Sein Vater war ein autoritärer Mann mit wenig sozialen Beziehungen gewesen. Da auch die Mutter emotional nicht viel zu geben vermochte, kam Alfred in der Kindheit am besten mit einer »konventionellen« Haltung über die Runden, und er verhielt sich später ebenso. Wie es oft geschieht, wurde ihm die frühere Überlebensstrategie zunehmend zum Hindernis in der Gestaltung eines erfüllten Erwachsenenlebens. Weil er keine natürliche Autorität entwickeln konnte, verhielt er sich seinen Mitarbeitern gegenüber entweder zu angepasst-kollegial oder aber zu autoritär. Er kippte zwischen der Rolle, die er als Kind hatte, und der Rolle seines Vaters hin und her. Diese beiden Seiten zeigten sich auch in gegensätzlichen Haltungen: als Understatement einerseits (hier wirkt das Kind, das sich wenig Selbstwert zuerkennt) und als Perfektionismus andererseits (dem Ausdruck der Elternerwartungen an ihn). In seiner Kinderrolle erlebte er die Erwachsenenwelt (zum Beispiel am Arbeitsplatz) als hart, und er fühlte sich darin hilflos, frustriert, ungeliebt, überflüssig, leer, ausgeliefert und ohne Perspektive. Demgegenüber hatte er in der Rolle des perfektionistischen Vaters wenig Verständnis für Gefühle. Entweder war er »Kind« oder »strafender Vater«, aber selten »Mann«, »Partner« oder allenfalls »guter Vater« für seine Mitarbeiter. Auch in der Ehe stellte sich das gleiche Problem: Seine Frau wollte weder ein weiteres »Kind« im Hause, noch einen »autoritären Vater«.*

*Weil Alfred am Arbeitsplatz und zu Hause zeitweilig auf Ablehnung stieß, zog er eine Mauer um sich, was sein Problem nur verschärfte. Für Alfred war es notwendig, sich seines inneren Kindes – seiner schwachen Seite – bewusst zu werden, um zu einer ganzheitlicheren Beziehung zu sich selber und zu anderen zu kommen.*

Die heimliche innere Schwäche eines Mannes kann sich auch in überheblichem Benehmen, als Überforderung oder als Pendeln zwischen Haltlosigkeit und innerer Härte zeigen. Auch wer sich dominante Vorgesetzte oder mächtige Frauen sucht, oder wer seine Gefühle im täglichen stundenlangen Fernsehkonsum betäubt, hat möglicherweise einen schwachen Jungen in sich.

*Ein weiteres Beispiel ist der harte Manager, der nach seiner Entlassung plötzlich in die Kinderrolle fiel: Da saß mir ein kompetenter, promovierter ehemaliger Geschäftsführer einer großen Unternehmung gegenüber, der nach einer für ihn unerwarteten und unverständlichen Entlassung zum weinerlichen Jungen geworden war. Er hatte nach der Kündigung Frau und Kinder verlassen und war zurück zu seiner Mutter ins ehemalige Elternhaus gezogen. Seinen Tag strukturierte er durch verschiedene Kaffehausbesuche, einen Gang zur Post, mit dem Lesen von Zeitungen etc. Mich hat dieser Mann, der so radikal mit seinem inneren Kind konfrontiert worden war, sehr betroffen gemacht. Manches Jahr hatte er seine schwache Seite überdeckt gehalten, und nun war sie bei seiner Entlassung plötzlich vehement durchgebrochen und überdeckte seine ganze bisherige Persönlichkeit.*

Indem wir uns die eigene Jugendzeit nochmals vergegenwärtigen, kann das Kind, das verdrängt werden musste, wieder ins Blickfeld des Bewusstseins gerückt werden. Davon ist in diesem Buch später noch ausführlicher die Rede. In diesem Prozess – etwa wenn wir weinen über das, was uns widerfahren ist – werden wir nicht wehleidig-schwach (was manche Männer befürchten), sondern wir reifen und finden zu einem Leben voll innerer Kraft. Es mag eigenartig klingen, aber es ist tatsächlich so: Wer in Beziehung zur eigenen Schwäche steht, wird gerade dadurch stark. Diese Stärke entspricht einer natürlichen Autorität, die in keiner Weise autoritär ist. Kompetenz und Durchsetzungsvermögen sind hier nicht Kompensation einer verdeckten Minderwertigkeit, sondern Erfüllung eines ganzheitlichen Seins, das seine schwachen Seiten annimmt. Der Starke muss nicht immer stark sein. Er spürt in seinem Inneren aber eine Kraft, die ihm grundsätzlich zur Verfügung steht, und die im Grunde die Pole stark-schwach transzendiert. Es ist männliche Kraft respektive eine grundlegende Energie, die wir *in uns* finden.

## Ich arbeite ja nur für meine Familie

Wie oft habe ich diesen Satz von Männern gehört, die in einer Beziehungskrise plötzlich realisierten, dass sie nicht über einen *eigenen* Lebenssinn verfügen! Allen Sinn haben sie auf die Familie projiziert, und wenn sich dort ernsthafte Schwierigkeiten ergaben, gerieten sie in eine schwere seelische Krise. Dies passiert beispielsweise häufig Männern, die sich ganz dem Beruf verschreiben und dabei alle anderen Werte vernachlässigen. Sie meinen, sie könnten diese Werte einfach an ihre Frau und die Kinder delegieren. Diese Männer sind abends selten zu Hause, gehen kaum auf Frau und Kinder ein, haben immer ihre selbst gewählten Aufgaben vor Augen, stressen und ruinieren sich, und sie glauben, sie täten das alles für ihre Familie! Das ist natürlich nicht der Fall – niemand glaubt das, außer sie selbst –, aber sie sind felsenfest davon überzeugt. Männer, die sich so verhalten, haben allen inneren Wert als Lebensthema ausgeklammert und gehen davon aus, dass sich diese Frage schon irgendwie von allein löse. Wenn ihre Frauen dieses Spiel mitspielen, unterstützen sie nicht nur, dass ihre Männer ein einseitig patriarchales Leben leben, sondern tragen auch dazu bei, deren Entwicklung zu verzögern. Kann eine Frau diese Lebensform schließlich doch nicht durchhalten, dann kommt für den Mann die große Enttäuschung, ja der jähe Absturz: Er findet keinerlei Sinn mehr in seiner Arbeit, die ihn vorher ganz ausgefüllt hat.

*Bei Stefan habe ich einen solchen Absturz miterlebt. Er war Inhaber eines kleinen Handelsbetriebes, für den er alle seine Kräfte einsetzte, und er hatte Familie mit zwei Kleinkindern. Seine Frau, die über längere Zeit in seiner Firma mitgearbeitet hatte, erklärte ihm eines Tages, dass sie eine andere Beziehung habe und die Partnerschaft auflösen wolle. Schon zwei Wochen später hatte sie mit den Kindern die gemeinsame Wohnung verlassen und war in eine neue Wohnung gezogen. Dem Mann war dies alles vollkommen unverständlich – er hatte nie den Eindruck gehabt, dass sich seine Ehe in Schwierigkeiten befunden hätte. Und nun das!*

*Er geriet in eine schlimme Lebenskrise, wovon unter anderem ein Abschiedsbrief zeugte. Seine schwere Depression stand dabei in keinem Verhältnis zu dem Ereignis. Mit dem Weggang seiner Frau war sein ganzes Leben in Frage gestellt, ja eigentlich vernichtet. Er hatte nur für sein Geschäft gelebt, und nun wurde ihm plötzlich der Mangel an menschlichen Werten klar – er spürte sie erst im Verlust. Was er vermisste, war wohl weniger die konkrete Frau, denn zu ihr hatte er keine große Gefühlsbeziehung, als vielmehr seinen Lebenssinn, den er in sie projiziert hatte, ohne sie als Person überhaupt wahrzunehmen. Sie aber war es leid geworden, für ihn die Rolle der sinngebenden Mutter zu spielen und dabei in ihrer Eigenständigkeit als Mensch von ihm gar nicht beachtet zu werden.*

*Stefan hatte Gefühl, Lebenssinn und das ganze Spektrum nicht rationalen Seins in sich nicht entwickelt, aber in der Anwesenheit seiner Frau hatte er diese Bereiche infolge der Projektion doch nicht gänzlich aus seinem Leben verbannt. Durch ihren Verlust fehlte nun diese andere, irrationale, dunkle, tiefgründige, emotionale Seite seiner selbst. Und wie er richtig erkannte, hat ein Leben ohne diesen Aspekt des Seins keinen Sinn. Seine Aufgabe war, diese andere Seite in sich selber zu finden und zu entwickeln.*

Männer, die ihrer Gefühlswelt keine eigenständige Existenz geben können, meinen, »für die Familie« zu arbeiten und zu leben. Das aber tun sie meistens zu ihren eigenen Bedingungen, und oft üben sie auf die Familie einen nicht unerheblichen Druck aus, damit diese in ihr Bild passt. Sie haben Mühe, die Selbständigkeit der Familienmitglieder zuzulassen und wollen vieles für sie planen. Dabei berücksichtigen sie zwar durchaus deren Interessen, aber so wie sie diese *selbst* einschätzen und nicht so, wie sie von den Betroffenen geäußert werden. Würden sie Letzteren eine echte Eigenständigkeit einräumen, würde sich der eigene Mangel an gefühlsmäßigem Boden und Halt zeigen. Um dem zu entgehen, führen Männer zur Aufrechterhaltung ihrer Projektion oft den »Gemeinschaftssinn« der Familie ins Feld: Wo würde es denn hinführen, wenn die Familien nicht mehr zusammenhalten würden und diese Urzellen der menschlichen Gemeinschaft verloren gingen? Dabei übersehen sie allerdings großzügig, dass sie unter »Gemeinschaft« in der Regel eine Gemeinschaft zu ihren Bedingungen verstehen.

Nach meiner Erfahrung sind solche Männer in ihrer Jugend vielfach in einer seelischen Umgebung aufgewachsen, die ihnen wenig Gefühlswärme geben konnte. Oft wissen sie gar nicht, was eine Gefühlsbeziehung eigentlich ist. Sie kennen nur Arbeit, Leistung und Anerkennung durch Erfolg.

Für die Partnerschaft wählen sie oft jemanden mit ähnlicher seelischer Struktur. Menschen mit einem emotionalen Manko ziehen sich gegenseitig an. Beide haben das Gleiche erlebt und fühlen sich darin verwandt. Im Leiden am Mangel an Zuwendung in der eigenen Kindheit sind beide dann nicht mehr allein; jeder hebt die innere Einsamkeit des anderen vermeintlich auf. Im Gespräch sind solche Partner ausnehmend stark aufeinander bezogen: Jeder spricht für den anderen, sagt, wie der andere sich fühlt, bezieht dies in seine Überlegungen mit ein und handelt deshalb oft nicht aus dem eigenen Erleben heraus, sondern ausgehend vom vermeintlichen Empfinden des anderen. Die Partner versichern sich stets der gegenseitigen Rücksichtnahme, fragen nach, ob der andere auch so denke wie man selbst und legen ihm bestimmte Worte in den Mund. Alles ist »harmonisch«, aber im Grund geht es nur darum, ja keinen Zweifel an der gegenseitigen Verbundenheit beziehungsweise Identifizierung aufkommen zu lassen. »Ich fühle, was er denkt« oder »Ich weiß immer genau, was sie möchte«, sind Aussagen einer solchen Symbiose. Es besteht ein Verhältnis übermäßiger Nähe: Jeder ist für den anderen da (und keiner für sich selber). Die Partner sind wie zwei Halme im Wind; jeder stützt sich infolge des eigenen Gefühlsmankos auf den anderen, und zusammen fühlen sie sich stark. Auf diese Weise können sie als einzelne Menschen aber nicht wachsen. Früher oder später zeigt sich unweigerlich, dass der andere einem nicht die »gute Mutter« oder der »gute Vater« sein kann, die man vermisst hatte, weil dieser ja auch unter einem emotionalen Defizit leidet. Aus dieser Enttäuschung wenden sich manche Partner voneinander ab.

Geht der eine (oft derjenige, der das Problem erkannt hat) weg, so fällt der andere um. Bevor es zu einem derartigen

Bruch kommt, herrscht in der Beziehung eine gegenseitige Angst vor der Stärkung des anderen, denn diese könnte einen der eigenen Einsamkeit aussetzen. In der Folge kann es zu einem partnerschaftlichen Machtkampf kommen: Jeder denkt, er würde vom anderen beherrscht, wenn es ihm nicht gelänge, diesen in Grenzen zu halten. Trennen sich solche Partner, sind beide zur Auseinandersetzung mit der eigenen Jugend gezwungen. Die alte Einsamkeit, die in der Symbiose eine vorläufige Aufhebung erfahren hatte, wird wieder spürbar und muss bewältigt werden.

*Werner war ein über 50-jähriger Mann, der in helle Panik geriet, wenn seine Frau abends bis 19.30 Uhr nicht nach Hause kam. Er hatte ein klares Weltbild über Gut und Böse entwickelt, und das Paar hatte auf dieser Grundlage 24 Ehejahre zusammengelebt. Er bezeichnete sich als Rationalisten und war an einer Entwicklung des partnerschaftlichen Verhältnisses nie interessiert gewesen. Für eine derartige »Zeitverschwendung« mochte er sich nicht hergeben, auch wenn seine Frau gelegentlich dezent auf hintergründige Differenzen hinzuweisen pflegte. Durch die symbiotische Beziehung kamen die schwierigen Seiten der Persönlichkeit beider Partner lange Zeit nicht zum Tragen. Die Bewunderung, die er ihr als Preis für die Aufrechterhaltung der Symbiose entgegengebracht und die sie zunächst genossen hatte, engte sie zunehmend ein. Sie fühlte sich schließlich wie unter einer Käseglocke. Seine Idealisierung hatte es ihr lange schwer gemacht, die Zusammenhänge zu erkennen. Er war ja immer so nett gewesen und sie in seinen Augen so toll! Und doch hatte sie über lange Zeit gespürt, dass da etwas nicht stimmte. Nun aber realisierte sie, dass sie sich ihre alte Vaterthematik (eine unterdrückende Beziehung) unbewusst wieder »angeheiratet« hatte. Er dominierte äußerlich, aber zugleich war er innerlich von ihr abhängig.*

*Er aber konnte nur so lange »guter Vater« spielen und seine Gefühle bei ihr deponieren (indem er sie bewunderte), als sie damit einverstanden war. Die Verselbständigung der Frau und das Dahinschmelzen seiner »ehelichen Rechte« führte schließlich zu seinem*

*Zusammenbruch. Der bisher gefühlsarme Mann entwickelte unerwartete Emotionen von Wut, Verzweiflung und Verlorenheit. Lange hatte er die »Traumfrau« auf sie projiziert und alle abweichenden Neigungen geflissentlich übersehen. Mit ihrer Abwendung war die Aufrechterhaltung dieses Bildes nicht mehr möglich. Er hatte eine Frau gewählt, die er beherrschen und zugleich idealisieren konnte. Als sie sich trennte, kam sein eindimensionales Weltbild mit fixen Vorstellungen über Leben und Partnerschaft unweigerlich an den Tag. Nun erhielt sie die Bestätigung dafür, dass sie nicht zu Unrecht schlechte Gefühle gehabt hatte. Er aber versuchte die Trennung mit Vernunft zu bewältigen. Das verdrängte Gefühl meldete sich hin und wieder, und wenn dies geschah, irrte er ziellos in der Stadt umher.*

In einer partnerschaftlichen Beziehung ist die Jugendprägung von entscheidender Bedeutung. Es lässt sich nicht vermeiden, dass jeder dem anderen in seinem »inneren Theater« (welches eine Fortsetzung der Geschichten ist, die sich im Elternhaus abspielten) eine Rolle gibt. Jeder Mensch lebt auf diese Weise ein Stück weit sein eigenes inneres Drama weiter, und dem Ehepartner gebührt in der Regel die Hauptrolle. Dafür kommen durchaus auch negative Rollen in Betracht, etwa wenn die Frau dem Mann die Rolle eines verkappten Vergewaltigers gibt oder er ihr diejenige einer erdrückenden Mutter. Wenn Paare mit solchen Mustern zur gemeinsamen Therapie kommen, so oft deshalb, weil sie nicht verstehen können, warum sie wegen vordergründiger Kleinigkeiten immer wieder in härteste Auseinandersetzungen geraten.

Eine besondere Schwierigkeit liegt darin, dass die projizierten seelischen Anteile wie Funken auf andere Personen überspringen und von diesen ausgedrückt werden. Zur Verdeutlichung: Ein Mensch, der beispielsweise seine Wut unterdrückt und sich ganz freundlich verhält, bringt andere Leute in einen latenten Wutzustand, da diese von seiner verdrängten Wut gewissermaßen angesteckt werden. Das gibt ihm die Bestätigung, dass nur die anderen – nicht aber er – zur Wut neigen. Damit kann er die anderen für das eigene Verdrängte verantwortlich machen. Zudem wählt man sich als Rollenträger (und Partner) oft Menschen aus, die ein gewisses Maß der eigenen verdrängten Eigenschaften besitzen. Wer seine Wut verdrängt, wählt beispielsweise oft einen latent aggressiven Partner. Dieser Umstand ermöglicht, die eigene Verdrängung beharrlich zu übersehen. Macht man den anderen, der zum Teil tatsächlich Träger der kritisierten Eigenschaft ist, aber für das ganze Ausmaß der Schwierigkeit verantwortlich, so hat man sich auf Kosten des anderen rein gewaschen. Das aber erträgt kein Partner auf Dauer und ist oft Grund für ein unverstandenes Eheproblem.

Die gegenseitige Vermengung von Projektionen mit eigenen Anteilen ist in Partnerschaften eine häufig anzutreffende Erscheinung. Sie macht es notwendig, dass jeder lernt, seine eigenen seelischen Strukturen tiefer zu verstehen.

## Kraft und Leistung in der Sexualität

Das kollektive Männerbild, dem wir im Allgemeinen folgen, verlangt von uns auch in sexueller Hinsicht gute »Leistungsfähigkeit«. Vor allem in jungen Jahren verstehen wir unsere Sexualität als Ort der aktiven Handlung, und nicht unbedingt als Ausdruck der tieferen Beziehung zu einem anderen Menschen. Vielfach dient sie auch der eigenen Selbstbestätigung. Auf Dauer lässt sich eine Beziehung auf diese Weise aber nicht in befriedigender Weise gestalten, denn es fehlt das Wesentliche: die bewusst vollzogene innere Verbindung mit dem anderen Menschen.

In der Jugend sind Frauen für Männer oft schwer verständlich und damit auch schwer erreichbar. In manchen Begegnungen und vielen Jahren des Umganges mit Frauen lernen wir mit der Zeit etwas mehr über das andere Geschlecht, aber ganz erschließt es sich uns nie. Bauen wir mit einer Frau eine Partnerschaft auf, so besteht in der anfänglichen Verliebtheit eine vermeintliche Deckung der Persönlichkeiten. Wir projizieren unsere Vorstellungen und Wünsche auf die Partnerin, und in der Beziehung zu ihr treten wir auch mit den projizierten Inhalten in Kontakt. Das gibt uns das Gefühl, aufgehoben zu sein.

Ist diese Zeit der innigen Bindung vorbei, so werden die Unterschiede der Persönlichkeiten aber langsam offenkundig. Keine zwei Menschen stimmen ganz miteinander überein. In jeder zwischenmenschlichen Beziehung werden gewisse eigene Aspekte vom anderen nicht abgedeckt. In diesem Teil unseres Wesens fühlen wir uns dann einsam. Wird uns dies bewusst, so versuchen wir zunächst wieder Deckungsgleichheit herzustellen, indem wir den anderen veranlassen, sich an unsere Vorstellungen anzupassen. Dies ist die Zeit des »Machtkampfes« in der Partnerschaft. Nach einiger Zeit geben wir diese Versuche aber auf, weil sie zu nichts führen. Damit sehen wir die Dinge langsam so, wie sie wirklich sind. Als Mann beginnen wir wahrzunehmen und auch zu akzeptieren, dass unsere Partnerin nicht so ist, wie wir sie uns vielleicht zusammengereimt haben. Wir sehen sie als eigenständigen Menschen und verstehen, dass es nicht ihre Aufgabe sein kann, unserem Wunschbild zu entsprechen. Dies ist der Beginn der individuell gelebten Partnerschaft, wo zwei Menschen mit eigenen Standpunkten in Anerkennung des anderen Wesens miteinander in Verbindung stehen.

Die Sexualität als intensivste Form der zwischenmenschlichen Begegnung und Verbindung entwickelt sich im Laufe einer oder mehrerer Partnerschaften ebenso wie die übrige Beziehungsfähigkeit. Zunächst tasten wir uns als junge Menschen zaghaft an die neu erwachten Beziehungsmöglichkeiten heran und verhalten uns dabei manchmal so ungeschickt, dass eine Beziehung daran zerbrechen kann. Dies ist die Zeit, in der wir auch sexuelle Kontaktmöglichkeiten einüben. Manchmal geht es dabei mehr um die sexuelle Erfahrung als um den individuellen Menschen. Später entwickelt sich die sexuelle Begegnung zum Ausdruck der Gefühlsbeziehung zur Partnerin, und wir erfahren die Sexualität als Ort, wo sich die Qualität unserer Beziehung zu einer Frau zeigt. Mit der Zeit realisieren wir schließlich, dass wir in der Sexualität mit dem anderen Menschen in seiner Ganzheit zusammentreffen. Im Liebesakt begegnen sich zwei Menschen in ihrer Tiefe, mitsamt ihren Schattenseiten. Dazu gehören auch Beziehungsängste, Machtgehabe oder innere Einsamkeit. Beide spüren, was sie von sich aus in die Beziehung einbringen können und was die andere Seite beizutragen vermag. Was daran gemeinsam ist, macht schließlich die Beziehung aus.

Grundsätzlich ist die Sexualität ein Kulturträger wie alle anderen Lebensbereiche auch, die der Mensch zunehmend differenziert hat. Man denke nur etwa an die Esskultur, bei der sich aus dem Akt der reinen Nahrungsaufnahme vielfältige Formen menschlicher Selbstgestaltung entwickelt haben. Diese reichen von den mannigfaltigen Speisen und den vielfältigen Arten ihrer Zubereitung über die Rituale des Essens einschließlich der Gestaltung der Speiseräume bis hin zur Entwicklung der Gastronomie als Wirtschaftsbereich. In gleicher Weise wurde auch die Sexualität zu einer kulturell gestalteten Form zwischenmenschlicher und partnerschaftlicher Beziehung. Auch hier haben wir ein weites Spektrum entwickelt, das vom schnellen Essen des Alltags bis zum zelebrierten Festmahl reicht.

Wie in der gefühlsmäßigen Beziehung vermögen die Geschlechter auch in sexueller Hinsicht keine volle Deckungsgleichheit zu erreichen. Es bleibt eine grundsätzliche Verschiedenheit im Umgang mit der Sexualität. Das Spannungsfeld zwischen Frau und Mann bleibt auf diese Weise erhalten, auch wenn eine Partnerschaft längere Zeit dauert. Dies zeigt sich im sexuellen Bereich unter anderem in der unterschiedlichen Gewichtung der gefühlsmäßigen respektive sexuellen Voraussetzung für eine erfüllte Beziehung. Die Frau wünscht im Allgemeinen mit dem Manne zuerst in einen guten Gefühlskontakt zu kommen, bevor sie mit ihm schlafen mag, während der Mann häufig von umgekehrten Voraussetzungen ausgeht: Er will mit seiner Frau hin und wieder ohne weitere Vorbedingungen schlafen können, um zu ihr in der Folge eine gute Gefühlsbeziehung zu entwickeln beziehungsweise wieder herzustellen. Vielen Männern fällt es dabei ebenso schwer, ohne Seitenblick auf die Sexualität Zärtlichkeiten auszutauschen, wie manchen Frauen, sich ohne einschränkende Voraussetzungen hinzugeben.

Wir Männer nehmen uns oft nicht die Mühe, unser Liebesleben in gleicher Weise zu kultivieren wie etwa den kulinarischen Lebensbereich. Wir neigen dazu, in der Sexualität schnell »zur Sache« zu kommen, und wir haben es oft nicht gelernt, die »Vorspeise« richtig zuzubereiten, ja, wir halten sie für unnötig, genauso wie den Aperitif, das Kerzenlicht, die Atmosphäre des Raumes und vor allem die Gefühlsbeziehung. (Eine langjährig verheiratete Frau berichtete mir einmal etwas abschätzig vom »5-Minuten-Service«, den ihr Mann ihr jeweils bot, bis sie sich eines Tages entschied, unter diesen Umständen lieber ganz auf die Sexualität zu verzichten.) Die in der Partnerschaft gelebte Sexualität ist Abbild unserer Gefühlsbeziehung zur Partnerin. Wenn die Sexualität nicht differenziert auf die Partnerin bezogen ist, ist anzunehmen, dass auch die Gefühlsbeziehung nicht kultiviert worden ist.

Als Ausrede führen wir Männer gerne an, dass wir uns vor allem dem beruflichen Fortkommen widmen müssten, und wir halten allgemein unsere Art der Beziehungsgestaltung für die richtige. Dabei beachten wir allerdings zu wenig, dass es noch andere Beziehungsformen gibt und dass sich unsere Frau diese möglicherweise wünscht. So fühlen wir uns nicht verstanden, und sie fühlt sich ihrerseits allein gelassen, und bald klappt es auch in der Sexualität nicht mehr. Vielleicht ermöglicht uns der körperliche Trieb noch eine Weile, ohne tiefere Bezogenheit mit der Partnerin sexuell zu verkehren, aber das hat früher oder später seine Grenzen.

Es kommt für uns die Zeit der Differenzierung – die Zeit, in der die Partnerin mehr einfordert als den einfachen Beweis unserer sexuellen Kraft. Wir können es damit nicht halten wie mit den beruflichen Beziehungen, in denen die übliche Höflichkeit des täglichen Umgangs genügt. Die Liebe will mehr sein. Es kommt hier sehr darauf an, wie wir die grundlegenden Gefühlskontakte gestalten, und hier haben die Frauen uns etwas voraus. Wollen wir die Sexualität im fortgeschrittenen Alter befriedigend erleben, bedarf sie einer gewissen Kultivierung. Meistens ist dieser Tribut dann gefordert, wenn die Zeit der Fortpflanzung erfüllt ist. So kommen wir nicht darum herum, unsere eigene »weibliche« Seite etwas mehr zu entwickeln, das heißt, uns nicht nur in einem rationalen Weltverständnis zu bewegen, sondern auch die weniger klar fassbaren Bereiche des menschlichen Seins zu berücksichtigen.

Dazu müssen wir uns näher mit unserem Frauenbild und unserem männlichen Selbstverständnis auseinander setzen. Dabei kann sich zeigen, dass wir über ein gespaltenes Frauenbild verfügen. Einerseits finden wir da die hoch geehrte reine Frau, die »Maria« gewissermaßen, und andererseits entdecken wir in uns noch ein anderes Frauenbild: die herausfordernde, vielleicht obszöne Frau, die nicht Mutter von Kindern ist, sondern reine Sinnlichkeit. Hier wird die abgründige Seite der Sexualität offenbar, die wir als Bild in uns tragen und die nicht ausgeklammert werden kann.

Selbstgefällig blicken Frauen manchmal auf Männer, die pornografische Literatur konsumieren, und sie verstehen nicht, dass sich darin Tieferes verbirgt: Archetypisches aus der Welt der Sexualität. Gerade jene Frauen, welche die dunkle Seite der Sexualität in sich selber ausgeklammert haben und vom Manne Gleiches erhoffen, sind sich der tieferen Seite ihrer eigenen Natur nicht bewusst. Die Sexualität ist nicht so leicht zu bändigen, und sie kann nicht einfach auf einen braven und sauberen Nenner gebracht werden – sonst wird es schnell langweilig. Hier stellt sich für die Frau die Frage, wie viel vom Dunklen der eigenen Natur sie in sich entdecken und auch ertragen kann. Und der Mann wird sie dabei herausfordern, diese Frage anzugehen. So manche Frau habe ich schon getroffen, die sich von der Sexualität als Ganzem distanziert hat und damit (auch zum Leid der Partnerschaft) auf einen Teil ihrer Persönlichkeit verzichtete. Natürlich sind Männer manchmal zu anspruchsvoll, wenn sie meinen, in ihrer Frau sowohl die Mutter der eigenen Kinder wie auch eine feurige Geliebte haben zu können; aber auch Frauen machen es sich manchmal zu einfach, wenn sie sexuell an der Oberfläche bleiben.

Neben dem vielgestaltigen, ja manchmal gespaltenen Frauenbild, das wir Männer in uns tragen und das eine tiefe Auseinandersetzung *beider* Partner mit dem verlangt, was Frausein, Mannsein und Sexualität bedeuten, werden wir aber auch in den Spiegel des eigenen Männerbildes schauen müssen. Hier begegnet uns vielleicht ein Mann, der etwas verkürzt und wenig reflektiert seinen eigenen Impulsen folgt. Er ist der sexuelle Macher im Sinne des Patriarchats, der Mann, der seine Triebe lebt und dabei die Frau genauso seinen Vorstellungen unterwirft, wie wir dies mit der Natur tun. Geht dies nicht mehr, weil die Frau ihre eigenen Ansichten durchzusetzen beginnt, so verhärtet er sich eventuell noch mehr oder reagiert hilflos. Vielleicht begegnet uns im Spiegel aber auch der angepasste Mann. Dieser Typus neigt zu unterwürfigen Reaktionen. Wenn dessen Frau im Zuge der eigenen Entwicklung neue gefühlsmäßige Forderungen an die Partnerschaft stellt, fragt er mit leiser Stimme, was er denn anders machen sollte. Es ist, als ob er dies seine Mutter fragte, und er zeigt darin gerade nicht jene Eigenständigkeit, welche die Frau sucht. Frauen möchten in der Partnerschaft ein Gegenüber haben, und nicht einen braven Jungen. So wie die »Leistung« hat auch die Anpassung in der Beziehung kindliche Charakterzüge. Es entspricht keiner partnerschaftlichen Haltung, wenn wir uns ohne eigene Kraft einfach auf das Gewünschte ausrichten. Wenn wir nicht wissen, wie ein Mann eigentlich sein sollte, können wir dies nicht die Frauen fragen.

In der Hinwendung zu uns selber und in der Reflexion über das männliche Sein werden wir Männer uns neu entdecken, und dies ist eine große Chance für uns. Wir können mit anderen Männern zusammensitzen, um herauszufinden, wer wir sind und wie wir uns den Frauen gegenüber verhalten wollen. Für diese Selbstbestimmung genügt es nicht, nur das Idealbild des erfolgreichen Mannes zu berücksichtigen, sondern wir müssen auch unsere »Schattenseite« in Betracht ziehen. Die dunkle Seite des Männerbildes kann Machtmissbrauch, Korruption, Gewalt, Not, Verlassenheit, Angst vor Einsamkeit, Beziehungsängste, Potenzprobleme und beziehungslose Sexualität beinhalten. Dieser Seite in uns müssen wir uns stellen, und der weitere Weg führt über die Gegenüberstellung unserer persönlichen positiven und negativen Seiten. Dies wird zu einem Männerbild führen, das sich der eigenen Schattenseite bewusst ist. Gerade in diesem Bewusstsein aber sind wir diesem Männerbild weniger ausgeliefert, und wir schaffen damit die Voraussetzung zu einer besseren Beziehung.

Ein neues Männerbild wird den Frauen vielleicht nicht in jeder Hinsicht besser gefallen, aber es wird ein bewussteres Männerbild sein. Dann werden die Frauen in uns Partner haben, die keine Herrscher und keine braven Söhne mehr sind, sondern solche, die diesen Namen verdienen. Vielleicht werden wir manchmal unbequeme Partner sein, aber unser selbst erarbeiteter Standpunkt ist dafür mehr als nur Ersatz.

## Was ich mir so alles vormache

Wir Menschen neigen trotz all unserer Betriebsamkeit auch zu einer gewissen Faulheit. Oft zeigt sie sich in unserer Einstellung der eigenen Lebensgestaltung gegenüber. Es ist der einfachere Weg, sich auch weiterhin wie bisher zu verhalten – was Arbeit und auch Beziehungen anbelangt –, als unsere Muster einmal genauer anzusehen und zu hinterfragen. Wenn wir glauben, vor lauter Arbeit keine Zeit fürs Wesentliche zu finden, so verhalten wir uns aber wie ein Minister, der wegen des ganzen Alltagskrams nicht zum Regieren kommt. Trotz unserer täglichen Aufgaben sollten wir uns hin und wieder den größeren Linien unseres Lebens zuwenden. Dies ermöglicht uns, aus grundsätzlichen Überlegungen heraus zu handeln, statt stets nur fortzuschreiten. Diese Art des Fortschreitens ist kein Fortschritt.

Es kann sein, dass wir vor langem ein Selbstbild entwickelt haben, mit dem sich einigermaßen leben lässt, und vielleicht haben wir es nie mehr revidiert. Vielleicht mussten wir daran im Laufe der Zeit gewisse Korrekturen vornehmen, weil Erfahrungen uns dazu zwangen. Das Selbstbild von sich aus zu revidieren ist aber eine andere Sache. Zum alten Selbstbild können Eigenschaften gehören, die wir gerne an uns sehen *wollen*. Wenn wir nicht wirklich so sind, so neigen wir dazu, wenigstens eine entsprechende Rolle zu spielen. Das aber kann so zur Gewohnheit werden, dass wir kaum merken, dass es nur eine Rolle ist. Ein solches Selbstbild kann eng sein, etwa wenn wir auf eine bestimmte, stets mehr oder weniger gleiche Weise denken und handeln. Vielleicht meinen wir fälschlicherweise, dies entspräche unserem Charakter und damit einer tiefen inneren Anlage. Diese Ansicht behindert aber die Auseinandersetzung mit uns selbst und die weitere Entwicklung unserer Persönlichkeit.

Kommen wir nicht dazu, das Grundsätzliche zu reflektieren, so tun wir in den verschiedenen Lebenssituationen jeweils das Naheliegendste. Wir folgen jenen Regungen, die unseren Gewohnheiten entsprechen, oder wir tun das, worauf wir am ehesten Lust haben. Möglicherweise weichen wir mit dem Rückzug auf vordergründige Verpflichtungen auch vor jenen Aufgaben zurück, die uns im Sinne der inneren Entwicklung herausfordern würden. Es kann auch sein, dass wir bei Schwierigkeiten entweder unseren Launen einfach freien Lauf lassen oder aber umgekehrt kommentarlos schlucken, was uns nicht passt. Eine einfache Reaktionsweise liegt auch vor, wenn wir gegenüber anderen Menschen eine unreflektierte Loyalität zeigen, etwa wenn wir bestimmten Personen (zum Beispiel dem Vorgesetzten) in Anbetracht ihrer Stellung zustimmen oder jeweils denjenigen unterstützen, der gerade anwesend ist. Natürlich kann all dies nicht in einem tieferen Sinne als Selbsttreue interpretiert werden. Wenn wir gleichzeitig glauben, dass wir uns dabei schon richtig verhalten, dann machen wir uns wirklich etwas vor. Dies ist auch der Fall, wenn wir unsere Schwächen mit dem Verweis aufs Gegenteil kaschieren. Wenn wir weich sind, können wir es damit begründen, keine »sturen Böcke« zu sein, die immer Recht haben müssen. Wenn Nachgeben die reifere Lösung wäre, können wir uns darauf berufen, keine Weichlinge zu sein, und unnötige Streitereien können wir missbräuchlich als Versuch zur Klärung von Zusammenhängen deklarieren.

Vielleicht haben wir demgegenüber schon gespürt, dass uns etwas fehlt, zum Beispiel eine tiefere Beweglichkeit oder ein entwickeltes Gefühlsleben. Es kann uns auch an der Fähigkeit mangeln, uns auf andere Menschen einzustimmen und nicht nur aus der eigenen Position heraus zu handeln und zu reagieren. Länger dauernde Partnerschaften können dabei eine einseitige Persönlichkeitsentwicklung fördern, etwa wenn eigene Möglichkeiten delegiert werden. Manche Ehe funktioniert auf diese Weise, indem der Mann gewisse Dinge tut, welche die Frau »nicht kann« (zum Beispiel Nägel einschlagen oder den Computer bedienen), während sie gewisse Dinge tut, die sie »besser kann« (zum Beispiel Freunde einladen, Blumen pflegen etc.). Wir bleiben einseitig und reden uns vielleicht ein, diese Arbeitsteilung sei für beide günstig. Sie führt aber im Gegenteil zu einer Verarmung des Individuums.

»Positives Denken« ist eine andere Art von Einseitigkeit, mit welcher wir uns etwas vormachen können.

*Ich kannte einen Verkaufstrainer, der gut besuchte Verkaufsseminare durchführte. Er war ein ausgezeichneter Verkäufer: Er konnte die Leute nicht nur motivieren, an seinen Kursen teilzunehmen, sondern er führte sie in ihrer späteren Arbeit im Allgemeinen auch zu tatsächlichem Erfolg. Er dachte immer »positiv«, und er brachte dies auch seinen Kursteilnehmern bei. Sie lernten bei ihm, ein perfekt konstruiertes Selbstbild überzuziehen, an welches sie schließlich – wie er selber – selbst glaubten.*

*Ach, hätten sie doch gewusst, dass er nachts regelmäßig von den schlimmsten Angstzuständen geplagt wurde und dass er jeden Abend alle Ladenritzen im ganzen Haus kontrollierte, die Haustüre mehrfach abschloss und sich schließlich auch im eigenen Zimmer einschloss, bevor er sich zu Bett legte! So sehr fühlte er sich von der »nicht positiven Seite« bedroht, die er tagsüber ausschloss und die sich ihm dafür nachts aufdrängte. Hätten seine Kursteilnehmer das gewusst, so wären sie ihm wohl nicht so ohne weiteres gefolgt.*

Betrachten wir unsere Person und untersuchen wir, was davon einer genaueren Prüfung standhält, so finden wir sicherlich heraus, wo unser Selbstbildnis nicht mit der Realität übereinstimmt. Das Schwierige daran ist zunächst die eigene

Unbewusstheit. Es ist wirklich erstaunlich, mit welcher Selbstverständlichkeit und Selbstsicherheit manche Menschen beharrlich an ein Selbstbild glauben, das in keiner Weise dem Bild entspricht, das andere von ihnen haben. Um solche Fehleinschätzungen zu korrigieren, ist es hilfreich, das Selbstbild an dem zu messen, was andere Personen mit uns erleben, vor allem die uns nahe stehenden. Fragen wir sie doch! Wenn wir uns ernsthaft selbst erkunden, können wir erkennen, wer wir wirklich sind, abgesehen von dem, was wir bisher glaubten. Die Lebensmitte ist für solche Fragestellungen ein guter Zeitpunkt.

# Aber ganz allein schaffen wir's nicht

## Wir stehen in einem Beziehungsnetz

Trotz unserer tatsächlichen oder vermeintlichen Stärke kommen wir Männer nicht um die Feststellung herum, dass wir in unserer seelischen Existenz auf andere Menschen angewiesen sind. Dazu gehören die Partnerin, unsere Kinder, die Eltern, die Geschwister, Freunde, Arbeitskollegen, Nachbarn, der Briefträger, der Pfarrer vielleicht, der Wirt oder die Wirtin vom Stammlokal, die Kollegen des Sportvereins usw. Unsere Stärke und Schwäche ist immer eine relative – sie ist nicht unabhängig von anderen Personen, mit denen wir zu tun haben.

Von Anfang an hat sich unsere Persönlichkeit in der Beziehung zu Mitmenschen geprägt. Wir sind ein Stück weit das Resultat der Erfahrungen, die wir mit anderen Menschen gemacht haben. Wenn diese Prägungen auch nicht unser ganzes Wesen ausmachen, so sind sie doch Teil von uns. Auch unser tägliches Verhalten wird durch andere Menschen mitbestimmt. Wir geben uns in Bezug auf eine bestimmte Person in spezifischer Weise, zum Beispiel unserem Chef oder unserer Partnerin gegenüber. Im Umgang mit anderen Menschen, beispielsweise unseren Freunden oder Nachbarn, »sind« wir anders. So gesehen lässt sich sagen, dass wir uns als Persönlichkeit im Verhältnis zu anderen gestalten. Ist niemand um uns – wie dies etwa in Stunden der Stille erfahrbar ist –, dann hat unsere Person weniger Bedeutung. Ohne Aktion und Reaktion haben wir weniger »Form«, und ohne Resonanz von außen erübrigen sich auch unsere Wünsche nach Zustimmung und Anerkennung. Auch Macht können wir nur ausüben, wenn jemand anders da ist, der sich ihr unterwirft oder sich ihr widersetzt. So wie andere Menschen Einfluss auf unser Verhalten haben, so wirken wir auch auf andere. Auf diese Weise sind wir alle miteinander verknüpft wie die Knotenpunkte eines Netzes. Keiner kann handeln, ohne von anderen beeinflusst zu sein und ohne dass er Auswirkungen auf andere Personen hätte.

Die Frage der Selbständigkeit eines Menschen ist damit eine relative. Ganz selbständig kann niemand sein, denn für den Einzelnen wäre das Überleben auf dieser Erde so gut wie unmöglich. Wichtig ist aber, in welchem Maß wir mit anderen Menschen verflochten sind. Können wir ihnen mit einer gewissen inneren Unabhängigkeit begegnen, oder sind wir mit Einzelnen so eng verbunden, dass diese Beziehungen den Charakter innerer Unfreiheit haben? Die Frage ist also, wie eng das Netz geflochten ist, in das wir eingebunden sind, und wie bewusst wir uns darüber sind.

Wie schon an früherer Stelle angesprochen, zeigen sich vor allem in Partnerschaften starke Verflechtungen.

Ich habe einmal mit einem Ehepaar gearbeitet, dessen Kommunikation sich etwa nach folgendem Muster gestaltete. Er: »Ich denke, dass du am nächsten Sonntag gerne eine Wanderung in den Bergen machen würdest.« Sie: »Aber Schatz, du hast doch Mühe mit deinem linken Fußgelenk, das du dir vorgestern übertreten hast, und außerdem würdest du doch sicher lieber deine angefangene Gartenarbeit beenden.« Er: »Ich weiß doch, wie gerne du wanderst, und wir könnten ja in einem Bergrestaurant Halt machen und dort zum Mittagessen bleiben. Dann müsstest du nicht kochen.« Sie: »Sollten wir nicht lieber Wurst und Brot mitnehmen; kürzlich hast du doch gesagt, dass wir unsere Essensausgaben etwas einschränken sollten.« Usw.

Das Besondere an dieser Kommunikationsform ist, dass kein Partner für sich spricht, sondern jeder die »Interessen« des anderen vertritt. Keiner traut dem anderen zu, seine Wünsche ausdrücken zu können, und so wird jede Konfliktmöglichkeit ausgeschaltet. In einer so engen Beziehung sind die Partner derart miteinander verknüpft, dass sich einer allein kaum zu bewegen vermag und dies auch nicht will. Meistens wird dies als Zeichen großer gegenseitiger Liebe interpretiert – aber im Grunde ist es eine gegenseitige Abhängigkeit. Solche Menschen sind wie Hänsel und Gretel im Walde – jeder ist für sich allein ganz einsam, aber zusammen vermögen sie einigermaßen zu überleben. Paare mit einer derartigen Struktur laufen Gefahr, ein langweiliges Leben zu führen, in dem alles ausgeschlossen wird, was irgendwie Anstoß erregen könnte.

Etwas weniger eng (aber grundsätzlich von gleicher Form) sind jene Beziehungen, in denen in regelmäßigen Abständen Streitigkeiten aufflackern. Diese werden jeweils nach kurzer Zeit wieder abgebrochen, ohne dass eine Lösung der grundlegenden Konflikte erreicht wird. Nach den Auseinandersetzungen versöhnen sich die Partner wieder und verstehen nicht, warum sie sich so heftig gestritten haben. Diese Konflikte stellen Ausbruchsversuche aus einer zu engen Beziehung dar. Sie lösen jedoch so große Verlustängste aus, dass sie wieder unterbunden werden.

Eine ähnliche Abhängigkeit zeigen Partnerschaften, die durch gegenseitige Sticheleien geprägt sind, wobei in der Regel keiner eindeutig Stellung bezieht und sagt, was er wirklich meint. Dazu gehören auch verwirrende Kommunikationsmuster, wenn man etwa eine Frage stellt, statt eine Aussage zu machen (»Meinst du, dass du genug tust für den Haushalt?«), oder wenn man sich über den Partner äußert, statt sachlich auf ein Thema einzugehen (»Du bist heute aber ungenießbar!«).

Steigern sich die Auseinandersetzungen in einer Partnerschaft bei gleichzeitiger Abhängigkeit, so entsteht ein permanenter Kleinkrieg, bei dem sich die Partner gegenseitig mit Vorwürfen überschütten und sich im wahrsten Sinne des Wortes verrückt machen. Glaubt man als Außenstehender, dass eine Trennung solcher Paare angezeigt wäre, so übersieht man wegen der vordergründigen Streitigkeiten das Moment der Abhängigkeit, welches die beiden zusammenhält. Beide spüren wohl instinktiv, dass sie aufeinander angewiesen sind.

In den von Abhängigkeit geprägten Beziehungen helfen sich die Partner häufig gegenseitig, die Wunden des Lebens (oft der Kindheit) verdeckt zu halten. So erinnere ich mich an eine Frau, welche ihre Sinnlichkeit und Sexualität nicht nur deshalb jahrelang unterdrückt hatte, weil sie in ihrer diesbezüglichen Entwicklung gehemmt war, sondern auch deshalb, weil sonst die latente Impotenz ihres Mannes zum Ausdruck gekommen wäre. Indem sie die Schuld für die fehlende Sexualität ganz auf sich nahm, ersparte sie ihm die Auseinandersetzung mit seiner sexuellen Problematik.

Neben der Partnerschaft ist auch die Familie einschließlich der Kinder von besonderer Bedeutung in unserem Beziehungsnetz. Viele Männer neigen dazu, sich an den Rand der Familie zu begeben. Dafür engagieren sie sich in anderen Funktionen (zum Beispiel in Kommissionen oder Vorständen), wo ihnen die anderen nicht so nahe kommen.

Immer wieder treffe ich Männer, die eigentlich gegen ihren tieferen Wunsch wenig am Familiengeschehen beteiligt sind. Dies ist nicht nur eine Frage ihres Interesses an der Familie (das ihnen die Frauen oft absprechen), sondern hängt auch vom Verhalten der Partnerin ab. Jeder Mann kann sich nur so weit in der Familie bewegen, als er darin freien Platz vorfindet. Seine Beteiligung setzt voraus, dass die Frau in ihrem Kontakt zu den Kindern nicht den ganzen Raum ausfüllt. Sie kann nicht erwarten, dass der Mann sich in der Familie engagiert, wenn sie die Zügel gleichzeitig fest in Händen halten will. Manchmal ist es für den Mann notwendig, sich seinen Platz in der Familie aktiv zu erringen, etwa indem er hin und wieder ganz bewusst allein mit den Kindern etwas unternimmt.

Beziehungen von größerer oder geringerer Abhängigkeit zeigen sich auch am Arbeitsplatz, im Kollegenkreis, in den Vereinen und in politischen Gremien. Es empfiehlt sich, sich immer wieder einmal zu überlegen, wo wir in den einzelnen Beziehungskreisen stehen (außerhalb, am Rand, innerhalb), wie wir uns darin verhalten (prägend, als Mitläufer etc.) und wie wir uns dabei fühlen. Selbstredend gibt es unzählige Mischformen von Beziehungen, die sich im Feld zwischen Abhängigkeit und Freiheit bewegen, gesunde und weniger gesunde. Auch finden sich vielerorts reifere Beziehungsformen, in denen die gegenseitige Abhängigkeit gering ist.

In allen Gemeinschaften befinden wir uns stets in einer Position der Stärke und der Schwäche zugleich. Das Beste, was wir gewinnen können, ist eine relative Stärke, die sich ihrer Schwäche bewusst ist. Gelingt es uns, eine solche Einstellung zu erlangen, so stoßen wir die anderen Menschen nicht unnötigerweise vor den Kopf, indem wir den Starken spielen wollen. Wir zeigen dann eine gewisse Unabhängigkeit, die des anderen nicht bedarf, um sich selber gut zu fühlen, und gerade darin sind wir für andere präsent und erreichbar. Die Frage nach einer derartigen Unabhängigkeit stellt sich mit fortschreitendem Alter ohnehin. Insofern, als wir eine überzeugende Identität zu finden vermögen, gewinnen wir gute Beziehungen in Unabhängigkeit und innerer Freiheit.

# Was machten wir nur ohne Anerkennung?

Wir alle brauchen Anerkennung von außen. Wir messen unseren Erfolg an den Reaktionen anderer Menschen, und ohne das Gefühl, in der Gemeinschaft eine sinnvolle Aufgabe zu erfüllen, fehlt uns die Verankerung im mitmenschlichen Kreis. Unser Bedürfnis nach Anerkennung entspricht unserer Natur als Gemeinschaftswesen.

Die gegenseitige Unterstützung der Menschen wird durch die soziale Ordnung gewährleistet. Jeder sucht sich in der Gesellschaft entsprechend seinen Neigungen und Fähigkeiten einen ihm gemäßen Platz. Die Bestätigung, dass die dort erbrachten Leistungen den Anforderungen entsprechen, dient uns als Hilfe für die Einordnung im Arbeitsprozess. Sie zeigt uns, ob wir am richtigen Ort sind, und gibt uns zugleich das persönliche Selbstwertgefühl, das wir für unser seelisches Wohlbefinden brauchen. Die wechselseitige Bestätigung der Menschen untereinander bringt dem Einzelnen die seelische Abstützung in der Gruppe und der Gemeinschaft eine Optimierung der gesamtgesellschaftlichen Leistung.

Als Individuen bedürfen wir einerseits der Bestätigung unserer Leistung und andererseits der Anerkennung unserer Person. Am Arbeitsplatz ist vor allem die Bestätigung durch die unmittelbaren Vorgesetzten notwendig. Mitarbeiter, welche diese Unterstützung vermissen, lassen auf Dauer in ihrer Leistung nach. Werden sie zudem noch durch betriebsinterne Auseinandersetzungen belastet, so ziehen sie nach einiger Zeit die Kündigung in Betracht. Nicht umsonst stellt in Führungsseminaren die Motivation von Mitarbeitern ein wichtiges Thema dar. Durchaus berechtigt werden die Mitarbeiter oft explizit als das wichtigste Kapital der Unternehmung bezeichnet, auch wenn nachher nicht in jeder Firmenpolitik die entsprechenden Schlüsse gezogen werden. Hindernd für die wirkliche

Beachtung dieser Regel ist eine leichte Verfügbarkeit und Auswechselbarkeit des Personals.

Neben der Bestätigung unserer Leistungsfähigkeit und unseres Fachwissens brauchen wir aber auch ganz wesentlich die Anerkennung als Person. Wir gewinnen unser Selbstwertgefühl nicht nur aus dem, was wir tun, sondern mehr noch aus der Anerkennung dessen, wer wir sind.

Das spielt schon in jungen Jahren eine Rolle. Kinder sind auf die Unterstützung ihrer Eltern angewiesen, um ihren Weg gehen zu können. Dabei geht es nicht nur um die äußere Bestätigung ihrer Leistungen, sondern auch darum, dass jemand inneren Glauben an sie hat. Spinnt niemand positive Phantasien um ein Kind, so fühlt es sich auf dieser Welt sehr verlassen. Auch dem Schüler genügt es nicht, von den Lehrern durch die Benotung Bestätigung zu erlangen; er bedarf auch der persönlichen Anerkennung. Zusätzlich zu den Lehrern sind dafür die Mitschüler wichtig. Besonders für die Stellung in der Schulklasse ist die Anerkennung durch die Klassenkameraden bedeutungsvoll. Oft ist der beste Schüler nicht der beliebteste. Das verhält sich später im Berufsleben nicht anders, denn vielfach ist der akzeptierte und sozial kompetente Mensch gegenüber dem schulisch Besseren erfolgreicher. Wem es in der Jugend an unterstützenden Freunden mangelt, der leidet später an mangelndem Selbstwertgefühl. Er läuft Gefahr, zum Einzelgänger zu werden, der die Synergien des gemeinschaftlichen Lebens nicht optimal zu nutzen vermag.

An die Stelle des unterstützenden Freundschaftskreises tritt mit der Eheschließung und Familiengründung mehr und mehr die Partnerin als Trägerin der notwendigen Anerkennung. Sie gehört zu den Personen, welche für die Entwicklung und Aufrechterhaltung unserer Selbstachtung besonders wichtig sind. Wer in seiner Familie in einen Kleinkrieg verwickelt ist und dort keine Bestätigung finden kann, braucht viel Energie, um sein Selbstvertrauen auch ohne diese Unterstützung oder gar entgegen einem abwertenden Einfluss des Partners beziehungsweise der Partnerin aufrechtzuerhalten. Umgekehrt kann eine unterstützende Frau eine ungebremste Lebensführung begünstigen. Bestätigt sie uns jedoch unkritisch, so kann sie damit allerdings auch die Aufrechterhaltung eines falschen (etwa überhöhten) Selbstbildes fördern. Wenn sie uns nicht zumutet, eine zeitweilige Unsicherheit im Selbstwertgefühl auszuhalten und die Dinge so zu sehen, wie sie *wirklich* sind, kann sie unsere Selbsterfahrung behindern. Damit würde sie dazu beitragen, das Bild eines Mannes zu zementieren, das sonst durch eine vielleicht schmerzhafte, aber gesunde Erfahrung korrigiert würde.

Im Zuge der intensiven Auseinandersetzung mit dem eigenen Selbstbild kann die Notwendigkeit der äußeren Bestätigung und Anerkennung schließlich in einem gewissen Maß durch inneren Halt ersetzt werden.

*Richard hat mir von einer diesbezüglich interessanten Erfahrung berichtet: In einem Schweigekurs verfolgte ihn die Frage seiner eigenen persönlichen Bedeutung, und er klagte innerlich über die mangelnde Anerkennung seiner Arbeit, seiner vielfältigen Begabungen, ja seiner ganzen Persönlichkeit. Er war getragen vom Gefühl, ungerecht behandelt zu sein, und selbst gegen das Schicksal erhob er seinen Unmut. Mit diesen Themen im Kopf meditierte er in diesem Kurs lange Zeit, und da war einfach niemand, der ihm die gewünschte Anerkennung gab. Es war zugleich sinnlos, auf jemanden zu warten, der dies tun würde, denn dies war nicht die Anlage dieses Kurses. Von seinem Sitznachbar konnte er die gewünschte Aufmunterung also nicht erwarten. Dieser wusste nichts von Richards Wünschen, und außerdem hing er wohl seinen eigenen Problemen nach. So blieb Richard nichts anderes, als mit seinen Bedürfnissen allein zu sein. Er fühlte sich darin ziemlich schlecht, aber er war gezwungen, sich selber auszuhalten. Mit der Zeit realisierte er, dass es gar keinen Sinn hat, auf Anerkennung zu pochen, wenn niemand da ist, der sie einem geben könnte, ja der einen vielleicht sogar bewundern würde. Als er schließlich notgedrungen von seinen Wünschen abließ, wurde ihm die sehr relative Bedeutung der persönlichen Anerkennungswünsche klar. Viele davon werden sinnlos, wenn sie sich an niemanden richten können.*

Auch wenn es kaum möglich (und auch nicht sinnvoll) ist, uns vom grundsätzlichen Bedürfnis nach mitmenschlicher Bestätigung und Anerkennung gänzlich zu lösen, so lässt sich mit der Zeit doch eine gewisse Freiheit im Umgang mit Anerkennung gewinnen. Die Lebensmitte biete eine gute Chance, die Zustimmung anderer Personen und die entsprechende Abhängigkeit zumindest in gewisser Weise zu überwinden. Das heißt nicht, dass uns keine Anerkennung mehr zukommen sollte, aber es kann bedeuten, dass wir unsere Handlungen weniger danach ausrichten.

## Die Frau im Hintergrund

Im Allgemeinen heißt es, dass Männer mehr sachlich orientiert und Frauen mehr gefühlsbetont seien. Ob dies einer grundlegenden Anlage entspricht, lässt sich definitiv wohl kaum feststellen, da wir in einem Rahmen kulturell bestimmter Rollen für Männer und Frauen stehen. Es verhält sich heute aber durchaus so, dass Mädchen an zwischenmenschlichen Beziehungen meist mehr interessiert sind als Jungen. Dieser Unterschied drückt sich schon früh in den oft personenbezogenen Kinderspielen der Mädchen gegenüber den eher sachorientierten Spielen der Jungen aus. Dabei ist die Gemeinschaft für Letztere durchaus von Bedeutung. Es scheint jedoch, dass in unserer Kultur die zwischenmenschlichen Beziehungen der Jungen und Männer oftmals mehr Mittel zum Zweck sind, während sie für Mädchen und Frauen tendenziell eher Selbstzweck sind. Ihnen ist das Persönliche wichtiger, weshalb sie auch mehr in Beziehungsarbeit investieren als Männer.

Auf diesen kulturellen Schienen fahren wir auch als Individuen. Die Einhaltung der üblichen Rollen und Verhaltensweisen hat dabei erhebliche Vorteile: Sie hilft uns dabei, nicht jede Handlung selbst planen zu müssen. Indem wir uns an die vorgegebenen Rollen halten, machen wir uns gewisse energiesparende Automatismen zunutze.

Wie im vorigen Kapitel angesprochen, dienen die sozialen Rollen der Optimierung der Gesamtleistung einer Gesellschaft. Dabei geht es nicht nur um die Leistungsebene in einer arbeitsteiligen Wirtschaft, sondern auch um die persönliche Ebene, auf der zwischen Mann und Frau eine »seelische Arbeitsteilung« stattfindet. Auch darin liegt ein Nutzen für die Gemeinschaft: Es muss nicht jedes Paar seine Form des Zusammenlebens neu erarbeiten, sondern die meisten tun eben, was »man« und »frau« tun. Das dient dem Einzelnen und der Gesellschaft. Die Vereinheitlichung des Verhaltens von Mann und Frau macht dieses auch berechenbar und damit verlässlich.

Der unterschiedlichen Ausrichtung des Verhaltens von Männern und Frauen entspricht auch die Rollenverteilung in der Familie. Gemäß der traditionellen Rollenteilung ist bei uns der Mann für die Arbeit außer Haus und damit für das Einkommen der Familie zuständig, wofür er einen Großteil seiner Lebensenergie einsetzt. Die Frau hingegen widmet sich nach diesem Modell der Gestaltung und Pflege des Familienlebens einschließlich Wohnung und Haushalt, und sie ist um das emotionale Wohlbefinden der Familienmitglieder besorgt. Dies bedeutet für den Mann, dass er sich hinsichtlich der Gefühlsbeziehungen nicht besonders anzustrengen braucht, da ihm diese in der Familie ohne sein Engagement geboten werden. Dies funktioniert bei Paaren mit dieser Rollenteilung im Allgemeinen recht gut bis zur Lebensmitte, das heißt bis zu jenem Zeitpunkt, wo meist die Frau mit dieser Aufgabenteilung nicht mehr zufrieden ist. Wenn die Kinder groß geworden sind, will sie oft eine eigenständige Tätigkeit aufnehmen und fordert dafür eine aktivere Beteiligung des Mannes am Gefühlsleben ein. Möglicherweise fällt ihr erst dann richtig auf, wie wenig der Partner diesbezüglich bislang beigetragen hat.

*Franz wurde von seiner Frau zu mir gebracht. Sie wollte ihn gewissermaßen bei mir »abliefern«, damit ich etwas für seine Gefühlsentwicklung täte. Sie hatte sich in einen anderen Mann verliebt und merkte im Umgang mit diesem, wie viel ihr bei ihrem eigenen Mann fehlte. Sie wollte ihn aber nicht verlassen, und so war sie bestrebt, neue Wege für die Beziehung zu finden.*

*Franz war ein sehr netter, ruhiger Mann, der nicht viel verlangte und sehr bemüht war, es seiner Frau recht zu machen. Sie wünschte, dass er eigenständiger werden und ihr in Konfrontationen mehr Widerstand leisten sollte. Zu Beginn unserer Arbeit träumte sie einmal, dass sie mit ihrem Mann zusammen in einem Zimmer sei, wo es Wasser gab, das immer höher stieg. Um die Gefahr des Ertrinkens abzuwenden, stocherte sie in einem Abflussrohr herum. Schließlich floss das Wasser ab, aber Franz wurde mitgeschwemmt. Er tat nichts, ließ es einfach geschehen. So wurde er in einen See gespült, und sie rief ihm nach, er könne doch schwimmen. – Dieser Traum zeigt die Passivität von Franz und die Gefahr, dass die Beziehung daran zugrunde gehen könnte.*

*In der Arbeit mit diesem Paar zeigte sich, dass beide Partner an der Aufrechterhaltung des eingefahrenen Musters beteiligt waren. Einerseits war der Mann seit seiner Jugendzeit an eine innerlich zurückgezogene Lebensweise gewohnt. Er war vaterlos aufgewachsen und auch seine Mutter hatte wenig Zeit für ihn gehabt. So war es für ihn normal, alles mit sich selbst auszumachen. Andererseits zeigte auch die Frau Beziehungsängste. Sie hatte einen sehr patriarchalen Vater, der ihr eine bleibende Furcht vor »starken« Männern eingeflößt hatte. Aus Angst, dass ein Partner wie ihr Vater übermächtig werden könnte, hatte sie den zurückgezogenen Mann gewählt.*

*Im Laufe der Zeit wünschte sie sich aber eine aktivere Beziehung. Wegen der Zurückgezogenheit von Franz konnte sie ihm dabei ihr eigenes Problem unterschieben, denn sie glaubte, der Grund für den mangelhaften Gefühlskontakt liege nur bei ihm. Als sie nun zur Intensivierung der Beziehung seine Stärkung wünschte, verlangte sie von ihm genau das, wovor sie selber Angst hatte. Weil er das gar nicht erbringen durfte, was sie von ihm erhoffte, war er in einer Falle gefangen.*

*Dieses Paar hatte sich darauf geeinigt, Gefühlsangelegenheiten als Sache der Frau anzusehen, und beide glaubten, dass nur die Zurückgezogenheit von Franz das Problem der Beziehung sei.*

Die weit verbreitete emotionale »Versorgung« der Männer durch ihre Frauen basiert auf einem kulturellen Hintergrund und ist im Einzelfall gleichzeitig aus der individuellen Lebensgeschichte erklärbar. Weil wir Männer unsere Gefühlsseite vor allem bei Frauen zum Tragen bringen, neigen wir dazu, die Gefühlswelt mit der Frauenwelt schlechthin zu identifizieren. Damit verlieren wir aber ein beträchtliches eigenes Potenzial. Wir überlassen das Gefühlsleben gewissermaßen den Frauen und werden dadurch zugleich von ihnen abhängig. Ohne die von den Frauen vertretene Gefühlswelt sind wir dann gefühlsmäßig »verloren«: Wir projizieren zu viele unserer eigenen Möglichkeiten auf sie. Je ausgeprägter dabei diese Projektion ist, desto stärker die Bindung und desto größer die Abhängigkeit.

Da viele Männer Angst vor Abhängigkeit haben, versuchen sie dieser entgegenzuwirken. Das kann auf verschiedene Weise geschehen, zum Beispiel durch oft wechselnde Frauenbeziehungen, indem jede Beziehung gelöst wird, sobald sie zu eng wird. Bestehen länger dauernde Partnerschaften, so können sich Streitigkeiten entwickeln, welche eine zu große Nähe und Abhängigkeit verhindern. Auch die gleichzeitige Beziehung zu mehreren Frauen kann dazu dienen, eine zu enge Beziehung zu vermeiden und damit der eigenen Neigung zur Abhängigkeit zu entfliehen. In diesem Falle werden verschiedene Seiten des Frauenbildes (zum Beispiel die »liebe Mutter«, die »böse Mutter«, die »starke Frau«, das »hilflose Mädchen«, der »Vamp« usw.) auf mehrere Frauen verteilt. Dies ist vor allem dann zu beobachten, wenn die Mutter des Mannes widersprüchliche Züge trug.

*Meinrad wurde von seiner Mutter als Junge ziemlich verwirrend behandelt: Sie liebte ihn einerseits – er war ihr Lieblingsjunge gewesen –, andererseits hatte sie ihn für die Schwierigkeiten ihres Lebens verantwortlich gemacht. Sie gab ihm immer wieder zu verstehen, dass er daran schuld sei, wenn es ihr schlecht ging.*

*Als Mann hatte Meinrad später Schwierigkeiten, mit Frauen eine gute Beziehung aufzubauen. In seiner Ehe war er zunächst über lange Zeit der »liebe Junge« gewesen (er spielte die Rolle als Liebling der Mutter weiter), aber dabei konnte er keine gute männliche Kraft entwickeln. Andererseits hatte er Angst davor, sich wirklich auf seine Frau einzulassen, weil sie sich ja jederzeit wie seine Mutter in einen »Drachen« verwandeln könnte, der sie zum »bösen Buben« macht. Er löste das Dilemma schließlich damit, dass er mit einer anderen Frau eine Beziehung einging. So konnte er sein widersprüchliches Frauenbild auf zwei Frauen verteilen: Seine Ehefrau wurde nun – da sie sich gegen diese Freundschaft zur Wehr setzte – zur »bösen Mutter«, die ihm das Leben nicht erlaubte, und die Freundin wurde zur Geliebten und »guten Mutter«, bei der er das Leben genießen konnte. Auf diese Weise entging er der Schwierigkeit einer zu engen Beziehung. Gleichzeitig zeigte er aber eine Abhängigkeit von beiden Frauen, von denen er auch keine aufzugeben vermochte (zumal sonst die Repräsentation der einen Hälfte des Frauenbildes verloren gegangen wäre).*

*Natürlich erforderte die Situation eine Bewusstwerdung und Entwicklung Meinrads Frauenbilds.*

Zum Leiden führt eine mangelhaft entwickelte Gefühlswelt spätestens dann, wenn der Mann in der Partnerschaft eine negative Jugenderfahrung wiederholt. Dies ist etwa der Fall, wenn er sich aus lauter Angst vor Einsamkeit an eine Frau hält, die ihm ebenso wenig geben kann, wie früher seine Mutter. Wir neigen dazu, solche alten Muster im Erwachsenenleben neu zu inszenieren, weil uns diese bekannt sind. Lieber das gewohnte Unglück als das ungewohnte Glück! Die Neugestaltung von Lebensmustern gibt uns allerdings auch die Gelegenheit, alte Erlebnisse aufzuarbeiten.

Wir tun gut daran, auf unser Innenleben zu achten und dabei den eigenen Gefühlen den nötigen Stellenwert einzuräumen. Auf Dauer geht es nicht gut, wenn wir Männer unsere Gefühlsseite nur auf unsere Partnerinnen projizieren und ihnen diesen Aspekt unseres Wesens überlassen. Sie werden dann zur Krücke in unseren Gefühlsdingen, was für beide Partner unbefriedigend ist und früher oder später eine Veränderung der Situation erfordert.

## Unser Körper – unsere Sicherheit

In der ersten Lebenshälfte trägt unser Körper uns ins Leben hinaus. Sind wir gesund, so setzt er uns kaum Grenzen, und was immer wir unternehmen wollen, dazu sind wir im Allgemeinen auch fähig. Wem daran gelegen ist, der kann seinen Körper sportlich trainieren, gewagte Bergtouren unternehmen, auf den Skiern über bucklige Pisten und frisch verschneite Hänge fahren und im kalten Wasser baden. Vielleicht hat man auch dreimal am Tag Sex und hält am Abend noch einen Vortrag oder geht auf ein Fest. In diesem Alter vertrauen wir blind unserem Körper, der wie ein guter Diener bereitsteht, um unsere Wünsche zu erfüllen. Sind wir einmal müde, dann legen wir uns schlafen, und wir wissen, dass wir munter und voller Tatendrang wieder aufwachen werden. Wir sind uns unserer selbst sicher.

Die Zeit dieses Körperempfindens dauert etwa bis zum mittleren Erwachsenenalter. Sind wir vor schwerer Krankheit oder Unfall verschont geblieben, so kennen wir bis zur Lebensmitte kaum etwas anderes als die selbstverständliche körperliche Leistungsfähigkeit. Auf diese Weise können wir uns lange Zeit an ein Weltbild halten, welches die offensichtliche Tatsache des Alterns mit seinem langsamen körperlichen Verfall ausklammert. Die vielen Illustrierten tragen das ihre dazu bei, die Illusion der ewigen Jugend zu erhalten. In diesen Zeitschriften sind die Menschen dynamisch und sportlich dargestellt, selbst wenn sie schon etwas älter sind. Taucht einmal ein Bericht über einen alten Menschen auf, so ist dieser normalerweise ebenfalls in guter Verfassung, beweglich und noch im Alter gut gekleidet. Auch er ein Beweis dafür, dass man nicht wirklich alt wird. Wie sollen wir da in jüngeren Jahren eine andere Lebensschau entwickeln?

Auch unsere eigene Lebenserfahrung geht in diese Richtung. Prägend für uns war, was bereits hinter uns liegt, und das ist eine Jugend voller Kraft und Unternehmungslust. Und immer noch haben wir die Zukunft vor uns. Was wir bis zur Lebensmitte nicht erreicht haben, das mussten wir nicht definitiv abschreiben – es konnte immer noch werden. Bis zu diesem Zeitpunkt steht uns vieles offen. Und wenn es notwendig ist, können wir sehr viel arbeiten.

*Ein Bekannter von mir arbeitet seit Jahren 12 bis 14 Stunden am Tag, und er kümmert sich zusätzlich – so gut er kann – um seine Familie. Damit er über die Runden kommt, trinkt er täglich zehn Tassen schwarzen Kaffee und raucht pro Tag etwa ein Päckchen Zigaretten. Erstaunlicherweise geht er davon aus, dass es immer so weitergehen wird, und er sieht keinerlei Veranlassung, sein Verhalten zu reflektieren. Verständlich ist dies insofern, als er bisher nie die Erfahrung gemacht hat, dass es auf Dauer so nicht geht – er kennt nichts anderes.*

So macht unser Körper bei unseren Unternehmungen mit wie ein williger Lastesel – bis er bricht. Die ersten Anzeichen nachlassender Kraft übersehen wir nur zu gerne, und so entsteht die Gefahr eines plötzlichen Zusammenbruchs.

*Ralph ist ein solcher Typ. Er trainiert seit gut einem Jahr mit seinen um 20 Jahre jüngeren Sportkameraden täglich ein bis zwei Stunden. Seinem Körper verlangt er das Äußerste ab, um sich nur ja nicht eingestehen zu müssen, älter zu werden. Dabei fällt ihm nicht auf, dass er trotz seines Trainings unsicher auf den Füßen steht. Sitzt er im Stuhl, so ist seine Rede zwar stark wie sein Körpertraining. Aber wenn er aufsteht, zittert er manchmal am ganzen Körper. Auf die Bemerkungen seiner Sportfreunde hinsichtlich seines übertriebenen Trainings hört er nicht. Vielleicht kommt er zu einem späteren Zeitpunkt darauf zurück!*

Es ist jedoch ganz normal, dass wir die körperliche Leistungsfähigkeit der jungen Erwachsenenjahre nicht auf Dauer erhalten können. Und dennoch haben wir Männer Mühe, ihren Abbau zu akzeptieren. Freiwillig stecken wir nicht zurück, und so bedarf es oft eines äußeren Anlasses, der uns zur Umorientierung zwingt. Dies geschieht, wenn wir die Grenzen unserer körperlichen Fähigkeiten erfahren. Dann sind wir aufgefordert, auch den bisherigen Einsatz unserer Kräfte zu überprüfen; denn die Kraftreserven des jungen Erwachsenenalters erlaubten uns auch, diese ineffizient einzusetzen.

Hierher gehört auch die Einstellung des »Machers«, der sich für alles verantwortlich fühlt und den Lauf der Dinge weder anderen Menschen noch dem Zufall überlassen kann. Er will alles gestalten und überlastet sich dabei natürlich. Er meint, sein Leben selber »machen« zu müssen, statt es einfach zu leben, und er treibt sich damit in erheblichem Maße an. Wer sich neben der Erledigung der eigenen Aufgaben für alle weiteren Lebensumstände verantwortlich fühlt, etwa für die Belange der Familienmitglieder (und deshalb überall mitreden muss), für das Image der Familie bei Bekannten, für das Wohlbefinden der Verwandten und anderer Menschen, für die Bestleistung der ihm unterstellten Mitarbeiter, für die eigene optimale Kondition, für das Geld zur Finanzierung vielfältiger Ansprüche und so weiter und so fort, der überfordert sich auf Dauer.

Hinter einer derart belastenden Lebensgestaltung stecken manchmal »Retterphantasien«. Viele Männer glauben, die Welt hätte nur darauf gewartet, dass die Dinge durch sie »in Ordnung« gebracht werden. Ihr Einsatz ist oft sehr groß, und doch gelingt es ihnen nicht, diese Welt zu einer besseren zu machen. Damit ist nicht gemeint, dass man sich nicht für Ziele einsetzen sollte, aber es gibt Menschen, die tun es im Übermaß. Ihr Rettersyndrom verbraucht ihre Kräfte, und ihre Umgebung ist über ihren Einsatz im Allgemeinen weniger glücklich, als sie selber glauben. Dieser bedeutet immer auch Einmischung und basiert manchmal auf der Unfähigkeit, die Eigenständigkeit anderer anzuerkennen.

Basis einer zu großen Verantwortlichkeit ist normalerweise eine Unsicherheit, die ihren Ursprung in der Kindheit hat. Wer sich seine Anerkennung im Elternhaus durch Leistung erarbeiten musste, wird sich auch später nach diesem Muster verhalten.

*Heinz hielt sich und seine Umgebung auf diese Weise mit seinem Perfektionismus auf Trab. Eine nur »gute« Leistung gab ihm das Gefühl, ein völliger Versager zu sein. Alles musste bei ihm perfekt sein, und er lebte stets am Rande seiner Kräfte. Im Grunde fühlte er sich minderwertig, und er litt diesbezüglich an einem Jugendtrauma. Seine Mutter hatte damals perfektes Verhalten von ihm verlangt, und er musste schmerzlich erfahren, dass er in ihren Augen nichts galt, wenn er ihren Erwartungen nicht entsprach. So entwickelte sich ein Selbstbild, das ihm nur zwei extreme Möglichkeiten bot: Entweder war er ein tüchtiger, der Liebe werter Mensch, oder aber er war völlig wertlos. Daraus erklärte sich sein enormer Einsatz – er wollte ja nicht zum »Abschaum« gehören und hatte also Höchstleistung zu erbringen, und die genügte selbstredend nie.*

*Heinz war sich selber gegenüber ein herzloser Eselstreiber, der sein Tier antreibt, bis es erschöpft auf der Straße zusammenbricht. Selbst dann ließ er jedoch keine Gnade gelten, sondern erteilte dem Esel noch Fußtritte, weil er nicht leistete, was er wollte. Er trieb seinen Körper bis zur Erschöpfung.*

Anzeichen für eine überlastende Lebensgestaltung sind übermäßige Müdigkeit am Abend oder gar tagsüber, Schlafstörungen, Schwierigkeiten beim Aufstehen, depressive Episoden, Nervosität, Alkoholkonsum etc. Diese sollten ernst genommen werden – will man sich nicht ernsthaft gefährden.

*Ich erinnere mich hier an einen Unternehmer, der im wahrsten Sinne des Wortes klein angefangen hatte: Als Junge hatte er in der schulfreien Zeit im elterlichen Gemischtwarenladen mitgearbeitet. Nun verfügt er – gut 20 Jahre später – über ein rentables und geachtetes Handelsunternehmen in eigener Liegenschaft. Nie hatte er Ferien gemacht, weil er sich keinen Telefonanruf und keinen Auftrag entgehen lassen wollte. Mit gut 40 Jahren ist er vollständig ausgebrannt. Er wirkt wie 60 und leidet unter schweren und angstreichen Erschöpfungszuständen.*

Wir alle kennen solch eifrige Menschen, für welche der eigene Körper nur ein Arbeitsinstrument ist. Vielleicht finden wir bei genauerem Hinsehen aber auch in uns selbst derartige Züge. Unser Körper ist uns Stütze für die Erfüllung eigener Pläne, aber wir sind auch auf ihn angewiesen. Das selbstverständliche Vertrauen, das wir in seine unerschöpflichen Reserven stecken, kann sich als blauäugige Haltung erweisen. Wir sind nicht nur von diesem Körper abhängig – wir *sind* dieser Körper. Wie viel Pflege lassen wir ihm zukommen?

## Wo bleibt die Einfühlung?

Seit sich im menschlichen Bewusstsein die Trennung von Natur und Mensch vollzogen hat, steht der Mensch der Natur gegenüber, und er hat sie bisher in beachtlichem Maße gestaltet. Die massiven Eingriffe in die ökologischen Kreisläufe führten zur bekannten Umweltproblematik, die von der Klimaerwärmung bis zum radioaktiven Abfall reicht, den wir der Natur zur jahrtausendelangen Entsorgung überlassen. Die gesellschaftliche und industrielle Entwicklung zeigt eine Eigendynamik, die uns aus den Händen zu gleiten droht. Aber wir hatten sie wohl nie wirklich in Händen – das zu behaupten wäre überheblich. Früher wussten wir noch weniger als heute, welche Auswirkungen unser Handeln auf die Natur hat, damals war nur das Ausmaß der Eingriffe geringer. Heute verhält es sich mit ihnen wie mit dem Ausstellen von Checks auf die Zukunft: Wir glauben, später auch in der Lage zu sein, die Checks einzulösen. Hoffentlich schaffen es die kommenden Generationen, unsere offenen Rechnungen zu begleichen!

Da es das Menschsein mit sich bringt, die Natur zu verändern, lassen sich unsere Eingriffe allerdings nicht einfach vermeiden. Wir können sie aber Schritt für Schritt bewusster gestalten.

Nicht nur die äußere Welt, auch wir selber wurden uns zum Objekt. Dadurch verloren wir die ursprüngliche Verbindung mit dem eigenen Wesen, die Aufgehobenheit in der Natur, die wir selber sind. Die große innere Not unserer Zeit liegt wohl im Verlust dieser Beziehung zum eigenen Wesen. Aus dem Paradies vertrieben, irren wir auf dieser Welt herum: gestaltend, schaffend und in neuerer Zeit suchend nach dem, was wir dumpf als fehlend wahrnehmen. Unsere ausgedehnten Tätigkeiten und Konsumbedürfnisse erscheinen als Versuch, die innere Leere auszufüllen, die mit dem Verlust eines ganzheitlichen Seinsgefühls entstanden ist. Sie haben den Charakter von Ersatzbefriedigungen.

Mancher, der sich durch die Täuschungen äußerer Aktivität und befriedigter Konsumwünsche nicht mehr irreführen lässt, sucht Erlösung. Wir sind in dem Maße erlösungsbedürftig geworden, als wir ein Bewusstsein über unsere Mangelsituation entwickelt haben. Während vieler Jahrhunderte gelang es unseren Vorfahren, den Wunsch nach innerer Erlösung auf die Zeit nach dem Tod zu projizieren und den Erlöser außerhalb unserer selbst zu sehen. Diese Betrachtungsweise scheint den heutigen Menschen nicht mehr zu befriedigen. Deshalb werden die Kirchen, welche noch dieses projizierte Selbstbild anbieten, zunehmend leerer. Viele sehen die Kirche nur noch wie eine Versicherung, die sie vorsorglich nicht kündigen. Sie erhalten sich damit die Möglichkeit, in der Notlage zum alten Bewusstsein zurückkehren zu können, das die Erlösungsbedürftigkeit noch nicht dem einzelnen Menschen als Aufgabe stellt und ihm somit die Verantwortung für sein Seelenheil noch abnimmt. Grundsätzlich ist heute aber ein neues Bewusstsein gefragt, welches die großen Seelenfragen als innere Angelegenheit begreift.

Die Trennung des Menschen von der äußeren Natur und der inneren Naturhaftigkeit führte auch zu seiner Vereinzelung. Er ist nicht mehr wie der Stammesangehörige oder ein Stück weit noch das Mitglied einer Großfamilie wie selbstverständlich in der Gemeinschaft aufgehoben. Mit der Abspaltung von seiner persönlichen Lebensumgebung erkaufte sich der Mensch in zwischenmenschlicher Hinsicht Bewusstheit und eine größere individuelle Freiheit. Diese stellt für ihn eine große Herausforderung dar, indem er seine Beziehungen nun bewusst gestaltet und sich in der Gemeinschaft durch einen Akt des freien Willens einzuordnen hat.

Genauso, wie die Abspaltung des Menschen von der Natur, von seinem eigenen inneren Urgrund und von der selbstverständlich gelebten menschlichen Gemeinschaft sein Bewusstsein förderte, so tut dies auch die jetzt fällige bewusste Wiedervereinigung. Der Mensch muss sich auf allen diesen drei Ebenen wieder neu einordnen: in die Natur, zu sich selber und zu den Mitmenschen. Was neu zu gewinnen ist, ist ein Gefühl für das Ganzheitliche unseres Seins, das gegenüber der Ursprungssituation einer unbewussten Aufgehobenheit nun ein bewusstes ist.

In den vergangenen Jahrzehnten hat eine große Suche nach der inneren Einheit eingesetzt. Langsam wächst die Einsicht, dass wir Entscheidendes verloren haben, was unser Sein ausmacht. Wollen wir dies zurückgewinnen, so führt der Weg über eine neue Qualität der Einfühlung in die Natur, in die eigene Innenwelt und in den Mitmenschen. Dieser Weg fällt uns Männern wohl etwas schwerer als den Frauen, die sich insgesamt nicht so weit von der Natur entfernt haben. Vielleicht liegt es an ihrer Gebärfähigkeit, dass sie ihr tendenziell näher geblieben sind. Dieser Weg kann nicht rational erdacht werden – er muss emotional erlebt und erschlossen werden. Auf diesem Weg der Bewusstwerdung geht es also um die Stärkung unseres Einfühlungsvermögens als Erkenntnisinstrument und dann um dessen Anwendung zur Wahrnehmung der ganzheitlichen Seinsdimension.

Was Einfühlung in die Natur bedeutet, können uns die Indianer Amerikas lehren, welche darüber noch verfügten. Sie hatten ein anderes Naturverständnis: Für sie war der Boden und alles, was daraus hervorging, heilig. Diese Rückbindung führt zu einem Sein in der Welt, welches uns in innerer Freiheit und zugleich in Verbundenheit mit unserer Umgebung leben lässt. Diese Art der Einfühlung bringt uns auch mit unserem eigenen Wesen in tieferen Kontakt. Das Gefühl für das eigene Wesen lässt sich in der direkten Innenschau gewinnen, aber auch in der eingehenden Auseinandersetzung sowohl mit der eigenen Lebensgeschichte wie auch mit den persönlichen Wesenszügen. Schließlich geht es bei der Frage nach Einfühlung auch um die Beziehung zu den Mitmenschen, wobei sich diese am eindringlichsten in der Partnerschaft stellt.

*Fritz hatte sich in seiner Partnerschaft seit Jahren aufs Schweigen verlegt und darin ein Stück weit als Einsiedler gelebt, weil er in seiner Jugend den emotionalen Zugang zu anderen Menschen nicht erlernen konnte. Er war in Gefühlsangelegenheiten deshalb hilflos. Sein Schweigen ließ die eheliche Beziehung immer distanzierter werden. Er war einfach da, erledigte seine Arbeiten und kannte im Grunde auch seine eigene Befindlichkeit nicht. Seine Frau konnte ihm bei der Entwicklung seiner Gefühle wenig helfen, weil sie diesbezüglich selber ein Manko hatte. Sie erlebte ihn wie ihre Mutter, die nichts gab. Aber auch er konnte bei ihr keine Geborgenheit finden. Beide waren verlassene Kinder geblieben: er ein einsamer Junge und sie ein ohnmächtiges Mädchen. In dieser Partnerschaft, in der die fehlende Gefühlsbeziehung durch beruflichen Einsatz ersetzt war, konnte keiner seine Emotionalität entwickeln. Jeder suchte seine Erlösung beim anderen, aber finden konnten beide diese erst, als jeder seine gefühlsmäßige Hilflosigkeit als eigenes Problem erkannte.*

*Indem beide das eigene Leiden, das sie als Kind schon hatten, ernst nahmen und sich damit auseinander setzten, konnten sie nicht nur ihre Beziehung zum anderen verbessern, sondern auch den eigenen inneren Bezug vertiefen, was wiederum die Einfühlung in alles Natürliche verbesserte. Beide weinten in dieser Zeit sowohl über die eigene Jugend wie auch über die lange Zeit in der Ehe, in der sie ohne Gefühle füreinander gelebt hatten. Fritz verstand im Laufe der Zeit nicht nur seinen eigenen Schmerz, sondern auch denjenigen seiner Frau – sie hatte es in ihrer Jugend auch nicht leicht gehabt. Das Gefühl für seine Frau gab ihm wiederum Verständnis für andere Menschen in seiner Umgebung, denen er bisher eher distanziert gegenübergestanden hatte.*

Die Einfühlung in das eigene Leid, in andere Menschen und in die Belange der Natur fallen zusammen – sie sind im Grunde eins. Wer das eine entwickelt, hat auch das andere.

Unser Einfühlungsvermögen ist ein Kapital. Warum sollten wir auf dessen bestmögliche Entwicklung verzichten, wenn es doch ebenso Teil unseres Selbst ist wie unsere Arbeitsfähigkeit und unser Denken und genauso wichtig wie die Fähigkeit zu sehen und zu hören?

## Der unzugängliche Mann

Es gibt Männer, die innerlich verschlossen aufgewachsen sind und Mühe haben, anderen Menschen Vertrauen entgegenzubringen. Sie können dabei äußerlich nachgiebig oder auch unbeweglich wirken. Der Umgang mit diesen Männern ist für andere oft nicht leicht, trotzdem arrangieren sich manche früher oder später mit dem »Unabänderlichen«. Besonders schwierig haben es die Partnerinnen solcher Männer. Einige werden depressiv, wenn ihre Bemühungen zur Veränderung der Partnerschaft nichts fruchten und sie für sich allein keinen selbständigen Weg finden. Anderen Partnerinnen gelingt es, ihre Ansprüche an den Mann aufzugeben und sich auf das eigene Wesen zurückzubesinnen. Weil der Mann dadurch auf sich selbst gestellt wird, kann dies der Moment sein, an dem seine innere Entwicklung in Gang kommt.

*Oskar kam innerlich selbst in Bewegung, als seine Frau ihre eigene Identität entwickelte. Er war vorher ein unzugänglicher, patriarchal orientierter Mann gewesen, der seine Frau während vieler Ehejahre mit Erfolg heruntergesetzt hatte. Sie waren in einen Stellungskrieg geraten, der durch viele Angriffe und Streitigkeiten geprägt war und in welchem sich die Partner gegenseitig jede Unterstützung entzogen. Oskar nörgelte an allem herum, was seine Frau tat, und sie wusste, wie sie ihn zu reizen vermochte. Beide hatten in ihren Kämpfen die Unterstützung der je eigenen Eltern, so dass sich zwei »Mannschaften« bildeten. Die Partner standen dabei den eigenen Eltern unkritisch gegenüber und hielten die aus der Jugendzeit bestehende Abhängigkeit aufrecht. Dies gab den Elternpaaren eine erhebliche Macht innerhalb dieser Ehe.*

*Nachdem es der Frau trotz ernsthafter Bemühungen nicht gelungen war, das destruktive Muster der Partnerschaft zu durchbrechen und sich Oskar auch nicht zu einer Paartherapie motivieren ließ, besann sie sich auf sich selbst. Sie beendete den Kleinkrieg, machte ihm keine Vorwürfe mehr und hörte auf, sich zu verteidigen. Bezüglich ihrer eigenen Angelegenheiten teilte sie ihm ruhig und klar mit, was sie tun werde. Gleichzeitig zog sie aus dem ehelichen Schlafzimmer aus und richtete sich ein eigenes Zimmer ein.*

*Nachdem sie jahrelang vergeblich versucht hatte, ihren Mann zu korrigieren, fiel der eheliche Kampf mit dieser Verhaltensänderung plötzlich in sich zusammen. Ihr Mann ließ sie von nun an gewähren. Zu ihrem Erstaunen entwickelte er sogar ein Gefühl der Achtung für sie, da sie die notwendigen Veränderungen nicht mehr von ihm forderte, sondern diese selber erbrachte und damit Stärke zeigte. Oskar wurde weicher und anpassungsfähiger.*

Unzugängliche Männer müssen nicht verschlossen bleiben. Weisen wir selber solche Züge auf, so zwingt uns niemand, unser Verhalten weiterzupflegen, denn dieses bringt andere in Bedrängnis, ohne dass es uns selber gut täte. Es ist nicht notwendig, dass wir unsere Tage wie Statuen auf einem Sockel verbringen. Wir können uns bewegen, und wir verlieren unsere Kraft nicht, wenn wir offener werden. Warum sollten wir dies nicht tun, bevor äußere Umstände uns dazu zwingen? Warum sollten wir warten, bis uns gekündigt wird – in der Ehe oder am Arbeitsplatz? Auch Schwierigkeiten am Arbeitsplatz können ihren Grund in der Verschlossenheit des eigenen Wesens haben.

*Bernhard verlor mehrmals seine Arbeitsstelle, weil er mit seinen Vorgesetzten nie zurechtkam. Er konnte weder Anregungen noch Zurechtweisungen annehmen. Alles bedeutete für ihn einen Angriff auf seine Person und er fühlte sich stets in seiner Existenz bedroht.*

*Auf keinen Fall wollte er sich »unterkriegen« lassen, und so befand er sich in einem ständigen Überlebenskampf. Seine unnahbar-rechthaberische Art behagte keinem Vorgesetzten, und so ließ ihn jeder nach einer gewissen Zeit wieder ziehen. Er aber fühlte sich jedes Mal erneut ungerecht behandelt und verstoßen, ohne jedoch sein eigenes Verhalten dafür in Betracht zu ziehen. Als Bernhard zum x-ten Mal arbeitslos geworden war, überdachte er seine eigene Position und befasste sich mit den Hintergründen seiner Verhaltensweisen. Dabei wurde ihm bewusst, wie sehr er seinen Vater – mit dem er sich früher unschuldig in einem Überlebenskampf befunden hatte – auf die Vorgesetzten projizierte. Sein Vater hatte ihn mit Druck und Drohung erzogen, und Bernhard interpretierte später die wohlmeinenden Anleitungen seiner Vorgesetzten stets in diesem Sinne. Als er seinen Gefühlen dem Vater gegenüber Ausdruck verliehen hatte, konnte er an seiner nächsten Arbeitsstelle zum Vorgesetzten eine neue Art von Beziehung aufbauen.*

*Bernhard war aus Gründen der »Selbstverteidigung« unnahbar geworden, und die Klärung seiner Vaterbeziehung machte seine Verteidigungshaltung überflüssig. Damit fand er nicht nur zu besseren Beziehungen, sondern auch zu einer neuen Schaffenskraft.*

# Jetzt hat's mich erwischt

## Überall kann es uns treffen

Der Wandel in der Lebensmitte, der unserem Leben eine neue Orientierung gibt, setzt meistens unerwartet ein. Überraschend kann sich unser Lebensgefühl verändern und sogar den Charakter einer ausgeprägten Krise annehmen. Dabei spielt es kaum eine Rolle, ob wir uns vorher theoretisch mit der Tatsache unseres Älterwerdens auseinander gesetzt haben. Bedeutungsvoll werden die Veränderungen für uns erst, wenn wir sie als Realität erfahren. Selbst wenn diese langsam vor sich gehen, wird uns der Übergang in die neue Altersstufe abrupt bewusst. Ein Mann erzählte mir einmal, dass er sich trotz fortschreitenden Alters immer zu den jungen Menschen gezählt hätte, bis ihm eines Tages ein tatsächlich Jüngerer sagte, dass er ihn bei den Älteren sehe. Da wurde ihm klar, dass er in einer neuen Lebensphase stand, die er noch nicht bewusst angenommen hatte.

Langsam werden wir älter, und in den mittleren Lebensjahren treten wir eines Tages über die Schwelle, die den jungen vom älteren Menschen trennt. Sie ist eine Schwelle des Bewusstseins, an der sich unsere Weltschau verändert. Damit sind wir zwar noch nicht alt, aber von jenem Moment an »sehen« wir das Alter. Wir spüren seinen Hauch, und wir sind dadurch wissender geworden. Mir kommt es vor, als träten wir in jenem Moment, an dem wir uns über das kommende Alter wirklich bewusst werden, nach einer langen Bergwanderung auf den Gipfel. Hier wird der Blick auf die andere Seite frei. Damit sind wir zwar nicht wieder unten im Tal, aber wir können den Talgrund sehen. Und unten im Tal, da ist der Tod. Unser Tod.

Vielleicht besteht der Unterschied zwischen dem sich noch jung fühlenden und dem älteren Menschen darin, dass Letzterer auf diesem Berggipfel eine neue Lebensorientierung gewonnen hat. Die Lebenskrise in den mittleren Jahren verhilft uns zu jenem neuen Blick, der unsere Lebensspanne als überschaubar erscheinen lässt. Nicht nur theoretisch – im Sinne des allgemeinen Wissens, dass wir alle sterben –, sondern auch praktisch. Es geht hier um die Einsicht in die Endlichkeit unseres persönlichen Lebens. Unsere Lebensdauer ist begrenzt, und die Zeit wird absehbar, wann es zu Ende sein wird. Vielleicht dauert es noch 30 Jahre bis dahin, aber es ist eine beschränkte Zeit. Der junge Mensch lebt von seinem Lebensgefühl her ewig, er hat für alles Zeit. Der ältere Mensch weiß, dass dem nicht so ist. Damit hat er auch nicht mehr für alles endlos Zeit.

Dies führt zu einer Fokussierung seiner Aktivitäten. Gewisse Visionen aus seiner Jugendzeit wird er abschreiben, und anderes, was ihm nun wichtig erscheint, wird er dafür umso konsequenter verfolgen. Auch die Werte des Lebens verschieben sich mit dem neuen Blickwinkel. Was früher bedeutungsvoll war, relativiert sich, und an dessen Stelle treten vielleicht neue Lebensziele. Der Umbruch in der Lebensmitte führt nicht nur zu einem neuen Lebensabschnitt, sondern möglicherweise zu einer ganz neuen Lebenseinstellung und Lebensgestaltung. Für viele drängt sich eine vermehrte Ausrichtung nach innen auf. Wir leben nicht nur in einer Außenwelt, in der es bestimmte Dinge zu tun oder zu erreichen gilt, sondern auch als innerliches Wesen, das einfach »ist«. Mit zunehmendem Alter entwickelt sich das Bedürfnis, dieses Wesen zu verstehen und zu ergründen, was es mit dem Leben überhaupt auf sich hat.

Die neue Lebensphase kann uns als Krise in vielen Lebensbereichen überraschen: als schwerwiegende Verunsicherung im Beruf, als neue Liebesbeziehung trotz bestehender Partnerschaft, als plötzlicher Weggang des Ehepartners, als Verlust des allgemeinen Wohlbefindens und der inneren Sicherheit, als Empfindung genereller Überforderung, als Verlust der gewohnten Lebensenergie, als länger andauernde Niedergeschlagenheit, als Depression, mit Angstgefühlen, Panikanfällen, als Krankheit, als physischer oder psychischer Zusammenbruch, als allgemeine Sinnkrise usw. Dem einen mag die Krise im Zusammenhang mit widrigen Lebensumständen von außen entgegentreten, dem anderen erscheint sie eher als ein innerseelisches Geschehen. In beiden Fällen sind aber Außen- *und* Innenwelt betroffen. Wer äußerlich plötzlich in Schwierigkeiten gerät, dem geht es auch innerlich nicht gut, und wer sein Inneres nicht mehr verstehen kann, wird Probleme in der äußeren Lebensgestaltung haben. Es scheint in solchen Momenten, als wären Außen- und Innenwelt gar nicht so sehr getrennt, wie wir dies oft annehmen.

Mit einfachen Maßnahmen bezüglich der Lebensgestaltung lässt sich die Midlife-Crisis – die immer auch eine Sinnkrise ist – nicht bewältigen. Dies würde dem doppelseitigen Charakter unseres Lebens nicht gerecht werden. Gerade in der Krise zeigt sich sein innerer und äußerer Aspekt als gleichwertig, und sie ist nur zu überwinden, wenn diese Ganzheitlichkeit im Auge behalten wird. Möglicherweise hat die Krise unter anderem sogar den Sinn, uns auf diese Einheit des Seins hinzuweisen. Sie erlaubt uns nicht mehr, unsere Schwierigkeiten mit einfachen Ursachen zu erklären, wie es der »Macher« in der ersten Lebenshälfte tut.

In der Krise erleben wir uns – vielleicht erstmals – als verletzlichen Menschen. Wir spüren, dass der seelische Boden unter uns nicht ganz so stabil ist, wie wir bislang glaubten, und wir können erfahren, dass unsere Psyche nicht eine derart verlässliche Angelegenheit ist, wie wir bisher annahmen. Im Großen und Ganzen glauben wir in der ersten Lebenshälfte zu wissen, wer wir sind, und wir sind erstaunt, in der Lebenswende neue eigene Wesenszüge kennen zu lernen. Wenn wir uns in der Krise in einer uns neuen Unbestimmtheit erfahren, realisieren wir, dass wir als Person keine fixe und bestimmte Größe sind. Unser Ich erweist sich vielmehr als Konglomerat vieler Eigenschaften und Erfahrungen, die sich miteinander verbunden haben. Wenn sich diese erweitern, verändert sich unsere Persönlichkeit. Damit stellt sich wiederum die Frage, wer wir angesichts der Veränderungsmöglichkeiten nun »eigentlich« sind.

Die Zeit der Wende in der Mitte des Lebens vermittelt uns neue Erfahrungen und stellt uns neue Lebensfragen. Die Krise stellt manches eingefahrene Muster unserer Selbstvorstellung in Frage, womit wir für ein neues Verständnis unseres Seins offen werden. Vielleicht wird das Gefühl unserer Existenz und Persönlichkeit sogar ganz durcheinander geworfen, so dass wir eine Zeit lang überhaupt nicht mehr wissen, wer wir sind. Krisenzeit ist auch Aufbruchzeit. Wenn wir mittendrin stecken und unsere Werte durcheinander geraten sind, nehmen wir dies allerdings nicht wahr. Der Aufbruch wird kommen, wenn es Zeit dafür ist – aber im Schmerz der inneren Wandlung sehen wir nicht so weit. Dann haben wir nur das Gefühl, dass unsere Persönlichkeit ins Wanken geraten ist, ja dass die Welt zusammenbricht.

In den folgenden Kapiteln wenden wir uns den verschiedenen Bereichen zu, die in der Lebenswende vorzugsweise erschüttert werden. Oft geraten wir dabei nicht nur in einem Lebensbereich in die Krise, sondern es werden von einem Problemkreis ausgehend mehrere in Mitleidenschaft gezogen. Die Erschütterung betrifft uns als ganzen Menschen mit all unseren Aspekten und enthält die Chance zu einer tief greifenden inneren und äußeren Erneuerung.

Manche Menschen haben in dieser Zeit intensive nächtliche Träume. Sie enthalten Hinweise darauf, wie sich der Prozess in der Innenwelt darstellt. Oft erzählen Menschen in

Krisenzeiten von Träumen, in denen Baustellen vorkommen, oder von solchen, in denen sie bisher unbekannte Räume entdecken. Manchmal finden sich auch archetypische Träume – solche, die sich aus tieferen seelischen Schichten gestalten.

Jemand erzählte mir in der Zeit seiner seelischen Wandlung folgenden Traum: In einer mittelalterlichen Stadt befand er sich auf der Suche nach einer neuen Unterkunft. Dabei ging er in einem Haus durch viele Räume, die alle fast leer waren. Aus einem gegenüberliegenden Haus sah er gekrönte Männer in langen Gewändern kommen. Sie hielten im Hof zwischen den Häusern eine Versammlung ab, bei der auch gesungen wurde. Der Dirigent sagte zum Träumer, der inzwischen auf den Hof gekommen war, er solle weitergehen und wies ihm den Weg. Der Aufforderung folgend kam er in einem anderen Haus in ein Zimmer, das eine besondere Ausstrahlung auf ihn hatte. Er spürte, dass er da bleiben würde. In diesem Zimmer entzündete jemand in einem Topf ein Feuer und sagte zu ihm, dass dieses von nun an dauernd brennen würde.

Dieser Traum zeigt in tiefen Symbolen den Weg eines Menschen, für den vieles überflüssig geworden ist. Das Alte verlassend findet er zu wissenden Kräften, welche ihm den Weg zu einer neuen, fruchtbaren und ganzheitlichen inneren Haltung zeigen.

Gerade in Krisenzeiten wachsen uns von innen her Kräfte zu, die uns durch eine schwierige Lebensphase tragen können.

## Meine Arbeit fällt mir schwer

Die Umwälzung der mittleren Lebensjahre erfasst uns häufig dort, wo wir sie nicht erwarten. Irgendein Ereignis rüttelt uns plötzlich aus unserer gewohnten Lebenshaltung auf und fordert uns zu neuen Auseinandersetzungen heraus. Viele Männer werden von diesem Prozess erfasst, indem sie in eine berufliche Krise geraten. Eine Tätigkeit, die lange Zeit als gut empfunden wurde, erscheint plötzlich als inhaltsleer, oder es ergeben sich Schwierigkeiten in der äußeren Berufswelt. Die Wirkung ist dabei eine wechselseitige, indem die innere Verunsicherung zu konkreten Berufsproblemen führen kann und umgekehrt die Schwierigkeit am Arbeitsplatz die innere Befindlichkeit in Mitleidenschaft zieht.

*Daniel ist das Beispiel eines Mannes, der infolge seiner Lebenseinstellung in eine große Berufskrise geriet. Von ehrgeizigem Charakter, war er stets sehr tüchtig gewesen, weshalb er trotz einfacher Ausbildung in eine gute Position aufstieg. Obwohl seine Kräfte nach der Lebensmitte im Abnehmen begriffen waren, übernahm er laufend neue Aufgabengebiete, die ihn zunehmend überforderten. An der Grenze seiner Leistungsfähigkeit angelangt, konnte er sich noch eine Weile mit Beruhigungsmitteln und Alkohol über Wasser halten, aber eines Tages hatte er seine Reserven endgültig aufgebraucht. Er fühlte sich tief erschöpft und entwickelte depressive Tendenzen. Obwohl er immer noch Zwang auf sich auszuüben versuchte, konnte er sich immer schlechter zu weiteren Leistungen motivieren. Er hatte alle Lust auf seinen geliebten Beruf verloren und hätte sich am liebsten davon zurückgezogen. Sein Weltbild erlaubte ihm jedoch kein Nachlassen der eigenen Kräfte, was wiederum verhinderte, dass er sich seinen realen körperlichen und seelischen Grenzen stellen konnte. So hielt er sich weiter auf Trab, wurde dabei aber immer nervöser und begann im Geschäft herumzuschreien. Sein Verhalten trug ihm ernsthafte Schwierigkeiten mit der Geschäftsleitung ein, und schließlich wurde ihm die Kündigung angedroht.*

*Daniel war in einem verzweifelten Zustand, denn je mehr er sich einsetzte, seinen Wagen aus dem Sumpf zu ziehen, desto mehr trieb er ihn hinein. Je mehr er sich dadurch erschöpfte, umso schlechter ging es ihm. Dabei wurde ihm selbst die Erledigung einfachster täglicher Aufgaben zur Qual. Schließlich musste er für eine gewisse Zeit von der Arbeit freigestellt werden, was den Teufelskreis durch-*

*brach. Er erkannte, dass die Bewältigung der Krise nur möglich war, wenn er seine Ansprüche wie auch sein Arbeitstempo drosselte.*

Die Berufskrise hat im Allgemeinen nichts mit der Berufsmaterie selbst zu tun, das heißt mit dem Fachgebiet, in welchem wir arbeiten (auch wenn sie vielleicht dazu führt, dass wir uns einem neuen Tätigkeitsbereich zuwenden). Sie ist vielmehr eine Folge der Art und Weise, *wie* und mit welcher Einstellung wir unsere Arbeit erledigen und wie wir dabei unsere Energie einsetzen. Das Auftreten einer Erschöpfungsdepression, wie sie Daniel hatte, ist bei Männern keine ungewöhnliche Erscheinung. Gelingt es, mit ihr richtig umzugehen, kann sie zu einer weiteren Persönlichkeitsentwicklung führen.

In einer beruflichen Krise können seelische Probleme hochgeschwemmt werden, die bisher unbeachtet geblieben sind. Sehr verbreitet sind hier unverarbeitete Erlebnisse mit einem autoritären Vater, die in der Berufswelt sowohl zu Autoritätskonflikten führen können wie auch zu einer Hemmung der Leistungsfähigkeit. Wer sich früher mit dem Vater in einem ständigen Kampf befunden hat, neigt dazu, sich am Arbeitsplatz in fruchtlose Auseinandersetzungen zu verwickeln. Wem hingegen nichts anderes blieb, als sich einem herrschsüchtigen Vater zu beugen, der neigt später zu einer unangebrachten Unterwürfigkeit, die ihm nicht erlaubt, seine Kräfte voll zu entwickeln. In beiden Fällen können sich mit dem fortgeschrittenen Alter und dem eventuellen beruflichen Aufstieg zunehmend Schwierigkeiten ergeben. Wer mit anderen zu viele Auseinandersetzungen hat und rechthaberisch auftritt, bekommt äußere Probleme mit Mitarbeitern, und der zu angepasste Angestellte kann seelische und auch physische Probleme entwickeln, weil er zu viel schluckt.

In der ersten Lebenshälfte ist es möglich, sich über eine derartige Vaterproblematik zeitweilig hinwegzusetzen, womit sich aber keine gesunde eigene Autorität entwickeln kann. Das führt früher oder später zu einer Krise – spätestens dann, wenn dadurch die weitere berufliche Entwicklung blockiert wird.

*Andreas ist es so ergangen. In seinem Elternhaus hatte es viel Streit gegeben, und er hatte einen rechthaberischen Vater, der ihn nach dem Motto »Härte erzeugt Stärke« erzog. Das trieb er so weit, dass er Andreas' Schulkollegen dafür bezahlte, dass ihn diese auf dem Schulweg zusammenschlugen, »um ihn stark zu machen«. Auf diese Weise konnte Andreas aber nicht nur keine Stärke entwickeln, sondern es wurde auch die Beziehung zu seinen Kollegen zerstört. Im späteren Berufsleben wirkte dies nach. Dank guter Ausbildung und fachlichem Geschick erreichte er zwar eine gute Position, aber in seiner Beziehung zu den Mitarbeitern, Vorgesetzten und Untergebenen hatte er Probleme: Wegen seiner Jugenderfahrungen vermied er Auseinandersetzungen mit seinen Mitarbeitern auf gleicher Stufe, und mit den ihm unterstellten Mitarbeitern führte er nur die notwendigsten Gespräche, was zu vielen Missverständnissen führte.*

*Die Verhandlungen mit Lieferanten und Kunden, die manchmal hart geführt wurden, fielen ihm ebenso schwer wie die regelmäßigen Besprechungen mit seinen Vorgesetzten. Beides erinnerte ihn an die fruchtlosen Streitigkeiten seiner Eltern, weshalb er sich in diesen Verhandlungen und Gesprächen wie ein verlorenes Kind vorkam. Er konnte dann nicht mehr argumentieren und beschäftigte sich während der Sitzungen mit dem Gedanken, warum er überhaupt in einem solchen Unternehmen tätig sei, statt sich für seine unmittelbaren Anliegen einzusetzen. Mit wachsender Verantwortung verstärkten sich seine Probleme, und er fühlte sich an seinem Arbeitsplatz zunehmend frustriert, ungeliebt und überflüssig.*

*Seine Berufskrise war eine Krise der Hilflosigkeit. Immer wieder holte ihn sein Vaterproblem ein, indem er sich unterlegen und ausgeliefert fühlte. In der Lebensmitte entwickelte Andreas Platzängste und fühlte sich wie unter einem Schleier.*

*Einmal träumte er von seinen Mitarbeitern: Einer von ihnen war in diesem Traum ein guter, verständnisvoller Kollege mit Vorbildcharakter, der andere war ein Gauner, der seine Leute und deren Vertrauen missbrauchte. Der Erste empfahl ihm, den anderen deswegen zu entlassen. – In diesem Traum zeigen sich zwei Seiten von Andreas: einerseits seine verständige Seite, die ihn trotz allem zu einem geschätzten Mitarbeiter machte, andererseits die missbrauchte Seite, die ohne Vertrauen in andere Menschen war.*

Nicht alle Berufskrisen nehmen eine gravierende Form an, aber es können uns darin durchaus neue Lebenserfordernisse entgegentreten. Turbulenzen auf dem beruflichen Feld können aber auch einfach Begleiterscheinungen anderer Probleme der Lebensmitte sein. Da der Beruf für uns Männer ein wichtiger Lebensbestandteil ist, hat die allgemeine Krise in der Lebensmitte Auswirkungen auf unsere berufliche Befindlichkeit.

Die Krise kann unser Sein gegenüber der Tätigkeit aufwerten, was uns neue Freiheiten in der Lebensgestaltung gibt. Wie der Konsum kann auch der Beruf in der ersten Lebenshälfte eine Form sein, in der Außenwelt etwas zu erhaschen, was uns innerlich fehlt. Wenn wir in der Zeit des Lebensumbruchs (vielleicht gezwungenermaßen) etwas zur Ruhe kommen, dann merken wir, dass in unserem Leben nichts fehlt – wir sind lebendig, ohne etwas Bestimmtes getan zu haben. Was aber können wir anderes tun auf dieser Erde, als zu leben? Dazu bedarf es keiner Verdienste und keiner besonderen Leistung. Lob der kreativen Beschaulichkeit! Im Nachhinein kann die Krise so als notwendiger Lebensbestandteil erscheinen, der unsere Orientierung positiv verändert. Sie durchbricht alte Gewohnheiten und ermöglicht neue Formen der Lebensgestaltung. Diese sind vielleicht angemessener als diejenigen, denen wir seit der Kindheit unbewusst gefolgt sind.

# Wenn nur die Liebe nicht wär!

Viele Männer müssen durch das Fegefeuer der Dreiecksbeziehung hindurch, um in Beziehungs- und Gefühlsfragen reifer zu werden und in einem tieferen Sinne zu sich zu gelangen. In der Dreiecksbeziehung geschieht grundsätzlich nichts wesentlich anderes, als das, was der junge Mann in der Phase der Partnerwahl erlebt, nur dass der Prozess jetzt viel bewusster abläuft. Der Mann, der sich trotz bestehender Partnerschaft anderweitig verliebt, kann diese nicht einfach (wie in jungen Jahren) zugunsten der neuen Freundin auflösen. Damit gerät er in einen inneren Widerspruch, der Leiden bedeutet. Auf der einen Seite steht seine gegenwärtige Beziehung, die ihm etwas wert ist und sich in vielen Fällen als Familie mit gemeinsamen Kindern präsentiert, andererseits hat er Gefühle, die ihre eigene Sprache sprechen und ihn in eine andere Richtung ziehen. Diese Situation ist typisch menschlich, und es gibt dafür keine einfache Lösung.

Eine Dreiecksbeziehung betrifft in ihrer Entstehung und in ihren Auswirkungen beide Partner: Sie bringt ungelöste Probleme der Partnerschaft und deren Hintergründe auf den Tisch. Keiner kann deshalb nur den anderen für das Geschehen verantwortlich machen und sich auf seine eigene Verletzung zurückziehen. Gefragt ist vielmehr die Konfrontation eines jeden mit der eigenen Persönlichkeit, mit der Entstehung der Dreiecksbeziehung und mit allen Auswirkungen auf die Partnerschaft. Die Bewältigung der Krise verlangt von beiden eine Bewusstseinsentwicklung in Gefühlsangelegenheiten, einschließlich des konkreten Umganges mit dem anderen.

Jede Dreiecksbeziehung ist für die beteiligten Partner schwierig und schmerzhaft. Das heißt aber nicht, dass ihr Auftreten ohne Sinn sei. Dieser mag vielmehr darin liegen, dass die Gefühle und Persönlichkeiten beider Partner deutlich zum Ausdruck kommen und geklärt werden können. Oft spielen zu Beginn einer Partnerschaft vielfältige Idealvorstellungen und positive Projektionen eine Rolle, welche die Wahrnehmung des tatsächlichen Bildes verstellen. Solche Idealbilder lösen sich in einer Krise zugunsten der Realität auf, womit beide Partner aus der Rolle entlassen werden, die sie einander vorher gegeben und selber übernommen haben. Sie befreien sich damit gegenseitig vom Druck, dem anderen genügen und für ihn etwas darstellen zu müssen.

Männer lieben im jungen Erwachsenenalter an der Frau häufig nur jenen Teil der Persönlichkeit, der ihren Wünschen entspricht, nicht den ganzen Menschen. Der eine sucht in seiner Frau vielleicht »mütterliche« Qualitäten, der andere schätzt eine kindliche Offenherzigkeit. Die damit verbundenen Erwartungen fixieren die Frau auf die »geliebte« Seite ihrer Persönlichkeit und hindern sie darin, ihre anderen (vom Manne weniger geschätzten) Aspekte zu entwickeln. Diese anderen Fähigkeiten und Eigenschaften stehen zunächst auch deshalb oft nicht im Vordergrund, weil sie in der Jugend des Mädchens nicht gefördert oder sogar eingeschränkt wurden. Der Mann, der in seiner Partnerin nur ein Wunschbild und nicht den realen Menschen sieht, engt auch sich selber ein. Beide Partner verfügen über seelische Möglichkeiten, die in der Krise zum Ausdruck kommen.

Mancher Mann verliebt sich dann neu, wenn seine Frau beginnt, sich aus dem kollektiven Muster der angepassten Ehefrau und hingebungsvollen Mutter zu lösen und ihre eigene Persönlichkeit zu entwickeln. Weil sie dann nicht mehr seinem Idealbild entspricht, versucht er dieses in einer neuen Person zu realisieren. Die Gefahr, dass er in dieser neuen Beziehung seine ursprünglichen Projektionen wiederholt, ist groß. Wenn er an der neuen Beziehung festhält, gewinnt er aber eine Atempause und kann die Auseinandersetzung mit sich selbst nochmals um eine gewisse Zeitspanne verzögern.

Es ist das Vorrecht der Jugend, viele schwierige Jugenderinnerungen zunächst einmal verdrängen zu können. Dies ist wohl notwendigerweise so, weil sich der junge Mensch dem Aufbau des jungen Erwachsenenlebens widmen muss: dem Erlernen und Einüben eines Berufes sowie der Gestaltung von Beziehungen und einer Partnerschaft – Letztere oft mit dem Ziel der Familiengründung. Die tieferen seelischen Konflikte bleiben vorläufig unbeachtet, die äußere Lebensbewältigung geht in diesem Lebensalter vor. Erst in einer späteren Lebensphase kommt die Zeit, die ungelösten inneren Problemstellungen aufzurollen und die eigene Persönlichkeit bewusster zu gestalten. Das geschieht oft in der Folge einer Beziehungskrise.

*Marc hat sich anlässlich einer Dreiecksbeziehung eingehend mit seiner Persönlichkeit und seiner Partnerschaft auseinander setzen müssen. Er war ein freundlicher und beflissener Mann, der alles für seine sechsköpfige Familie tat. In seinem Elternhaus war er zu einem »guten« Jungen erzogen worden, und er hatte diese Rolle in der Ehe beibehalten. Die Gefühlsbeziehung der Eheleute war eher flau. Keiner forderte vom anderen etwas anderes als die harmonische Pflege der Beziehung. Marc gewann durch sein angepasstes Verhalten zwar eine gewisse Anerkennung, aber er konnte so nicht zu seiner männlichen Kraft finden. Als er sich nach vielen Ehejahren in eine Arbeitskollegin verliebte, war dies seine erste »ungehorsame« Tat.*

*Die Hartnäckigkeit, mit welcher Marc an der Beziehung zu seiner Freundin festhielt, zwang beide Ehepartner zur Auseinandersetzung mit dem eigenen Schatten und dem eigenen Jugendschmerz, die sie bisher sorgsam vermieden hatten. Dies hatte die Entwicklung einer tieferen Beziehung in der Ehe verhindert und zugleich zu einer gegenseitigen Abhängigkeit geführt. Erst die Freundin – keine »pflegeleichte« Person – bot Marc den Widerstand, den er dringend brauchte, um zu einem Mann zu werden. Er hatte all die Ehejahre zu wenig für sich selber gesorgt. Selten nur unternahm er etwas, was ihm wirklich Freude machte. So hatte er auch nie seinen Traum verwirklicht, einmal für einige Monate in die Wildnis zu gehen (um dort das Mannsein zu lernen!). Auch seine Frau hatte in den Ehejahren wenig Initiative entwickelt, um das eigene Leben und auch die Beziehung lebendiger zu gestalten. So bedurfte es geradezu des archimedischen Punktes außerhalb der Ehe, um die eingefahrenen Verhaltensmuster aus den Angeln zu heben. Und dieser Punkt war die Existenz von Marcs Freundin. Sie wurde zum Impuls, die zu enge und auf gegenseitiger Anpassung und Abhängigkeit basierende Partnerschaft in Richtung vermehrter Eigenständigkeit beider Partner auszuweiten.*

*Für Marc war die Entwicklung eines konkreten Männerbildes notwendig, um zu männlicher Eigenständigkeit zu gelangen. An seinem Vater hatte er sich nicht orientieren können. Er musste für sich selber ein neues Männerbild erarbeiten, das er zugleich seiner Frau gegenüber zu verteidigen hatte, da sie ihm wegen ihres eigenen schwachen Vaters nichts Besseres zutraute, als schwach und angepasst zu sein. Indem er stärker wurde, forderte er sie verstärkt als Frau heraus, was sie ihrerseits zwang, ein überzeugenderes Frauenbild zu entwickeln, als sie es vorgelebt bekommen hatte.*

In schmerzhaften Auseinandersetzungen müssen manche Partner ihre Rollen als Mann und Frau neu erarbeiten. Dieser Prozess hat ein Stück weit den Charakter einer »Entmystifizierung« der Beziehung, die symbiotisch ist, wenn sich beide an Idealvorstellungen orientieren. Erst auf dem Weg der gegenseitigen Herausforderung kann jeder zu einem innerlich unabhängigen Menschen werden.

Jede Außenbeziehung hat ihre eigenen Hintergründe und entwickelt sich spezifisch. Unabhängig davon, wie die Beziehungsfrage letztlich gelöst wird, ist die seelische Entwicklung der Beteiligten gefragt.

*Christian ist in einer interessanten Art mit seinen Liebesproblemen umgegangen. Nach rund 20-jähriger Ehe hatte er eine andere Frau kennen gelernt, zu der er eine intensive Gefühlsbindung entwickelte. Natürlich führte dies zu Auseinandersetzungen in sei-*

*ner Partnerschaft. Er suchte dabei zunächst einen Weg zurück zu seiner Frau, von der er sich über viele Jahre entfremdet hatte. Dies gelang ihm aber nicht, wohingegen er seine spezielle Herausforderung im Zwiespalt zwischen den Frauen spürte. So entschloss er sich nach langen inneren Kämpfen, aus der gemeinsamen Wohnung auszuziehen. Er zog jedoch nicht mit der Freundin zusammen, sondern lebte allein in einer kleinen Wohnung. Mit beiden Frauen blieb er in Kontakt, aber auch in der Auseinandersetzung. Das Wichtigste war ihm, in all seinen Gefühlen ehrlich zu sein, und er wollte sich dem stellen, was sich ergab. Selbstverständlich stellte dies auch an beide Frauen erhebliche Anforderungen, für welche eine »klare Lösung« einfacher gewesen wäre.*

*Am Anfang seiner Auseinandersetzung träumte er von Explosionen. Seine allgemeine Lebenslage und die Beziehungskrise enthielten also viel Sprengstoff, und es zeigte sich darin auch, wie viel ungelebtes Leben in Christian steckte. Er war als Mustersohn erzogen worden und hatte sich in der Ehe ähnlich verhalten. Dabei fühlte er sich lange Zeit gut und merkte gar nicht, dass er nicht sein eigenes Leben führte. Durch die Beziehungskrise wurde er auf diesen Umstand aufmerksam, und es war ihm ein ernstes Anliegen, nicht weiterhin ein Mustergatte und »Vorzeige-Vater« ohne echtes Engagement zu sein. Wie in seiner Kindheit war es auch in der Ehe nie um ihn selber gegangen, und dabei blieb ein Teil von ihm auf der Strecke. Später tauchte in Christians Träumen ein wilder Mann auf, der im Wald lebte – die andere Seite seines Wesens, die bisher unberücksichtigt geblieben war und die zu seiner männlichen Seele gehörte. Wäre er vorzeitig zu seiner Frau zurückgekehrt oder hätte er sich der neuen Liebe hingegeben, so wäre er wohl nicht auf diese Seite seiner selbst gestoßen.*

*In der selbst auferlegten Einsamkeit konnte er erkennen, dass er seine eigene Schattenseite bisher von sich fern gehalten hatte, indem er den allseits beliebten Mann spielte. Der wilde Mann in seinem Inneren war seine Kraft und auch sein Schatten – all das, was er bisher verdrängt hatte. Ein weiterer Traum zeigte seine Wut über all die Anpassung und die Schuldgefühle, die er seit seiner Kindheit mit sich getragen hatte. Indem er sich selber ohne Ablenkungen aushielt, schmolzen die Komponenten seiner Persönlichkeit zusammen, und er fühlte eine wachsende innere Einheit und Freiheit.*

Wohl jeder verheiratete Mann, der sich den Lebensereignissen nicht verschließt, wird einmal mit der Frage nach der außerehelichen Liebe konfrontiert. In einer langjährigen Partnerschaft entwickeln sich Gewohnheiten, welche ihr die anfängliche Attraktivität nehmen. Sie resultieren zum Teil aus der Vermeidung von Konflikten, was den Umgang miteinander vereinfacht. Zudem sind die gegenseitigen Gefühle nicht konstant, so dass zu gewissen Zeiten eine Offenheit für andere Beziehungen besteht. Ich selber habe diesen Prozess auch erlebt, und im Nachhinein scheint mir, dass die Partnerschaftsfrage wie auch die eigene Jugend auf dem Weg zum Alter nochmals durchlaufen werden müssen, um bewusster zu werden. Dabei erkennen wir, dass unsere Gefühle der eigenen Persönlichkeit angehören, nicht jedoch dem Menschen, der sie auslöst. Wenn wir das wirklich verstehen, beschäftigen wir uns mit der eigenen seelischen Lage, statt uns an einen anderen Menschen zu verlieren. Diese Unbewusstheit sollten wir uns nicht mehr wie in der Jugendzeit leisten. Die Emotion, in die wir angesichts einer Außenbeziehung geraten, hilft uns, zu unserer eigenen Gefühlswelt eine bewusste Beziehung zu schaffen, was uns wiederum erlaubt, die Partnerschaft frei von zu großen Projektionen und Idealvorstellungen zu leben.

## Meine Frau will nicht mehr

Männer werden vielfach von ihren Ehefrauen in die Krise der Lebensmitte gebracht – vor allem dann, wenn sie den Beziehungsaspekten bisher zu wenig Aufmerksamkeit geschenkt haben. Dies kann tüchtigen, angepassten oder auch autoritären Männern geschehen und äußert sich in Kritik der Ehefrau, in ihrem inneren Rückzug, in einer anderweitigen Beziehung ihrerseits oder gar in ihrem unerwarteten Weggang. Letzteres geschieht vielfach zum großen Erstaunen der Ehemänner – plötzlich ist die Partnerin weg, und sie verstehen nicht, was sich zugetragen hat. Nach ihrer Ansicht war die Beziehung gut, und nun das!

*Kurt ist Akademiker in guter Position und höherer Militär, dessen Frau aus dem gemeinsamen Reihen-Einfamilienhaus einer vorstädtischen Gemeinde mitsamt den Kindern plötzlich verschwunden war. Sie meldete sich darauf von einem Bauernhof in den Bergen. Dort hatte sie vor einiger Zeit ihre Ferien verbracht und war mit dem allein stehenden Bauern, der jenen Hof führte, näher in Kontakt gekommen. Nun teilte sie ihrem Mann mit, dass sie von nun an mit den Kindern bei jenem Bergbauern leben werde.*

*Ich habe diese Frau später kennen gelernt und dabei festgestellt, dass sie ein Ausbund von Gefühl war – ein hingebungsvoller Mensch mit einem ausgeprägten Wunsch nach Zuwendung und Zärtlichkeit. Zudem hatte sie einen Hang zur naturhaften Lebensweise. Ihr Mann hingegen war eine reiner Denktyp – ein Rationalist, der seine Umgebung nach seinen Vorstellungen gestaltete. Offenbar war ihm dabei entgangen, dass sich seine Frau überhaupt nicht wohl fühlte, und beide hatten versäumt, zusammen eine Lebensform zu finden, die nicht nur für den einen stimmte.*

*Der Mann hatte für beide gedacht, und sie wiederum hatte in der Partnerschaft das Gefühlsleben repräsentiert. Beide waren dabei einseitig. Die Gegensätze, die sich angezogen haben mögen, hatten im Laufe der Jahre nicht dazu geführt, dass jeder seine Persönlichkeit um die fehlenden Anteile ergänzte, sondern vielmehr dazu, dass sich die Partner entfremdeten.*

Dies geschieht in weniger ausgeprägter Form in gar mancher Partnerschaft. Was man am anderen anfänglich als das »Andere« schätzte, wird im Laufe der Jahre zunehmend zum

Ärgernis. Man erlebt sich nicht mehr als ergänzend, sondern als verschieden. Dies ist der Zeitpunkt, an dem eine Erweiterung der Persönlichkeit um die weniger entwickelten Seiten ansteht. Findet diese nicht statt, beginnen die Partner sich voneinander zu entfernen. Wenn sich dabei jeder auf die eigenen Werte zurückzieht, werden die Unterschiede so ausgeprägt, dass sie zum Abbruch der Beziehung führen können. Dies mag beim oben erwähnten Paar der Fall gewesen sein.

Wenn der eine Partner nicht merkt, wie die Beziehung für den anderen ist, dann fehlt es ihm an Einfühlungsvermögen. Oft höre ich Frauen über diesen Mangel ihrer Männer sprechen. Hin und wieder weist eine Frau in einem Paargespräch auch nur indirekt auf ihr Gefühlsmanko hin. Es ist dann die Rede davon, dass ein anderer, aufmerksamer Mann kommen könnte, zu dem sie vielleicht Gefühle entwickeln würde ... Zwar lassen sich viele Frauen nicht tatsächlich auf eine solche Entwicklung ein, aber der Hinweis im Gespräch weist die Richtung, in welche sich die Partnerschaft entwickeln muss: zu mehr Aufmerksamkeit, mehr Gefühlen, mehr Anteilnahme.

Kommt eine solche Entwicklung der Partnerschaft nicht zustande, so taucht eines Tages vielleicht doch der Mann auf, der die Beteiligten in Bewegung bringt. Besonders wenn eine Frau ihre emotionalen Bedürfnisse und Wünsche lange Zeit verdrängt hat, kann sie sich plötzlich »unerwartet« verlieben.

*Sabine stand ihre Beziehungskrise diesbezüglich mit großem Mut durch. Sie wich weder vor ihren eigenen Gefühlen zurück, noch schonte sie ihren Mann Edwin, sondern folgte ihrer inneren Notwendigkeit und nahm dafür einiges Leiden in Kauf. Sie wollte definitiv wissen, ob sich ihre Partnerschaft zum Positiven wandeln könnte, nachdem deren Mängel offensichtlich geworden waren.*

*In der Liebe zu einem feurigen Spanier entdeckte sie sich in einer bisher ungelebten wilden Weiblichkeit. Sie spürte ihre archaische Seite und realisierte, dass sie eigentlich eine »Naturfrau« war. Bei ihren Eltern hatte sie nicht die Möglichkeit gehabt, ihre eigene wilde*

*Seite zu entwickeln, und auch ihrem Mann war ihr wohlerzogenes Verhalten durchaus genehm. Indem sie aus diesem Arrangement ausbrach, überwand sie ihre eigene Begrenzung. Die Begegnung mit dem Spanier führte ihr mit einem Mal vor Augen, dass ihr vieles fehlte – nicht nur in der Partnerschaft, sondern vor allem in sich selbst. Sie erkannte, dass sich hinter ihrer Sehnsucht nach dem Freund eine große Sehnsucht nach sich selber verbarg, die Sehnsucht nach ihrer ursprünglichen Seele. In diesem Wissen löste sie sich nach inneren Kämpfen wieder von dem Spanier, ohne auf die neu entdeckte wilde Seite zu verzichten, womit sie ihren Mann herausforderte.*

*Edwin wurde dadurch gezwungen, sich seiner eigenen angepassten und auch resignierenden Haltung bewusst zu werden. Er hatte in seinem Elternhaus gelernt, sich mit dem abzufinden, was ihm zugemutet wurde. Dort waren alle Konflikte mit einem »Zuckerguss« überdeckt worden. Mit Sabine zusammen hatte er dieses Schema weitergeführt, womit sie sich gegenseitig im althergebrachten Muster bestätigten und an der weiteren Entwicklung hinderten. Sie hatten sich dabei in einem komplizierten System festgehalten. Sabine hatte von Edwin lange Zeit die jetzt kritisierte Freundlichkeit erwartet – aber sich im Tieferen nach Widerstand gesehnt, was er ihr natürlich nicht gleichzeitig geben konnte. Andererseits hatte Edwin aus Angst vor Unterdrückung durch ihre latente wilde Seite (die er durchaus spürte) Druck auf sie ausgeübt, diesen Wesenszug nicht zu zeigen. Im Grunde hatten beide Angst davor, dass sie durch den anderen in die Position des schwachen Kindes (das sie früher beide waren) gebracht werden könnten, und genau damit hielten sie sich gegenseitig in der Schwäche fest. Sabines Beziehung zum Spanier setzte dem ein Ende. Das brachte beiden Schmerz, und die Fortführung der eingeengten Ehe wurde damit unmöglich.*

Es scheint, dass es die Absicht der seelischen Prozesse ist, die Menschen zur Entfaltung ihrer Persönlichkeit zu drängen, auch wenn das auf Kosten einer harmonischen Lebensweise geht.

Manchen Paaren ist zu wünschen, dass sie nicht zu spät in eine derartige Krise geraten, sondern zu einem Zeitpunkt, an dem die Bereitschaft zur inneren Entwicklung und gegenseitigen Neueinstimmung bei beiden noch gegeben ist. Dazu gehört der Mut des neu Verliebten, zu seinen Gefühlen zu stehen, und die Bereitschaft des Partners, den eigenen Anteil an der aufgetretenen Schwierigkeit zu erkennen und anzunehmen. Hält Letzterer den anderen jedoch für allein schuldig (weil sich dieser trotz einer »guten« Beziehung verliebt habe), so erklärt er seine Einschätzung der Partnerschaft für allgemein verbindlich. Angesichts realer Beziehungsschwierigkeiten entspricht dies aber nicht den Tatsachen. Wer seine Beziehung als befriedigend empfindet und nicht bereit ist, diese auf Wunsch des Partners zu hinterfragen und zu ändern, läuft Gefahr, dass es zu einem Beziehungsabbruch kommt.

Diese Problematik zeigt sich nicht nur bei Männern, welche zu angepasst sind (wie bei Edwin im vorherigen Beispiel), sondern auch bei autoritären Männern, welche ihre Frauen unterdrücken. Deren Frauen gehen nicht weg, weil sie kein »Gegenüber« finden, mit dem sie sich auseinander setzen können, sondern weil dieses so stark ist, dass sie immer nur verlieren. Sie gehen nicht aus Langeweile, sondern aus schierer Verzweiflung. Bevor sie ganz untergehen, verlassen sie lieber ihr Heim. Leider verstehen solche Männer oft die Zusammenhänge nicht und suchen sich dann eine Frau, die »besser passt«.

*Arthur ist ein in diesem Sinne patriarchaler Mann. Er war als Kind in den Kriegswirren mit seiner Familie aus Osteuropa gekommen und hatte sich unter widrigsten Umständen durchgeschlagen. Schließlich brachte er es zu einem eigenen Geschäft und zu Vermögen. Als Partnerin hatte er sich aus einem angesehenen Hause »Vaters Lieblingstochter« geholt und diese geheiratet. Zu Beginn der Ehe kaufte er »für seine Frau« ein Haus, ohne dass sie dieses von innen gesehen hätte. Mit seinem Vater zusammen plante er den Innenumbau einschließlich Küche, Bad, Wandbemalung und Teppichen, wiederum ohne sie einzubeziehen. Er wollte sie wie eine Prinzessin in das gemachte Bett tragen. Im besten Glauben, sie zu verwöhnen, ließ er sie auch später an keinerlei Entscheidungen mitwirken, womit die Partnerschaft den Charakter einer Vater-Tochter-Beziehung hatte. Seine Frau fand eine »heile«, aber fremdbestimmte Welt vor, wo ihr alles geboten wurde, was sie sich wünschte, nur keine Freiheit und Eigenständigkeit.*

*Nachdem die gemeinsamen Kinder erwachsen geworden waren und ihr Mann neue Pläne für die zweite gemeinsame Lebenshälfte schmiedete, begann sie sich zu widersetzen. Er beabsichtigte, mit ihr in ein südliches Land zu ziehen, wo er sich neuen Geschäften widmen wollte. Eines Tages teilte er seiner Frau nebenbei mit, dass er dort ein Gut kaufen werde, wo sie in Zukunft leben würden. Sie traute jedoch seinen neuen Geschäftsideen nicht und war insbesondere nicht gewillt, sich nach seinen Vorstellungen einfach versetzen zu lassen. Stattdessen sprach sie von Scheidung. Dies brachte ihn in eine gewisse Panik, die er aber bald wieder in Griff bekam. Er stellte jetzt für beide ein Idealbild der Ehe auf, das unter dem Titel der »Treue« und »Solidarität« segelte. Jede Autonomiebestrebung seiner Frau fasste er als Verrat an diesem Ideal auf. Für sie gab es damit nur zwei Möglichkeiten: entweder zu gehorchen oder wegzugehen.*

Ob Frauen unsere Schwäche oder unsere Stärke bemängeln – sie fordern uns Männer heraus. Die Angst vor der Unterdrückung durch das Weibliche, welche der Übermacht des Mütterlich-Weiblichen entspringen mag und hinter manchem »guten Willen« steht, ist kein guter Begleiter in der Partnerschaft. Ob wir der vermeintlichen Übermacht durch zu große Nachgiebigkeit ausweichen oder ob wir sie durch unsere eigene »Macht« in Schach zu halten versuchen – in beiden Fällen sind wir keine Partner. Was gefragt ist, ist die Entwicklung unserer Gefühlsseite. Wir müssen lernen, mitzufühlen und zu spüren, wo die Partnerin steht. Der »neue Mann« ist ein Mann, der nicht nur denken und kämpfen kann, sondern einer, der auch fühlt und gute Intuitionen hat. Im Verbund mit der eigenen Kraft bilden diese Eigenschaften die Basis für die Gestaltung einer lebendigen Beziehung.

# Ich bin allein

Es gehört zu jeder Krise, dass wir uns darin allein fühlen. Die innere Einsamkeit kann dabei die Folge eines äußeren Verlusts sein oder auch im Zuge eines seelischen Prozesses entstehen. In der Einsamkeit wird uns mit einem Male schmerzhaft klar, dass uns niemand anders wirklich zu tragen vermag als wir selbst. Vielleicht dachten wir nie daran, dass es so schwierig sein könnte, sich selber auszuhalten. Wir mögen viele Lebensprobleme bewältigt und uns als stark erfahren haben, und dennoch können wir uns plötzlich verloren fühlen. Der Boden, auf dem wir stehen, ist manchmal nicht ganz so stabil, wie wir glauben. Das kann sich unerwartet zeigen, wenn wir aus äußeren oder inneren Gründen mit uns selbst zurechtkommen müssen.

Im äußeren Geschehen können wir nach einem Todesfall, nach der Auflösung einer Partnerschaft oder nach der Lockerung von anderen Beziehungen ein tiefes Verlassenheitsgefühl entwickeln. Vielleicht haben uns diese Menschen Halt gegeben – was durchaus legitim ist – und ihr Verlust lässt uns spüren, wie wir auf sie angewiesen waren. Es kann aber auch sein, dass wir in diesen Beziehungen eigene Probleme neutralisieren konnten. Löst sich eine solche Beziehung auf, landen wir wieder bei uns selbst. Es ist nicht ausgeschlossen, dass es in einem solchen Fall zu einer Bruchlandung kommt. Wenn ein anderer Mensch früher unsere Stimmung hochgehoben hat und diese Funktion nicht mehr erfüllt, so spüren wir unser eigenes Gewicht.

*Roger hatte in diesem Sinne geglaubt, dass seine Frau sein Problem sei. Als sich diese von ihm trennte, war er sehr wütend auf sie. Er gab ihr die Schuld am Verlust seines Lebenssinns und versuchte sie an ihre »Pflicht« zu erinnern, bei ihm zu sein und für ihn zu sorgen. Sie aber hatte kein Interesse mehr daran. Sie sagte, dass sie für ihn weder Mutter noch Unterhalterin spielen wolle, und wies damit auf den Charakter der Beziehung hin.*

*Roger war äußerlich zwar nett zu seiner Frau, lebte solide, ging kaum aus, hatte keine anderen Frauenbeziehungen und ließ sich auch sonst nichts zuschulden kommen. Die nähere Betrachtung der Umstände zeigte, dass er es aber ihr überlassen hatte, ihn zu tragen, weil er selber vieles von sich nicht ertragen konnte. Lange hatte sie dabei mitgeholfen, und dies war ein wichtiger Grund, weshalb er sie »liebte«. Erst längere Zeit, nachdem sie ihn definitiv verlassen hatte, begann er zu verstehen, dass nicht sie sein Problem gewesen war, sondern er selber. Hinter seiner großen Anhänglichkeit hatte eine innere Not gestanden: Angst, Einsamkeit und Traurigkeit. In der Trennungszeit wurde er davon erfasst. Nach und nach realisierte er, dass er diese Gefühle nicht deshalb hatte, weil sie gegangen war, sondern weil er diese seit jeher in sich trug. Ihre Anwesenheit hatte diese nur verdeckt, und nun, da sie weg war, spürte er, wer er eigentlich war.*

Das Gefühl einer tiefen Einsamkeit, wie wir es in der Krise nach einer Trennung erfahren können, hat seinen Ursprung im eigenen Wesen. In der Trennungszeit wird deutlich, was wir auch sonst latent in uns tragen. Je mehr jemand an einer Beziehung hängt, desto eher besteht dabei der Verdacht, dass er dadurch einer inneren Schwierigkeit ausweicht. Im Extremfall leidet er immer, wenn er nicht den geliebten Menschen um sich hat.

*Samuel litt an einer ausgeprägten inneren Einsamkeit, die ihn immer wieder in schwierigste Beziehungsprobleme brachte. Er ist homosexuell, und als ich ihn kennen lernte, steckte er in einer großen Beziehungskrise. Mit ungeheurer Liebe und auch der Bereitschaft, sich ausnutzen zu lassen, hatte er an seinem letzten Freund gehangen. Dieser war rund 20 Jahre jünger als er, führte einen unsteten Lebenswandel und wohnte jeweils bei dem Freund, der ihm gerade am meisten bot. Weil Samuel da nicht mithalten konnte, wurde er verlassen. Auch dieser junge Mann war ein innerlich tief einsamer*

*Mensch. Er war ohne Eltern aufgewachsen und zum Straßenjungen geworden.*

*Samuel, der so sehr an diesem jungen Mann hing, hatte eine ähnliche Jugend. Er war zwar äußerlich nicht verlassen worden, konnte aber bei seinen Eltern keinen Halt finden. In seiner Schulzeit trat er freiwillig in ein Internat ein, wo er aber kontaktlos blieb. Später pendelte er zwischen Phasen innerer Einsamkeit und Phasen der großen Liebe zu anderen Männern hin und her. Keiner vermochte ihm jedoch den eigenen inneren Mangel auszugleichen, und im Grunde liebte er in den jüngeren Männern den kleinen Jungen, der er selber gewesen war. Nie hatte er zu sich finden können, und er konnte sich selber nicht lieben. Er verfolgte sich im Gegenteil mit Hass für alles, was er war und tat. So wandte er sich anderen zu, um diese zu »retten«. Der Mangel in seiner Seele war dabei ebenso groß wie die Inbrunst, mit welcher er an seinen Freunden hing.*

*Als er nach dem Verlust seiner letzten Beziehung wie schon früher in tiefe Verzweiflung geriet, erkannte er, dass ihm kein anderer Weg blieb, als sich diesem Gefühl innerer Einsamkeit zu stellen. Seine Arbeit war, sich selber lieben zu lernen. Nur so konnte er aus seiner tiefen inneren Einsamkeit, die immer wieder auch von äußerer Einsamkeit begleitet war, ausbrechen.*

Viele Männer tragen ansatzweise eine solche Einsamkeit in sich, die sie in Beziehungen festhält und sie gleichzeitig hindert, wirklich zu lieben. Wenn wir infolge äußerer Umstände oder auch im Zuge eines inneren Prozesses mit unserer inneren Einsamkeit in Kontakt kommen, erfahren wir hautnah, wozu wir in unserem bisherigen Leben herangewachsen sind. In solchen Momenten spüren wir unsere Schmerzen, unsere Mängel und unsere Schwächen. Alles, was uns das Leben an Schwierigem zugefügt hat, steht plötzlich vor uns wie ein Berg, der uns jede Aussicht nimmt. Dann kann es sein, dass wir es mit uns selber kaum mehr aushalten und uns alles düster vorkommt. In einer solche Krise erscheint uns auch die Zukunft aussichtslos, und die Werte, für die wir gelebt haben, zerfallen. Wir realisieren, dass all unser äußeres Sein, das wir aufgebaut und gestaltet haben, vergänglich ist.

In der Lebensmitte büßen wir an Zunkuftsmöglichkeiten und damit auch an Herausforderungen ein. Vieles, was wir zu leisten vermochten, haben wir getan, und neue Aufgaben haben nicht mehr den früheren Reiz. Dann kann ein Gefühl der Leere entstehen. Die Bewältigung neuer Aufgaben oder die Beschäftigung mit neuen Themenkreisen können deshalb an Bedeutung verlieren, weil sie nichts grundsätzlich Neues bringen. In der Phase des Lebensumbruches erkennen wir, dass wir auch das Neue in einer altbekannten Art und Weise verarbeiten. So können wir beispielsweise noch eine Sprache lernen, noch ein Musikinstrument spielen, ja sogar noch ein neues Berufsfeld erschließen, und doch verändert uns dies als Menschen nicht wirklich. Noch eine Sprache zu lernen, heißt in diesem Zusammenhang einfach, sich neue Regeln zu merken, und ebenso verhält es sich mit dem Musikinstrument. In der Lebensmitte zeigt sich, dass die Inhalte neuer Tätigkeiten zwar voneinander verschieden, ihrer Natur nach jedoch ähnlich sind.

Wirklich Neues liegt nicht unbedingt in neuen Inhalten, die wir von außen aufnehmen und den schon bestehenden beifügen. Es kann sich aber in uns selber finden. In der Lebensmitte wenden sich viele nach innen, um dem eigenen Wesenskern nachzugehen. Es stellt sich die Frage, um was es in unserem Leben denn überhaupt geht. Manchmal geschieht diese Hinwendung zum eigenen Sein in dem Moment, wenn wir das erste Mal wirklich einsam und verlassen sind. Anlass dazu mag ein persönliches Leiden sein – sei es, dass wir uns äußerlich vom einen oder anderen lösen müssen, was uns erstrebenswert und schön erschienen war, vielleicht von einer Partnerschaft, von der Beziehung zu anderen Menschen, von einem Berufsfeld oder von einer erfüllenden Tätigkeit, sei es, dass früher Wichtiges für uns einfach an Bedeutung verloren hat. In jedem Falle hinterlässt dies eine Lücke. Und in dieser

Lücke finden wir uns selbst. Hier liegt eine innere Quelle, die zu fließen beginnt, wenn sie nicht mehr von unseren Wünschen und Erwartungen verstopft ist. Dann merken wir auch, dass wir ohne das leben können, woran wir so lange gehangen haben. Das Einzelne erscheint dann weniger bedeutungsvoll als die neue Einstellung zum Leben. Wenn wir unsere Abhängigkeiten und Bindungen gelöst haben, leben wir direkter, offener und besser. Diese Erfahrung gibt uns Vertrauen für das Kommende. Sie lehrt uns auch, dass Abschied und Erneuerung, Ende und Anfang eines sind.

Ich glaube, dass wir Menschen alle so etwas wie eine »existenzielle Verlassenheit« in uns tragen. Unsere Existenz hat – bei aller Verbundenheit mit Menschen und Natur – auch eine sehr einsame Seite. Allein sind wir auf diese Welt gekommen, allein werden wir sterben, allein sind wir in unserem Körper. Nur wir können auf unseren Füßen stehen, und nur wir können unseren je eigenen Lebensweg gehen. Die Existenzialisten sprechen von der »Geworfenheit« des Menschen – er wird gewissermaßen ins Leben geworfen, und hier hat er auszuharren und alles auszuhalten, bis es nicht mehr geht. Diese Verlassenheit, die im Charakter unserer Existenzform begründet ist, scheint mir in der Lebensmitte spürbar zu werden – dann, wenn das Leben mit den Jahren etwas von seiner äußeren Attraktivität eingebüßt hat. Wie immer die Lebensumstände sind – ob wir allein leben oder in einer Partnerschaft, ob wir uns einsam fühlen oder im Großen und Ganzen aufgehoben sind –, in gewisser Weise sind wir in unserem Leben immer auch allein.

Wenn wir dieser Einsamkeit begegnen, finden wir einen tiefen Aspekt unseres Seins. Merkwürdigerweise führt uns das Aushalten dieser Einsamkeit weiter. Krishnamurti – ein indischer spiritueller Lehrer, der bis zu seinem Tod vor einigen Jahren auch regelmäßig in Europa gelehrt hat – wies darauf hin, dass die Einsamkeit ausgehalten und ganz durchschritten werden müsse.

Der Weg durch diese Gefühle des Alleinseins ist schmerzhaft. Wir bleiben aber nicht in einer Gefühlsverfassung innerer Verlassenheit, wenn wir uns der inneren Einsamkeit stellen. In diesem Prozess lösen wir uns vielmehr von der Neigung, uns in jener abhängigen Weise zu binden, die uns letztlich einsam macht. Ohne derartige Bindungen – ohne Abhängigkeit – sind wir nicht einsam, sondern nehmen uns in unserer ureigenen Existenz wahr, was ein sehr erfüllendes Gefühl ist. Im Durchschreiten der Einsamkeit gelangen wir auf eine Ebene des Seins, die jenseits von »einsam« und »nicht einsam« liegt. Was wir existenzielle Verlassenheit genannt haben, entspricht dem Gefühl des Eingeschlossenseins in dem, was wir »Ich« nennen. Solange wir uns mit unserer Persönlichkeit, mit unserem Charakter, unseren Wünschen und unserem Schmerz identifizieren, solange sind wir gewissermaßen »gefangen« und darin einsam. Aber unser Sein umfasst mehr als das.

## Mir fehlen die Kräfte

Wenn wir älter werden, zeigt sich dies unter anderem in unserem Kräftehaushalt. Einerseits nehmen die Kräfte grundsätzlich ab, andererseits fühlen wir Männer uns an der Schwelle zur neuen Lebensphase oft deshalb nicht gut, weil wir für die Neuorientierung zusätzliche Kräfte brauchen. In dieser Zeit machen sich auch die ersten Altersbeschwerden bemerkbar, ohne dass ein ernsthafter Befund vorliegen muss. Vielleicht plagen uns eines Tages unerwartete Schmerzen, die uns in Unruhe versetzen. Es kann dabei sein, dass die Schmerzen »wandern«: Tut uns am einen Tag das Knie weh, so mag es später der Rücken sein, und ein andermal haben wir vielleicht Magenbeschwerden.

Neben körperlichen Beschwerden kann sich auch ein direkter Kräftemangel bemerkbar machen. Vielleicht erwachen wir eines Morgens mit einer unerklärlichen Müdigkeit, die uns jede Lust an unserem Tagewerk nimmt. Eventuell geraten wir ins Grübeln und überlegen uns, wozu wir uns all die Jahre angestrengt haben, wenn uns das Leben nun doch nicht befriedigt. Plötzlich fehlt uns die Energie, um uns am Erreichten zu freuen. Auch können wir unser Denken unvermittelt als zähflüssig erleben, oder es beschleicht uns die Angst, dass wir zu nichts mehr taugen würden.

Dieser Zustand zeigt uns, wie leicht wir in die Verfassung jener Menschen geraten können, welche ihr Leben nur mit Mühe einrichten können und dazu vielleicht der Hilfe bedürfen. Ein Sozialarbeiter sagte mir einmal, es sei nur einigen wenigen günstigen Umständen zu verdanken, dass er nicht auf der anderen Seite seines Pultes sitze (das heißt als Klient zur Beratungsstelle käme). Er hatte erkannt, wie leicht jeder von uns zum Sozialhilfeempfänger werden kann. In der Krisenzeit der Lebensmitte mögen wir auch dies entdecken.

Wenn unsere Energie abnimmt, verlieren gewisse Tätigkeiten, Dinge oder Beziehungen ihre Wichtigkeit. Während wir in jungen Jahren noch glaubten, dass gewisse Aufgaben oder Gegenstände einen objektiven Wert besäßen, wird uns mit fortschreitendem Lebensalter klar, dass wir unser eigener »Wertschöpfer« sind. Wir erkennen die relative Bedeutung der Dinge und werden in der Wahl unserer Lebenseinstellung und unserer Bindungen freier. Wir können auswählen, was oder wem wir unsere Aufmerksamkeit widmen wollen, und während wir unseren Vorlieben früher »ausgeliefert« waren, stehen wir ihnen nun viel unabhängiger gegenüber.

*Kaspar schlitterte in der Lebensmitte infolge schwindender Kräfte in eine erhebliche Krise. Er war ein sehr aktiver Mensch gewesen, der zusätzlich zu seiner Berufstätigkeit viele weitere Aufgaben übernommen hatte, und in der kargen Freizeit baute er stets irgend-*

*etwas an seinem Ferienhaus. Selbstredend blieb für seine Familie nicht viel Zeit. Um die 50 geriet er in eine »Energiekrise«. Er schlief abends um 19.30 Uhr regelmäßig vor dem Fernseher ein und war nachher für nichts mehr zu gebrauchen. Während er bislang sein Arbeitspensum ohne größere Ermüdungserscheinungen erledigt hatte, fühlte er sich nun auch tagsüber erschöpft.*

*Zusätzliche Kräfte kostete ihn die Veränderung seiner Frau, die sich aus ihren bisherigen Abhängigkeiten löste. Wenn er am Abend oder am Wochenende allein war, weil seine Frau eigene Pläne verwirklichte, geriet er in ausgeprägte Verzweiflungszustände. Es fehlte ihm an der Kraft, um die Schwierigkeiten mit neuen Aktivitäten zu überdecken, und so war er hoffnungslos sich selber ausgeliefert. Manchmal fuhr er nachts in einem Zustand tiefer innerer Unruhe mit dem Auto ziellos umher. Er wusste nicht mehr, wohin mit sich und seinem Leben. Dabei pendelte er zwischen dem Wunsch, seine Frau zu verlassen und der großen Angst, dann noch einsamer zu sein. Gelegentlich verließ er das Haus mit knallender Tür, doch schon bald danach bat er seine Frau jeweils wieder um einen neuen Anfang.*

*In der Auseinandersetzung mit sich selber und mit seiner Frau wurde ihm schließlich bewusst, dass er mit sich selbst zusammengestoßen war. In seinen Verzweiflungszuständen stand ihm jetzt der kleine Junge gegenüber, der er vor 35 Jahren gewesen war: ein geschlagener Bub, der renitent war und zu niemandem Vertrauen hatte.*

Wenn sich unser Lebensgefühl verschlechtert, löst sich unsere Energie nicht einfach auf, sondern driftet in unbewusste Schichten weg. Dort belebt sie die bisher ungelösten Lebensfragen und -konflikte, denen wir nun ausgesetzt werden. Diese banden seit jeher ein Stück unserer Lebensenergie, aber in jungen Jahren konnten wir dies mit den überschüssig zur Verfügung stehenden Kräften ausgleichen. Mit schwindenden Kräften ist das nicht mehr möglich, weshalb uns der Kraftverlust zu den unbewältigten Lebensproblemen führt.

In der Auseinandersetzung mit unseren unbewältigten Lebensthemen erscheint die darin gebundene Energie zuerst meist in der Form von Schmerz, Trauer und Wut. Im Grunde handelt es sich dabei einfach um Lebenskraft, die an sich wertfrei ist. Sie steht uns in dem Maße neu zur Verfügung, als wir sie aus der gebundenen Form befreien können. Wenn wir also über unsere Jugendzeit weinen, wenn wir den Schmerz nachempfinden, den wir als Kind erlitten und dann als Jugendlicher beiseite geschoben haben, und wenn wir über die Ereignisse auch wütend werden können, dann gibt uns dies neue Kraft. Wut zu äußern heißt dabei nicht, anderen Menschen Schuld zuzuweisen und sie damit zu erdrücken. Es heißt nur, das Erlittene mit all den damit verbundenen Gefühlen ernst zu nehmen. Das Verständnis für die Notlage anderer, vielleicht der Eltern, soll uns dabei nicht hindern, den eigenen Schmerz zu äußern. Wenn wir unsere Gefühle früher nicht zeigen durften, so können sich nun Schuldgefühle einstellen, weil wir die alten Regeln des Elternhauses verletzen. Von dieser Art von Schuldgefühlen dürfen wir uns in der Auseinandersetzung mit unserer Lebensgeschichte aber nicht hemmen lassen.

Mit der Verarbeitung von Jugenderlebnissen geht die Auseinandersetzung mit weiteren belastenden Erlebnissen aus späteren Lebensphasen einher. In Beruf, Partnerschaft, Beziehungen und vielleicht auch mit unseren Kindern haben wir Kränkungen erlebt, mit denen wir ebenfalls seelisch ins Reine kommen müssen. Auch dort haben wir uns schwach erlebt. Für die Entwicklung einer echten Stärke muss die eigene Schwäche zugelassen werden. Bereits in der Tatsache selbst, dass wir unsere Schwäche als Teil unseres Wesens annehmen, liegt Stärke. Darin steckt eine Kraft, die verblüffend ist. Plötzlich können wir Dinge tun, die wir uns nie zugetraut hätten. Indem wir unsere Schwäche akzeptieren, lösen sich unsere Erwartungen, und das befreit uns. Es ist dann keine Prestigeangelegenheit mehr, dieses oder jenes zu tun, und gerade dadurch können wir uns unbelastet ans Werk machen. Wir tun, was zu tun ist, so wie der Herbstwind den Platz kehrt. Wenn wir uns die eigene Schwäche zugestehen, merken wir plötzlich: Da ist Kraft, da ist Stärke – eine Stärke, die nichts will und zugleich ganz zur Verfügung steht.

## Wenn die Angst mich packt

Verringern sich unsere Kräfte mit dem Älterwerden, so kann sich ein Gefühl der Überforderung und Angst einstellen. Wer das frühere Pensum an psychischer und physischer Belastung trotz geringerer Kräfte in gewohnter Weise weiterhin bewältigen will, ist in dieser Hinsicht besonders gefährdet. Wollen wir unseren Weg wie bisher gehen, so führt dies zu weiterer Überlastung, woraus sich wiederum zusätzliche Ängste entwickeln können. Diese setzen sich in der Folge an allen möglichen Lebensumständen fest, mit denen sie ursprünglich nichts zu tun haben. Plötzlich fürchten wir uns vor Tätigkeiten, die uns nie Mühe bereitet haben, etwa bei Sitzungen zu sprechen oder Reisen zu unternehmen. Vielleicht entwickeln wir auch Höhenängste, oder die tägliche Arbeit wird uns plötzlich zur unerklärlichen Qual. Der Verlust des selbstverständlichen Wohlbefindens, der uns in unerwarteter Weise trifft, kann uns sehr beunruhigen. Wer überhaupt nicht versteht, was da vor sich geht, kann in Verzweiflung oder einen orientierungslosen Zustand geraten.

*Walter, ein erfolgreicher Ingenieur in leitender Stellung, der sich aus einfachen Verhältnissen hochgearbeitet hatte, erlitt eines Tages in der Eisenbahn ganz unerwartet einen schweren Angstanfall. Er war kurz vorher zum Chef einer größeren Firma ernannt worden und war auf dem Wege zu seiner ersten Aufsichtsratssitzung. Dazu kam, dass er zugleich in erheblichen Eheschwierigkeiten steckte.*

*Seine Frau war seiner bestimmenden Rolle in der Familie überdrüssig geworden und hatte sich verselbständigt. Sein Angstanfall war die Folge einer mehrfachen psychischen Überforderung, und er wurde dadurch überraschend mit sich selbst konfrontiert.*

*Walter hatte einen Vater gehabt, der häufig abwesend und doch sehr bestimmend war, und seine Mutter war unzufrieden und hauptsächlich mit sich selber beschäftigt. In dieser Situation vermochte Walter keine Geborgenheit zu finden. Als Jugendlicher hatte er sich mit Gleichaltrigen in einer Clique zusammengeschlossen, und er war stets dabei, wenn irgendwo »Rauch aufstieg«. Später distanzierte er sich davon. Mit viel Disziplin arbeitete er nun an seinem sozialen Aufstieg, wobei er die emotionalen Werte nicht groß schrieb. Als er geheiratet hatte, plante und bestimmte er die Aktivitäten seiner Familie. Von seiner Frau erwartete er, dass sie am gemeinsamen (von ihm gelenkten) Wagen mitzog. Im Beruf, wo er Karriereschritte machte, und auch in der Familie war er gewissermaßen der Rädelsführer geblieben, der er in der Jugend gewesen war, wenngleich er die Ziele jetzt seriöser setzte.*

*In der Krise begann Walter sich mit den Ursprüngen seiner Ängste auseinander zu setzen. Dabei entdeckte er, dass er schon als kleiner Junge Ängste gehabt hatte. Er litt damals Qualen, wenn er allein zu Hause bleiben musste, und er fühlte sich auch innerlich einsam. Als ihm mit rund acht Jahren bewusst wurde, dass seine Eltern nicht auf ihn eingingen, baute er gegen sie und andere Menschen eine innere Mauer auf. Der kleine Walter war zurückgewiesen, nicht verstanden und gekränkt worden. Mittels dieser Mauer zog er sich aus den zwischenmenschlichen Beziehungen in eine eigene Welt zurück. Daran änderte auch nichts, dass er sich als Jugendlicher zum Anführer anderer machte. Auch damals hatten ihn diffuse Ängste geplagt, die er aber überspielte, bis er sie nicht mehr spüren musste.*

*Als in seiner Krise die schlimmsten Ängste nachgelassen hatten, zeigten sich als abgeschwächte Form erhebliche Beklemmungen, die ihn des Öfteren über Stunden begleiteten. Wenn seine Frau wegging, geriet er in ein Gefühl innerer Verlassenheit. Im Gegensatz zu früher gestand er sich diese Empfindungen nun zu, ohne sie gleich zu verdrängen oder seiner Frau Vorwürfe zu machen. Allmählich wurde sich Walter seiner schwachen Seiten bewusst, die ihn in den Angstanfällen zunächst einfach überrollt hatten. Er erkannte, dass diese Teil seiner selbst waren und nicht etwa üble Feinde, die ihn zu vernichten drohten. Auch bemerkte er, dass er ständig »auf Hochtouren« lief und sich so in einem Maße erschöpfte, wie es auf Dauer nicht durchzuhalten war. Als seine Frau ihm eines schönen Morgens mitteilte, dass sie sich von ihm zu trennen gedenke und eine eigene Wohnung suche, da weinte er erstmals seit vielen Jahren.*

*Endlich war er bei seinen Gefühlen angekommen, die ihm so lange gefehlt hatten. Nachdem Walter stets den starken Kerl gespielt hatte, konnte er sich nun hingeben und sich auch einmal fallen lassen. Welche Erlösung! Wieder und wieder setzte er sich mit seiner inneren Beklemmung auseinander, die er in bestimmtem Situationen besonders spürte. Dies war etwa der Fall, wenn er seine Kinder an einem Abend allein lassen musste – genauso, wie es ihm als Junge früher oft ergangen war. Manchmal geriet er sogar in einen Verlassenheitszustand, wenn er auf der Straße irgendwelche Kinder spielen sah. Das genügte, um ihn an seine eigene traurige Kindheit zu erinnern.*

*Mit 50 Jahren musste Walter nun in einer tiefen Krise schmerzlich eine neue Lebensorientierung suchen. Er bedauerte dabei sehr, dass Männer untereinander selten über ihre Probleme sprechen. Er hatte tatsächlich geglaubt, er sei der Einzige, der solche Schwierigkeiten habe, und er schämte sich dafür. In der Beschäftigung mit diesem Thema realisierte er auch, dass er trotz seiner guten Stellung im Berufsleben keinen Freund hatte, mit dem er kollegial über seine Lebens-, Berufs- und Familienfragen sprechen konnte. Immer hatte er sich zusammengenommen – bis es nicht mehr ging. Seinem Zusammenbruch waren gewisse Vorzeichen vorausgegangen, die er jedoch nicht weiter beachtet hatte. Schon einige Jahre zuvor hatten sich seine gelegentlichen Migräneanfälle vermehrt und verstärkt, und ein Jahr vorher hatte er psychosomatische Beschwerden entwickelt. Aber erst mit den unerträglichen Angstzuständen »wachte er auf«.*

Ängste zeigen sich manchmal auch in Träumen.

*Ein Mann, der in einer Überforderungssituation Ängste entwickelt hatte, träumte einmal, er stehe auf einem Bahnhof einer großen, fauchenden Dampflokomotive gegenüber, die ihm große Angst einflößte. Er wollte weg und rannte zu einem in der Nähe stehenden Flugzeug, das er bestieg. Es setzte sich in Startposition, aber der Himmel war voller Starkstromleitungen. Der Pilot war zudem nicht richtig ausgebildet, und er musste beim Start verschiedenen Autos ausweichen. Der Träumer erwachte unter großem Stress.*

*In diesem Traum zeigt sich die Angst des überforderten Träumers. Die alte Lokomotive, die gemäß seinen Assoziationen für die von ihm geforderten Leistungen steht, ist bedrohlich – seine eigene Leistungsorientierung wendet sich gegen ihn. Der Weg aus dieser misslichen Lage ist aber nicht leicht zu finden, und einfach »abzuheben« ist gefährlich. Zur Lösung des Problems bedarf es einer anderen Auseinandersetzung mit den Lebensumständen.*

Gefühle der Überforderung und Angst überfallen uns nicht grundlos. Dennoch können sie uns überraschen, wenn wir erste Anzeichen übersehen haben. Sie zwingen uns – durchaus nicht zu unserem Nachteil – zu einer Umorientierung im Leben. Aus der Notwendigkeit heraus, der veränderten inneren Lebenslage mit neuen Qualitäten zu begegnen, entwickeln wir neue Formen der Lebensbewältigung und -gestaltung. Die Krise zwingt uns, dafür neue innere Quellen zu suchen. Und alles, was wir dabei finden können, sind wir selbst.

Wenn uns in der Lebenswende Ängste erfassen, so ist dies auch nicht außergewöhnlich. Die meisten Männer erleben dies. Wenn wir uns schlecht fühlen, so dürfen wir getrost annehmen, dass es auch anderen – die scheinbar zufrieden wirken – ähnlich ergeht. Auch wir sehen im Spiegel vielleicht gar nicht so verzweifelt aus, wie wir uns manchmal fühlen, und auch wir antworten auf die Frage nach unserer Befindlichkeit durchaus mit »gut«, auch wenn dem nicht so ist. Es geht ja nicht jeden etwas an, wie wir uns fühlen.

Mir scheint es durchaus richtig, nicht jedem Menschen die eigene Not anzuvertrauen. Es ist aber wünschenswert, dass wir einige – oder wenigstens einen – Menschen haben, dem wir offen sagen können, wie es um uns steht. Vielleicht gibt es sogar jemanden, der uns durch unsere Krisenzeit begleitet. Dabei nimmt uns schon allein die Bereitschaft, offen über unsere innere Befindlichkeit zu reden, ein Stück der inneren Not. Die Klärung der Hintergründe des eigenen Leidens hilft uns des Weiteren. Daraus wiederum wächst langsam eine neue Lebenshaltung.

## Niedergeschlagenheit

In den Krisenzeiten der Lebensmitte können wir nicht nur Gefühle von Kraftlosigkeit, Überforderung und Angst erleben, sondern auch eine tiefe seelische Niedergeschlagenheit entwickeln. Nichts mehr vermag uns zu freuen, und nur schwer entwickeln wir Aufmerksamkeit für die Angelegenheiten um uns herum. Vielleicht werden wir reizbar und ertragen kaum noch eine Belastung, vielleicht leiden wir an Schlaflosigkeit oder wir fühlen uns in unseren Lebensumständen tief frustriert. Unser Leben kann uns vorkommen, als sei es ohne jede Perspektive, und es mag sogar geschehen, dass wir im Weiterleben keinen Sinn mehr sehen.

Solche Zustände können uns in der Umbruchzeit periodisch ereilen oder über längere Zeit andauern, ohne dass sich irgendeine Veränderung abzeichnet. In ihrer extremen Form kann sich die Niedergeschlagenheit gar zu einer richtigen Depression verdichten. Dann sind unsere Handlungen schwerfällig, jede Handbewegung wird zur Anstrengung. Wir stehen am Morgen nur mehr mit Mühe auf und schleppen uns mühsam durch den Tag. Vielleicht müssen wir uns regelrecht zwingen, unseren Verpflichtungen nachzukommen, und die Arbeitstage können zur Qual werden. Selbst die Begegnung mit uns nahen Menschen wird uns zu viel. Vielleicht würden wir uns am liebsten unter einer Decke verkriechen. Dort sind wir zwar auch nicht sicher, aber doch wenigstens etwas entlastet, weil wir gegen die Anforderungen von außen abgeschirmt sind. Möglicherweise fühlen wir uns abends etwas besser, wenn keine unmittelbaren Aufgaben mehr vor uns liegen. Das heißt aber nicht, dass wir uns an freien Tagen wirklich wohl fühlen würden. Schon nach kleinen Anstrengungen können wir erschöpft sein. In einer derartigen Verfassung trauen wir uns selber nichts mehr zu. Wir verlieren auch an Appetit. Selbst unsere Lieblingsspeisen, die wir früher genossen haben, interessieren uns nicht mehr sonderlich. Vielleicht grübeln wir in unserer Vergangenheit herum und überlegen, was wir alles falsch gemacht haben, oder wir suchen Trost im Alkohol. Möglich ist auch, dass wir eine innere Unruhe entwickeln, der wir uns nicht zu entziehen vermögen.

Der depressive Zustand bedeutet höchstes Leiden, und es ist bekannt, dass er sich durch wohlmeinende Ermunterungen nicht beeinflussen lässt. Dem Betroffenen ist, als litte er unter einem großen körperlichen Schmerz, ohne dass ihm aber etwas wehtut. Das kann schlimmer sein als körperliche Schmerzen, denn gegen diese lässt sich wenigstens etwas unternehmen. Der Depressive ist seinem Leiden weitgehend schutzlos ausgeliefert. Er kann nicht leben, er kann nicht sterben, und nichts von seiner Not dringt nach außen. Im Grunde ist dieses Leiden so wenig zu beschreiben wie jede andere innere Erfahrung auch. Keine Darstellung kann davon ein wirkliches Erfahrungsbild vermitteln – der Zustand der Depression liegt jenseits jeder konkreten Beschreibung.

*Herbert war im Zuge seiner Krise in eine Depression geraten. Er hatte seine Stelle und seine Partnerschaft verloren, wobei sich nicht genau sagen lässt, ob er seine Depression wegen dieser Ereignisse entwickelte oder ob er wegen einer plötzlich ausbrechenden Depression Schwierigkeiten im Beruf und in der Partnerschaft bekam. Er hatte in der Lebensmitte seinen inneren Boden verloren, und er war nicht mehr arbeitsfähig. Nachdem er zunächst eine viel versprechende berufliche Laufbahn eingeschlagen hatte, begann sein Interesse abzuflauen, als er sein wesentliches Berufsziel – eine leitende Position – erreicht hatte. Er wurde nach und nach antriebsloser und leistete immer weniger. Das führte natürlich zu Schwierigkeiten mit den Vorgesetzten, welche schließlich im Verlust des Arbeitsplatzes gipfelten.*

*Im Vorfeld dieser Entwicklung hatte er lange Jahre ein eher oberflächliches Leben geführt, und er litt gleichzeitig unter einer gewissen Beziehungslosigkeit, die er aber gut zu überdecken vermochte. In der Lebensmitte holten ihn die Auswirkungen seiner unerledigten Lebensfragen schonungslos ein. Die vielen Jahre, in denen Herbert einfach gearbeitet hatte, ohne groß nachzudenken, rächten sich mit der nun einsetzenden Depression bitter.*

*Eines Tages hörte Herbert in einer Radiosendung, dass Mütter, die sich in der Ehe nicht um die Gestaltung einer gesunden Partnerschaft bemühen, einen ihrer Söhne als Ersatzpartner nehmen könnten. Damit würden sie dem betroffenen Jungen schwere Schäden zufügen, was sich bei diesem wiederum als Selbstaggression äußern könne. Diese Sendung machte Herbert nachdenklich.*

*Erstmals erlaubte er sich kritische Gedanken seiner Mutter gegenüber, und er begann den Zusammenhang zwischen der engen Mutterbindung und seinem seelischen Manko zu sehen. Seinem Wesen nach wäre er gesellig und kontaktfreudig gewesen, aber seine Mutter hatte sich an den einzigen Sohn geklammert. Es wurde ihm klar, dass er auf diese Weise keine tieferen Kontakte schließen und auch keine Partnerschaft eingehen konnte, da er ja die Mutter als »Partnerin« hatte. Nachdem er die Schuld für seine misslungenen*

*Beziehungen bisher immer bei sich selber gesucht hatte, verstand er nun, dass seine Mutter nicht – wie er bisher glaubte – »Retterin in der Not« gewesen war, wenn sie ihn danach jeweils wieder aufnahm. Herbert realisierte, dass der Weg zu seiner Gesundung lang sein würde, aber in seinen ersten Erkenntnissen lag der entscheidende Schritt dazu.*

Lange mögen wir glauben, dass sich unsere Lebensfragen auf Dauer zur Seite schieben lassen, aber letzten Endes ist das nicht oder nur zu einem hohen Preis möglich. Wir gehen nicht nur äußerlich, sondern auch innerlich einen Lebensweg, und dieser fordert die Bewusstwerdung über unsere Angelegenheiten. Mit zunehmendem Alter müssen wir größere Klarheit in unser Leben bringen. Es scheint, als wären wir alle dazu aufgefordert, in den mittleren Lebensjahren eine gewisse innere Ordnung herzustellen – selbst wenn unsere Kindheit belastend war. Tun wir dies nicht, so spitzen sich unsere Lebensschwierigkeiten zu. Nagen große unerledigte Probleme an unseren Energiereserven, so werden Letztere vorzeitig aufgebraucht. Eine aufkommende Depression mag wie die Warnlampe einer Benzinuhr anzeigen, dass es höchste Zeit ist, neue Kraftquellen zu erschließen.

Das Leben fordert in der Lebensmitte seinen speziellen Tribut. Wir bedürfen jetzt der Klarheit in der Lebensgestaltung. Unser Lebensprozess setzt uns zwischen 40 und 50 Jahren jenes Thema vor, dessen Bewältigung uns weiterbringt. Nach meiner Erfahrung müssen dafür einerseits Kindheitseindrücke bereinigt werden, welche unser Leben behindern, andererseits ist die weitere Entwicklung der Persönlichkeit notwendig. Bisher unerschlossenes Potenzial sollte gestaltet werden. Ein Zusammenbruch kann auf diese Aufgaben hinweisen.

Wer in der Lebensmitte die Erfahrung der Niedergeschlagenheit oder Depression machen muss, kann daraus eine neue Lebensperspektive entwickeln. Im Leiden lernt er die

Tiefen des menschlichen Seins kennen, und sein Alltag wird nie mehr so sein wie zuvor. In dieser Erfahrung kann sich ein großer Respekt vor der Wirklichkeit der Seele entwickeln, und es zeigt sich darin deutlich, dass alles Sein letztlich seelische Realität ist. Dies öffnet uns für eine neue, positive Weltwahrnehmung.

Wenn es möglich ist, so tief in die Dunkelkammer der Seele vorzudringen, dann ist es umgekehrt auch möglich, ihre hellen Seiten zu ergründen. Der Weg dazu führt über verschiedene Stufen der Auseinandersetzung und seelischen Öffnung, von denen später noch näher die Rede sein wird.

## Krankheit und Zusammenbruch

Manche Menschen werden in der Lebensmitte unverhofft krank. In gewissen Fällen besteht kein sichtbarer Zusammenhang mit der vorangegangenen Lebensführung, und das Geschehen erscheint als unergründliche Herausforderung des Schicksals. In schweren Fällen kann die Krankheit ein Vorbote des Todes sein, und es wäre zu billig, dies nur als Folge gewisser Lebensereignisse zu verstehen. Der Tod hat – wann immer er uns trifft – seine eigene Unermesslichkeit, die wir nicht auf irgendetwas anderes reduzieren können und dürfen. So hat auch die schwere Erkrankung ihre eigene Unergründlichkeit, und vielleicht ist sie mehr Aktion als Reaktion, mehr Herausforderung als Folge von etwas Vorherigem. Ihrer Forderung gerecht zu werden ist schwierig, aber unumgänglich. Sie verlangt von uns jene Lebensbereinigung, welche der unerwartete Tod nicht mehr ermöglicht. Wer davon betroffen ist, geht durch Phasen des Widerstandes und der Wut hindurch, kommt vielfach aber auch zu Versöhnung und zur Bereitschaft, das Unermessliche anzunehmen.

Es finden sich in der Lebensmitte aber auch Erkrankungen, bei denen ein Zusammenhang mit der bisherigen Lebensführung angenommen werden kann. Darunter fallen in erster Linie Folgekrankheiten von körperlicher oder seelischer Überlastung, die sich schon im Vorfeld mit bestimmten Symptomen bemerkbar gemacht haben. Wer sich auf Dauer mehr abverlangt, als was er zu leisten vermag und dabei körperliche Warnzeichen missachtet, riskiert eine Verschärfung der Symptomatik.

*Hugo war für seine gut 40 Jahre ein vorzeitig gealterter Mann. Sein Blutdruck war hoch, er explodierte schnell, und er ärgerte sich über vieles. Mit einer eigenen Firma hatte er es zu einem ansehnlichen Vermögen gebracht, und er lebte einen entsprechenden Lebensstil. Seinen Mitarbeitern gegenüber hegte er aber ein tiefes Misstrauen, und er kontrollierte sie ständig. Er konnte nicht delegieren und wollte stets alles im Griff behalten. Er hatte eine zwanghafte Bindung an die Arbeit entwickelt, man könnte durchaus sagen, dass er arbeitssüchtig war. Zudem rauchte er viel und trank in erheblichem Maße. Auch hatte er keine körperliche Bewegung, da er jeden Weg ohne Auto als Zeitverlust betrachtete. Seine Beschwerden begannen vor etlichen Jahren mit schwer heilbaren Blasenentzündungen, später erlitt er in Abständen zwei Herzinfarkte. Daneben litt er an Magendurchbrüchen. Er hatte im Bauch ein ständiges Beklemmungsgefühl, das sich bis in den Hals erstreckte. Die Speiseröhre fühlte sich für ihn eng an, und er hatte die Empfindung, nicht schlucken zu können.*

*Hugo hatte nach dem ersten Herzinfarkt seine Zwänge erkannt und war traurig und zugleich wütend auf sich selber, weil es ihm nicht gelang, sich daraus zu befreien. Sein Vater hatte ähnlich wie er gelebt und war mit 50 Jahren am dritten Herzinfarkt gestorben. So war ihm bewusst, wohin dieser Weg führen könnte. Sein Wunsch nach Erfolg und Anerkennung ließ ihn aber nicht frei. Zudem trug er viel Ärger und Aggression in sich, was er nie zu äußern wagte – aus Angst, es könnte seinen Geschäften schaden. Sein wirtschaftlicher*

*Erfolg war ihm so wichtig, dass er diesem alles unterstellte. In der Folge wurde er zu einem verkrampften, ängstlichen und perfektionistischen Menschen, dem jede Gelassenheit fehlte.*

*Auch nach dem zweiten Herzinfarkt setzten sich seine alten Neigungen immer wieder durch. Er hatte weiterhin Bauchkrämpfe und ein Gefühl der »abgeschnittenen Luft«. Tatsächlich hatte er sich seine Lebensluft abgeschnitten, und es fiel ihm schwer, neue Lebensmuster zu entwickeln. Gelegentlich geriet er in eine Stimmung der Gleichgültigkeit; am liebsten hätte er dann alles liegen lassen und wäre weggegangen. Aber seine bisherige Lebenshaltung saß so tief in ihm, dass er sich weiterhin Zwang antat. Nach und nach wurde sein Lebensstil zerfahrener, und er spürte, dass ihm die Dinge zu entgleiten drohten. Er hatte sich nicht mehr in der Hand – weder hinsichtlich seiner körperlichen Befindlichkeit noch bezüglich seiner Arbeitsleistung oder seiner psychischen Verfassung.*

Bricht infolge Überlastung nicht das körperliche, sondern das seelische System zusammen, besteht die Gefahr der Suizidalität. Wer sich in so großen Schwierigkeiten befindet, dass jeder Zukunftsglaube verloren geht, kann mit dem Gedanken an den Tod zu spielen beginnen.

*Gregor ist derartigen Impulsen gefolgt und versuchte ernsthaft, sich das Leben zu nehmen. Er überlebte seinen Suizidversuch, trug von ihm aber schwere körperliche Verletzungen davon, weswegen er für längere Zeit im Krankenhaus lag.*

*Es war zur Krise gekommen, weil Gregor sich psychisch massiv überlastet hatte. Er hatte nie gelernt, seine seelischen Empfindungen auszudrücken oder darüber zu sprechen, und er handelte oft entgegen seinem tieferen Gefühl. Er war gewohnt, andere Menschen nicht zu enttäuschen, sondern zufrieden zu stellen. Niemandem mutete er eine unangenehme Wahrheit zu, und er litt lieber selber, als andere vor den Kopf zu stoßen. Auch seiner Partnerin gegenüber lebte er eine Haltung vor, die ihm nicht wirklich entsprach. Er gab sich stets stark und zuversichtlich und spielte die Rolle eines belastbaren und zugleich gelassenen Mannes. Auf diese Weise war er in eine unechte*

*Lebensführung geraten, was seine Umgebung nicht wahrnahm. Er selber empfand jedoch tiefe Hoffnungslosigkeit. Er hatte sich in ein Netz aus Firmenstress, falschen Gefühlen, vermeintlicher Schuld und Zukunftsangst verstrickt. Weil er keinem zur Last fallen wollte, sprach er mit niemandem über seine Probleme.*

*Er hätte gerne seine familiäre und berufliche Lebenssituation verändert, fürchtete aber mögliche damit verbundene Schwierigkeiten. Sein Körper reagierte darauf mit Bauchkrämpfen, Herzstechen, Druck in der Brust und Atemnot. Mit seiner Neigung zur Harmonie hatte er sich ein zu enges Lebensnetz gesponnen, und er konnte es nicht zerreißen. Dazu waren seine Abhängigkeiten zu groß. Schließlich sah er im Suizid die einzige Möglichkeit, seiner fatalen Lebenssituation zu entrinnen.*

*Im Krankenhaus nahm sich Gregor erstmals Zeit für sich selber, nachdem er früher nur gearbeitet und geschluckt hatte, und es war das erste Mal, dass er über seine persönlichen Empfindungen und Probleme sprach. In seinem inneren Rückzug ins Schneckenhaus erkannte er einen Grund, warum er selbstmordgefährdet war. Im Krankenhaus überlegte er anfangs noch, wie er es ein zweites Mal versuchen könnte. Doch nach und nach verloren sich diese Gedanken, als er sich neue Schritte für sein Leben zurechtlegte, ohne sich dadurch aber in Zugzwang zu setzen.*

*Der Krankenhausaufenthalt tat Gregor gut. Er erlebte dort Phasen der inneren Unruhe, der Leere und des inneren Kampfes, aber auch solche der ruhigen Überlegung und des zufriedenen Daseins. Er klärte in dieser Zeit viel, und bis zu seiner Entlassung hatte er ein neues Lebensgefühl und auch neue Ziele gefunden. Am Ende dieser Zeit genoss er es, einfach dazusitzen und zu leben. Gregor nannte dies einen »Zustand außerhalb der Realität« – aber es war nur ein solcher außerhalb der ihm bisher bekannten Realität. In diesen Momenten war für ihn alles da, was er brauchte. Gregors Probleme hatten sich nicht alle gelöst, aber er war zu sich gekommen.*

So wie sich jede seelische Situation und Entwicklung auch in Träumen widerspiegelt, so stellt sich darin oft auch der

Zusammenbruch dar. Nicht alle seelischen Prozesse führen zu einem neuen Aufbruch – das wäre zu positiv gedacht. Die Zeit der Lebensmitte muss in ihrer Forderung nach Umorientierung ernst genommen werden, und selbst dann ist nicht alles zu bewerkstelligen. Es gibt auch Situationen, die lange Zeit wenig Änderung zeigen. Dennoch wissen wir nie, wie sie letztlich enden werden, und jederzeit ist eine überraschende Wendung möglich.

*Michael war lange in einer stagnierenden seelischen Situation. Er erlitt beruflich und persönlich Schiffbruch und war schließlich auf Sozialhilfe angewiesen. Damals träumte er von einem Turm inmitten eines gefrorenen Sees, auf dem viele Leute standen. Er selber war am Ufer, und jemand hinter ihm befahl ihm, über das brüchige Eis zu gehen und den Turm zu besteigen. Weil Widerspruch unmöglich war, ging er gegen seinen Willen hin. Als er oben war, begann sich der Turm langsam zu neigen und brach schließlich zusammen. Während des Niedersinkens konnte sich Michael baumelnd halten, und kurz vor dem Aufprall gelang ihm der Absprung, den er unverletzt überstand.*

*Dieser Mann befand sich seelisch auf brüchigem Eis und war gleichzeitig in verstiegenen Ideen gefangen. Und nun brach dieser Turm einfach zusammen, was seinem eigenen seelischen Einbruch entsprach. Dennoch – es gab auch die Möglichkeit des Absprungs, und damit der neuen seelischen Entwicklung.*

Wie weit eine solche Entwicklung gehen kann, ist von außen niemals endgültig zu beurteilen. Allerdings scheint in uns angelegt, was wir zu leisten im Stande sind, und keiner überschreitet die Grenzen seiner Lebensmöglichkeiten. Gewisse Formen des Zusammenbruches – etwa der als »Nervenzusammenbruch« bezeichnete psycho-physische Erschöpfungszustand – haben eine gute Prognose, andere sind schwerwiegender. Jede derartige Entwicklung ist ernst zu nehmen, und soweit es in unseren Händen liegt, sollten wir es nicht dazu kommen lassen. Weil die Genesung schwierig werden kann, wenn die innere Abwehr wirklich geschädigt ist, sollten wir alle Anzeichen unseres Körpers und unserer seelischen Verfassung frühzeitig beachten.

## Mein Leben ohne Sinn?

Die Umbruchzeit in der Lebensmitte kann uns Männern ein gutes Stück unseres Selbstvertrauens nehmen. Unsere Herkunft, unser Beruf, unsere Stellung in der Gesellschaft, die Lebensform, die soziale Umgebung und unser Selbstbild bestimmen unser Selbstwertgefühl. Wenn nun wichtige Umstände unseres Lebens ins Wanken geraten, dann wird das Gleichgewicht unseres Selbsterlebens gestört.

Die Krise der Lebensmitte ist auch eine Krise der Werte, denn unser Selbstwertgefühl ist mit unserem Wertesystem verknüpft. In dieser Umbruchsituation zeigt sich, welche Werte den neuen Anforderungen noch standhalten und welche nicht. Das heißt nicht, dass die bisher gültigen Werte falsch gewesen wären. Sie sind mit unserem zunehmenden Alter und der wachsenden Reife einfach revisionsbedürftig geworden, so wie es in früheren Lebensphasen auch schon öfters der Fall gewesen ist. Als Jugendliche hatten wir eine andere Lebenshaltung als im jungen Erwachsenenalter, und wenn wir älter werden, helfen uns wiederum andere Werte, diese Lebensphase gut zu bestehen.

Eines der Probleme dieser Übergangszeit liegt in unserem Beharrungsvermögen. Was sich bewährt hat, geben wir nicht ohne Not auf. Wir nehmen an, dass jene Einstellungen und Verhaltensweisen, mit denen wir bisher gut gefahren sind, auch weiterhin hilfreich wären. Dem ist aber nicht so. Wir befinden uns in einem Prozess der laufenden Veränderung, dem unser Wertesystem immer wieder neu angepasst werden muss. Wenn wir nun diesen Veränderungsprozess zu wenig beachten, können sich unsere Haltungen plötzlich als unangemessen erweisen. Das Geschehen, das uns überrumpelt (etwa berufliche Motivationsprobleme, eine unerwartete Liebe usw.), macht uns bewusst, dass wir für den laufenden Veränderungsprozess nicht mehr offen waren.

Bisher bewährte Einstellungen und daraus resultierende Verhaltensweisen stehen unter veränderten Umständen plötzlich unserem Lebensprozess und damit der weiteren Entwicklung entgegen. Dann müssen wir unsere Einstellungen ändern. Wir stehen dabei vor der Wahl, ob wir uns anpassen und neu fixieren, oder ob wir eine grundsätzlich fließendere, das heißt für den steten Wandel offene Haltung entwickeln wollen.

In der Phase dieses Wertewandels stellt sich gleichzeitig die Frage nach dem Lebenssinn. Sie steht in Beziehung zu unseren Werten und hat einen persönlichen, einen kollektiven und einen spirituellen Aspekt.

Auf der *persönlichen Ebene* gilt es, eine individuell befriedigende und tragfähige Antwort darauf zu finden, was in unserem Leben Sinn macht. Wem dies nicht gelingt, der läuft Gefahr, in einen destruktiven Zynismus zu verfallen.

Ich kenne einen Mann, der im Leben generell viel Negatives sieht und auch sich selber keinen tieferen Wert zuerkennen kann. Er spricht manchmal zynisch über sich und andere Menschen: »Na ja, einmal sterben wir ohnehin, und das war's dann ...« Der Lebenssinn, der im Zuge eines beruflichen, persönlichen, beziehungsmäßigen oder anderen Einbruches leidet, wird vom Zyniker gewissermaßen abgeschrieben. Es hat alles keinen Zweck gehabt; er hat nicht gefunden, um dessentwillen zu leben sich lohnen würde, und – das war's dann. Dieser Fatalismus entspricht weder einer inneren Offenheit noch der ungebundenen Lebendigkeit, als die er sich oft darstellt; er ist vielmehr reine Resignation.

Die Entwicklung einer derartigen Haltung ist mit Prägungen unserer Jugendzeit verknüpft. Wie schon angesprochen, werden diese manchmal fälschlicherweise als Charakterzüge verstanden. Wer sich beispielsweise zu einem schüchternen Menschen entwickelt hat, weil er als Kind dauernd auf die Launen und möglichen Ausbrüche eines Elternteils Rücksicht nehmen musste, glaubt später vielleicht, er sei von Natur aus schüchtern. Oder wer als Kind unerwünscht war, kann als Erwachsener unter einem grundsätzlich schlechten Lebensgefühl leiden. Beide glauben, in dieser Welt nicht wirklich angenommen zu sein. Menschen, die so geprägt sind, trauen sich oft nicht, den für ihre Entwicklung notwendigen Raum zu beanspruchen, und sie haben das tief verinnerlichte Gefühl, andere hätten mehr Recht auf Leben als sie selber. Sie übersehen dabei die Gleichheit allen Seins: Das Herz eines jeden schlägt mit dem gleichen »Recht«. Die Tatsache, dass unser Herz schlägt, muss nicht noch zusätzlich begründet werden. Unsere Existenz ist allein dadurch gerechtfertigt, dass wir existieren, und nicht etwa infolge bestimmter sozialer Umstände, die immer äußere Gegebenheiten sind. Die Erkenntnis, dass das Leben in sich selbst begründet ist, befreit uns von einschränkenden Vorstellungen und von manchem Problem.

*Harry war ein unerwünschtes Nachzüglerkind, welches das berufliche Arrangement seiner Eltern störte. Seine Mutter wollte die Schwangerschaft zuerst abbrechen lassen, wozu es dann aber nicht kam. Harry wurde von Kindermädchen erzogen und erhielt von seinen Eltern nur geringe Zuwendung. Er gewann auf diese Weise wenig innere Bindung zu anderen Menschen – auch nicht zu seinen Freunden. In der konfliktreichen Familie hatte er keine Möglichkeit, eine befriedigende Rolle zu spielen, und so vermochte er trotz guter Schulnoten kein gutes Selbstwertgefühl zu entwickeln. Das brachte ihm in seinem späteren Leben erhebliche Schwierigkeiten. Er neigte dazu, sich selber zu unterschätzen und verkaufte sich unter Wert. Im Grunde traute er sich nicht, auf dieser Welt zu sein, Forderungen zu stellen und seinen Fähigkeiten gemäß Einfluss zu nehmen. So konnte er seine guten Kräfte weder zum eigenen Wohle noch zu demjenigen der Gemeinschaft einsetzen. Für Harry war es wichtig, nicht nur seine Jugendprägungen zu klären, sondern auch zu einem tieferen Verständnis seiner Existenz zu kommen.*

*Demgegenüber entwickelte Wendelin bei einer ähnlichen Selbstwertproblematik in umgekehrter Weise ein überhöhtes Selbstwertgefühl. Er spielte sich auf und versuchte überall die Zügel in die Hand zu bekommen und den Ton anzugeben. Konnte er seine Machtposition einmal nicht halten oder erhielt er in einer kritischen Situation die dringend benötigte Unterstützung nicht, wurde er ganz hilflos. Hinter seinem Verhalten stand eine tiefere Schwäche, weswegen er immer wieder in Schwierigkeiten geriet. Im Laufe seiner Auseinandersetzung mit sich selbst wurde ihm klar, dass er mit seiner »Macht« einem inneren Gefühl der Ohnmacht, Hilflosigkeit und Orientierungslosigkeit auswich. Sein Weg führte ihn zum Eingeständnis des eigenen schlechten Selbstwertes, und daraus erwuchsen ihm neue Kräfte. Mit der Zeit verbesserten sich auch seine Beziehungen zu anderen Menschen.*

Die Frage des Lebenssinns hat neben der persönlichen Ebene auch einen *kollektiven Aspekt*, denn wir stehen heute generell in einer gewissen Sinnkrise. Viele tragende Werte unserer Kultur, welche das individuelle und das gemeinschaftliche Leben bestimmten, haben an Bedeutung eingebüßt. Für den Einzelnen gilt nicht mehr selbstverständlich, was lange Zeit allgemein anerkannt war. Während ihm die kollektive Ordnung früher Lebenshalt vermittelte, ist er nun verstärkt gefordert, das Problem des Lebenssinns individuell zu lösen. Dies ist eine Herausforderung, welche frühere Generationen nicht gekannt haben.

Früher konnte die Lebensmitte ebenso wie andere Lebensphasen am Geländer fester kollektiver Werte überschritten werden. In den gesellschaftlichen Rollen und Normen war vorgegeben, wie sich ein älterer Mensch zu benehmen hat, wie er ins familiäre und gesellschaftliche System eingebunden ist und welche Aufgaben ihm zukommen. Heute haben wir das neue Lebensalter jedoch zunehmend individuell zu gestalten. Die kollektive Institution des Rentenalters zieht jetzt beispielsweise eine klare Grenze zwischen der »aktiven« Lebensphase und dem anschließenden »Ruhestand«, und ab diesem Zeitpunkt ist alle Lebensgestaltung vorwiegend dem Einzelnen überlassen. Dabei besteht ein großer Freiraum, denn die Rolle des alten Menschen in der Familie hat nur noch einen Bruchteil der Bedeutung von früher, und auch sonst ist er aus gesellschaftlichen Verbindlichkeiten weitgehend entlassen.

In dieser Situation stellt sich dem älter werdenden Menschen nicht nur die Aufgabe der äußeren Lebensgestaltung, indem er sich etwa neue Aufgabenkreise zu suchen und seine Beziehungen neu zu ordnen hat. Auch die innere Neuorientierung muss jetzt auf individueller Basis gefunden werden. Wenn sich diese früher aus der kollektiv bestimmten Lebensform ableitete, so ist sie ebenfalls unbestimmt und offen geworden. Das erscheint heute als Mangel an kollektivem Lebenssinn, welcher aber wiederum die Vorstufe zum Gewinn eines individuellen Lebenssinns darstellen kann.

Des Weiteren hat die Frage nach dem Lebenssinn eine *spirituelle Ebene*. Lebenssinn wird dem Menschen in religiösen Systemen angeboten. Diese vermitteln ein mehrdimensionales Weltbild mit einer spirituellen, sozialen, moralischen und glaubensmäßigen Ebene. Halt wird dem Menschen dabei – abgesehen von den mystischen Schulen – von außen gegeben: Das Heil kommt auf den Menschen zu, der sich um eine entsprechende innere Haltung bemüht, und durch den Glaubens- und Lebensvollzug kann er am größeren Ganzen Anteil haben.

In unserem Kulturkreis hat der entsprechende Auftrag der Kirche insofern an Bedeutung verloren, als zum Teil andere Institutionen diese Funktion übernommen haben, aber auch weil die vermittelten Werte vom Menschen ein Stück weit integriert worden sind. Wir haben uns über die Jahrhunderte sozialisiert und sind zivilisierter geworden. Das politische System der Demokratie und internationale Vereinbarungen wie die Menschenrechtskonvention sind Zeugnisse davon. Insofern, als die religiösen Werte säkularisiert worden sind, verlor auch die Institution Kirche als Überbringerin moralischer und sozialer Forderungen an Bedeutung.

Was die Ebene gelebter Religiosität und Spiritualität anbelangt, scheint ebenfalls ein Integrationsprozess im Gange zu sein: Die in den Religionen vermittelten spirituellen Werte können heute zunehmend im eigenen Inneren erfahren werden. Was früher als religiöse Norm galt, aber auch was die Kirche an Heilsversprechungen leistete, erscheint heute als seelischer Inhalt, der individuell zu erkennen und zu erringen ist. Damit wandelt sich die Funktion der Kirche von einem »Heilsbringer« und Garant des richtigen Glaubens zum Helfer auf dem Weg der religiösen Erfahrung. Diese Neugestaltung der kirchlichen Aufgabe mag als kollektive religiöse Krise erscheinen. Alte Funktionen der Kirche sind nicht mehr gefragt und werden überflüssig. Bevor die Kirche als Institution jedoch in neuer Weise Seelsorge und spirituelle Führung anzubieten vermag, müssen die notwendigen inneren Erfahrungen und Fähigkeiten von den kirchlichen Mitarbeitern zuerst auf breiter Basis selbst errungen werden. In diesem Sinne befinden wir uns gegenwärtig auch in einem Wandel der religiösen Wertvermittlung.

Durchlaufen wir in der Lebensmitte eine Zeit des Wertewandels und der Sinnkrise, so sind wir in dieser Lebensphase auch in spezieller Weise für die kollektiven Wert- und Sinnlücken empfänglich. Durch beides werden wir persönlich verunsichert. Wissen wir in dieser Umbruchsituation nicht mehr weiter, ja sehen wir alles als sinnlos an, so heißt dies zunächst nur, dass die bisher sinngebenden Elemente an Bedeutung verloren haben. Weil neuer Sinn nicht gefunden werden kann, solange uns der alte noch stützt, muss eine wirkliche Erneuerung zwangsläufig durch eine Phase der Verunsicherung führen. Damit erweist sich die Sinnkrise als notwendiger Bestandteil der seelischen Entwicklung, welche wir auf der Schwelle zwischen Jugend und Alter durchmachen. Die Verzweiflung, die uns ereilt, wenn wir unseren bisherigen Halt verlieren, ist die unumgängliche Not des Umbruchs. Wenn sich die bis jetzt tragenden Werte als brüchig erweisen, ist dies aber nicht schon das Ende des Weges. Vielleicht spüren wir in der Krisenzeit auch hin und wieder ganz direkt, dass sich in uns viele Dinge neu ordnen und unser Weg uns wohl zu einem guten Ziel führen wird.

# Ja, wer bin ich denn noch?

## Zwischen Jugend und Alter

Jede Krise birgt die Chance einer fruchtbaren Veränderung in sich. Je stärker die Erschütterung ist, desto mehr werden von ihr auch tiefe seelische Schichten betroffen. Damit kann die Krise einen wesentlichen Wandel der Persönlichkeit bewirken. Wenn wir bedenken, wie groß die Unterschiede in Haltung, Einstellung und Gestaltung des Lebens zwischen einem jungen und einem alten Menschen sein können, so ist klar, dass sich an der Schwelle zwischen Jugend und Alter erhebliche Veränderungen vollziehen müssen. Je abrupter diese vonstatten gehen, desto eher sprechen wir von einer Krise. Jeder einschneidende Wandel bringt kritische Momente mit sich, in denen in relativ kurzer Zeit schwierige Anpassungsleistungen vollzogen werden müssen. Es wäre illusionär, anzunehmen, dass sich der Mensch kontinuierlich und gewissermaßen schmerzfrei zu seinem Alter hin wandelt.

Die seelischen Veränderungsprozesse, denen wir im Laufe unseres Lebens unterliegen, verlaufen zeitweilig stetig und zeitweilig sprunghaft. Es gibt gewisse Schwellen, an denen in relativ kurzer Zeit viel passiert. Beständige Entwicklung und plötzliche Veränderung sind dabei keine Gegensätze – im Gegenteil: Sie bedingen einander gegenseitig. Die Kontinuität findet ihre Erfüllung, indem sie unversehens zu etwas Neuem führt, und dieses Neue ist das Resultat der stetig vorangegangenen Veränderung.

Die Zeiten des kurzfristig-intensiven Wandels sind seit jeher mit Hilfe von Ritualen bewältigt worden, worin der Betroffene ein tragendes Gefühl für die neue Lebenssituation aufbauen kann. Dazu gehören die Pubertätsriten, welche von Naturvölkern noch ausgedehnt begangen werden und die sich in unserer Kultur in den bescheidenen Formen von Firmung, Konfirmation und Jugendweihe erhalten haben. Eine vorher zu bewältigende Schwelle stellt der Übergang vom Kleinkindalter in das Schulalter dar, welcher am ersten Schultag ebenfalls rituell begangen wird. Nach der Pubertät ist der Beginn einer festen Partnerschaft ein Übergang, welcher den jungen Erwachsenen nicht nur in eine neue soziale Rolle bringt, sondern meist auch die Phase der Elternschaft einleitet. Ist diese Aufgabe schließlich bewältigt und sind die Kinder aus dem Hause gegangen, beginnt wiederum eine neue Lebensphase. Der Mensch geht nun seinem Alter entgegen und hat sich darauf einzustellen.

Der eigentliche Wandel des Menschen auf dieser Schwelle liegt dabei weniger in der Gestaltung einer neuen äußeren Lebensform, als vielmehr in einem inneren Prozess, der zu einer völlig neuen Lebensorientierung führt: derjenigen zum Alter hin. Nun kann nicht mehr wie früher alles verändert und nach Bedarf neu gestaltet werden; wir werden uns bewusst, dass einige Lebensvollzüge abgeschlossen sind. Während es das Vorrecht der Jugend ist, auf gewisse Entscheidungen (etwa eine Berufswahl) wieder zurückzukommen, ist der alternde Mensch hier eingeschränkter. Zwar richtet in dieser Phase mancher seine Lebensumstände neu ein, indem er etwa umzieht, einen neuen Lebensstil entwickelt oder eine neue Aufgabe in Angriff nimmt, aber dies ist häufig weniger ein äußerer Neubeginn, als vielmehr innere Vorbereitung für den Weg zurück zum Urgrund. In Indien kommt es vor, dass Männer explizit einen solchen Weg gehen, wenn sie sich nach Erfüllung ihrer Vaterpflichten von der Familie trennen und in ihrer letzten Lebensphase einen spirituellen Weg gehen, indem sie besitzlose Mönche werden.

In der Lebensmitte erhalten wir Bezug zu dem sich nähernden Alter und der Endlichkeit des Lebens. Vielleicht haben wir schon seit einiger Zeit Vorboten des Alters gespürt, etwa Beschwerden mit Alterscharakter. Noch stehen wir aber nicht am Lebensabend, sondern vielleicht am Nachmittag, und die Sonne scheint noch warm. Aber der Abend – das Alter – kommt in Sicht. Weil es aber noch nicht wirklich »Abend« ist, weist dieser Lebensabschnitt der Wende eine eigentümliche Diffusität auf. Die eine Seite dieses »mittleren Lebensalters« gehört gewissermaßen noch zur Jugend und die andere schon zum Alter. Vielleicht liegt die Qualität des mittleren Lebensalters gerade in dieser Schwelle: Es ist jene Lebensperiode, in der die vielleicht wesentlichste seelische Anpassung vollzogen wird.

Diese Schwelle zwischen Jugend und Alter wird im Allgemeinen etwa mit 45 bis 50 Jahren überschritten. Die damit verbundene Erschütterung des psychischen Systems ist nicht nur als eine störende Krise zu betrachten, die möglichst schnell und schadlos überstanden werden sollte. Vielmehr ist diese Schwelle zu würdigen, indem wir sie bewusst überschreiten. Danach beginnt ein neuer Lebensabschnitt mit einer neuen Lebensorientierung. Wie die anderen Lebensübergänge sollte auch dieser wichtige Übergang rituell begangen werden, was uns ein Bewusstsein dafür geben könnte, dass wir nun innerlich an einen neuen Ort gelangen und auch ein neues Verhalten angesagt ist. Wir werden später nie wieder zum Alten zurückkehren können. Die besondere Feier des 50. Geburtstages, die bei uns weit verbreitet ist, entspricht im Kleinen einem derartigen Übergangsritual.

Trotz der Bedeutung dieses Übergangs wird das Augenmerk in unserer Kultur wenig darauf gerichtet. Dies mag ein Grund dafür sein, weshalb das Überschreiten dieser Schwelle so schwierig ist. Weil es kaum Vorbilder und Modelle dafür gibt, fühlen sich viele Menschen allein gelassen. Manche glauben auch, nur sie allein würden diesen Prozess als verwirrend erleben, und so sucht jeder für sich selber. Die Krise der Lebensmitte kann auch unter diesem Aspekt des vorbildlosen Übergangs verstanden werden.

Nehmen wir als Beispiel die Beziehungskrise: Manche Ehe gerät in erhebliche Turbulenzen, wenn das Alter mit seinen Unabänderlichkeiten naht. Obwohl klar ist, dass viele Menschen in dieser Phase des Lebens an ähnlichen Problemen leiden, ist es den Betroffenen oft nicht möglich, das eigene Leiden als eine normale Erscheinung dieser Umbruchphase zu verstehen. Mangels kultureller Muster geraten beide Partner in eine tiefe Krise und erwägen kurzfristige, auf der äußeren Ebene vollzogene Lösungen. Notwendig wäre aber die Entwicklung eines übergeordneten Standpunktes jenseits der Gegensätze. Ist dieser in der Bewältigung einer schwierigen Problemstellung einmal gefunden, so hilft er auch in anderen Aspekten der Umbruchkrise.

Nun besteht allerdings die Gefahr, dass wir auf der Schwelle zu einer neuen Weltsicht erschrecken und uns sofort umwenden. Schauen wir zurück, so sehen wir aber nur das, was wir schon kennen. In der Rückschau tut sich nichts. Darin können wir nur die gefährliche Bestätigung gewinnen, dass sich nichts verändert habe und dass es angebracht sei, wie bisher fortzufahren. Dies entspräche der Weigerung, uns auf ein neues Lebensalter einzustellen. Wir hielten uns in diesem Falle lieber über Bisherigem auf, als darüber nachzudenken, wie wir als Menschen neu werden könnten. Dann ließen wir uns nicht auf einen wünschenswerten seelischen Wandlungsprozess ein.

Mit schnellen Pseudolösungen lässt sich das Problem der Lebensmitte nicht lösen, sondern nur umgehen. Im seelischen Bereich gehören dazu der Rückzug ins Schneckenhaus, die Klage über die Misslichkeiten des Lebens (Opferrolle), die innere Verhärtung, die Verweichlichung (indem man sich nichts mehr zutraut), die Verdrängung psychischer Schwierigkeiten, die Flucht in Süchte wie übermäßiges Trinken, Essen, Rauchen etc. In Beziehungen kann ein unüberlegter Wechsel der Partnerin ebenso eine Pseudolösung darstellen (weil sich Probleme dadurch nur solange umgehen lassen, als die neue Partnerin das alte Spiel weiterspielt) wie ein fauler Frieden mit der bisherigen Partnerin (welcher die weitere Entwicklung der Beziehungsfragen verhindert). Im beruflichen Bereich kann die vorzeitige Kündigung einer Stelle ohne innere Bewältigung der Probleme eine Pseudolösung sein, ebenso aber auch das Ausharren in Arbeitsplatzschwierigkeiten ohne innere Bewegung.

In allen Lebensbereichen sind eine Zeit lang Pseudolösungen möglich, die uns nicht wirklich weiterbringen. Nach der Lebensmitte ist es aber nicht mehr angezeigt, solche Strategien zu verfolgen. Während wir in der ersten Lebenshälfte noch für vieles Zeit haben – auch für manchen Unsinn ... –, müssen wir diese später besser einteilen. Nach der Lebenswende sollten wir entweder unsere Lebensformen so gestalten, dass sie überzeugen, oder aber zu unabänderlichen Umständen eine überzeugende Einstellung gewinnen. Wechseln wir beispielsweise in der Lebensmitte nochmals unsere Arbeitsstelle, dann sollte dies nicht der Fortführung alter Verhaltensmuster in einer neuen Umgebung dienen – sonst landen wir binnen kurzem wieder in den bisherigen Schwierigkeiten. Entschließen wir uns hingegen, trotz schwieriger Umstände am alten Arbeitsplatz zu bleiben, so sollten wir uns dazu unbedingt eine neue innere Haltung erarbeiten, die uns ein besseres Lebensgefühl erlaubt.

Nehmen wir in der Lebensmitte derartige Anpassungen nicht vor, können wir in eine Dauerkrise geraten! Unsere Schwierigkeiten, welche dringend nach der Veränderung von Situationen oder Einstellungen rufen, verfolgen uns sonst über Jahre, ja vielleicht Jahrzehnte, und wir glauben schließlich, sie gehörten einfach zu unserem Leben.

*Erwin ist ein Mann, dem es in diesem Sinne nicht gelungen ist, seine Lebensverhältnisse befriedigend zu verändern. Er hatte es als Hauptbuchhalter zwar zu einer befriedigenden beruflichen Position gebracht, aber seine Ehe lief seit vielen Jahren nicht mehr gut. Er war als Kind ohne viel Liebe aufgewachsen, und in der Sehnsucht danach hatte er eine ausgedehnte Mutterabhängigkeit entwickelt. Auch als verheirateter Mann richtete er sich bis ins späte Erwachsenenalter nach den Wünschen der Mutter, ohne aber je die ersehnte Zuwendung und Bestätigung zu erhalten. Seine Frau kam dabei natürlich zu kurz, was sie ihm über viele Jahre vorhielt, ohne aber selbst etwas an der Situation zu verändern. Sie war ihrerseits ein vom Vater geschlagenes Kind gewesen, das wenig Vertrauen in zwischenmenschliche Beziehungen entwickelt hatte.*

*Die Partner waren miteinander über lange Zeit in einen schweren Machtkampf verwickelt, und beide hatten zudem Angst vor Nähe und Hingabe. Die schwierige Elternbeziehung wiederholte sich in der Partnerschaft für beide ein Stück weit. Er war bei seiner Frau wie früher auch bei seiner Mutter gefühlsmäßig wenig aufgehoben, und auch seine Frau versuchte ihn stattdessen emotional abhängig zu machen. Sie wiederum erlebte den Machtkampf mit Erwin wie damals mit ihrem Vater; wie dieser versuchte auch ihr Mann über sie zu herrschen. Beide bekämpften im Partner damit eigentlich den ungeliebten Elternteil, und in diesem Kampf fühlten sie sich als schwache Kinder. Da darin ihre ungelösten Lebensthemen angesprochen waren, kamen sie auch nicht voneinander los. Wenn die Gefahr einer Trennung bestand, gab einer von beiden nach. Der Mann berief sich dabei auf seinen »Ehrenkodex«, der ihm nicht erlaubte, eine Frau allein zu lassen. Auch im Verharren in der Ehe wiederholten beide ihre Kindheitsmuster.*

*Als Erwin beruflich befördert wurde, brach die lange schwelende Krise offen aus. Er benutzte die neuen Verantwortungen als Grund, um sich aus der schwierigen Partnerschaft stärker zurückzuziehen. Diese Entwicklung, die in Erwins Umbruchzeit zwischen Jugend und Alter fiel, konnte aber weder er noch seine Frau zu einem fruchtbaren Wandel nutzen. Die Frau beklagte sich über seinen Rückzug und verfiel in Selbstmitleid. Damit verhinderte sie wirksam, dass sich in der Beziehung etwas verändern konnte, und sie verschonte damit zugleich sich selber vor vielleicht unangenehmen Erkenntnissen. Hinter diesem Verhalten lag der große Schmerz des in der Jugend innerlich allein gelassenen Kindes, dem sie sich keinesfalls aussetzen wollte. Er wiederum überging ihre berechtigten Beschwerden und verhinderte die Diskussion kritischer Punkte, indem er die Dinge sofort beschönigte oder auf Äußerlichkeiten auswich.*

*Auf dieser Basis entwickelte sich eine Dauerkrise, die ihren Grund darin hatte, dass die beiden Partner in stiller Übereinkunft standen, die Angelegenheiten ihrer Partnerschaft nicht tiefer verstehen zu wollen. Die verbal anders lautenden Wünsche fielen dagegen nicht ins Gewicht. Beide weigerten sich, sich weiterzuentwickeln.*

Ohne die Bereitschaft, einen Preis für die eigene Entwicklung zu entrichten, ist nichts zu gewinnen. Wer nur den Wunsch nach einem besseren Leben hat, ohne konkret etwas dafür zu tun, wird keinen Lohn ernten. Auf dem Kulminationspunkt des Lebens stellt sich uns die Frage nach der eigenen Entwicklung in aller Deutlichkeit und mit aller Konsequenz. So wie wir uns das Leben jetzt einrichten, so wird es weiter verlaufen. Vielleicht bietet sich uns hier die letzte große Chance, ein Bewusstsein zu erlangen, welches uns ein lebenswertes Alter ermöglicht. Der ernsthafte Blick auf unsere Vergänglichkeit gibt unserer Einstellung zum Leben eine neue Bedeutung und stellt uns die Aufgabe, eine entsprechende geistige Orientierung zu erarbeiten.

# Nach der Erschütterung die Besinnung

Nach der aufrüttelnden Erschütterung der Lebensmitte lohnt es sich, eine Ruhepause einzulegen und sich darauf zu besinnen, was es nun mit diesem Ereignis auf sich hat. Das ist allerdings anspruchsvoller, als einfach einen Schuldigen für die eigene Verunsicherung zu suchen oder die Sache in der Annahme von sich zu weisen, sie habe nichts mit einem zu tun.

Wir neigen dazu, das, was uns »negativ« zustößt (zum Beispiel eine äußere Lebensschwierigkeit oder auch eine Krankheit) als fremdartiges, uns nicht zugehörendes Geschehen zu interpretieren, wohingegen wir die »positiven« Vorkommnisse (etwa wenn wir uns verlieben) als ureigenste Ereignisse und Ausdruck unserer Persönlichkeit verstehen. Betrachten wir die Umstände genauer, so zeigt sich, dass *alles*, was uns geschieht, *auch* mit uns zu tun hat. Indem es geschieht, ist es schon Teil unserer selbst.

Das wurde mir bei einem vielleicht zunächst abwegig erscheinenden Beispiel wieder klar – als ich mit meinem Kopf kräftig am Türbalken meines Arbeitszimmers anschlug. In diesem Moment nahm ich den Holzbalken und meinen Kopf nicht als zwei getrennte Dinge wahr, sie waren vielmehr eins. Nur mit Balken und Kopf als Einheit – ohne den kleinsten Spalt dazwischen – war »Kopfanschlagen« möglich. Natürlich lässt sich eine Diskussion über Kopf und Türbalken als zwei getrennte Gegenstände führen, aber das entspricht nicht der Erfahrung des Anschlagens. In diesem Moment gibt es nur *ein* Geschehen.

Ähnlich verhält es sich bezüglich der Ereignisse, die uns tiefer treffen. Auch da gibt es nicht wirklich eine Trennung von Ereignis und Person. Beides ist im Geschehen eines: Was mir geschieht, das bin ich. Gelingt es uns, diese Betrachtungsweise auch auf jene Erschütterungen auszudehnen, die so stark sind, dass sie unsere Lebenshaltung verändern, so nehmen wir auch diese nicht als etwas Fremdes auf, sondern als Teil unseres Seins. Dann werden sie für uns zur Chance, uns selber in einer umfassenderen Dimension zu begegnen. Vielleicht hilft uns ein solches Ereignis, aus einer zu engen Betrachtungsweise von uns selbst und der Welt herauszutreten.

Die Besinnung als Vertiefung und Sinngebung beginnt dort, wo wir schwieriges Geschehen ernst nehmen und als Teil unseres Lebens akzeptieren. Erst in diesem Moment nehmen wir es überhaupt wirklich auf. Solange wir noch meinen, es habe nichts mit uns zu tun, halten wir das Geschehen, das uns wandeln will, von uns fern. Und solange wir dies tun, können wir es weder betrachten noch verstehen.

Es ist bekannt, dass bei gravierenden Ereignissen – etwa einer schweren Krankheit – eine Auseinandersetzung mit der Situation über verschiedene Stufen stattfindet. Nach dem anfänglichen Schock kommt die Phase der Verleugnung und anschließend eine Zeit der Wut, Trauer, des Widerstands und des Verhandelns mit dem Schicksal. Erst später kommt der Moment, wo das Geschehen angenommen wird. Dieser innere Schritt ist mehr als ein »Annehmenmüssen«, als ein resigniertes Sich-Abfinden. Er enthält die Erkenntnis, dass dieses Geschehen unser Leben ist.

Wenn wir bezüglich schwerwiegender Ereignisse zu dieser Einsicht gelangen, so frage ich mich, warum wir nicht auch weniger einschneidende Geschehnisse so verstehen sollten. Warum lassen wir uns nicht auf das ein, was uns geschieht, um daran zu wachsen? Vielleicht haben wir die Arbeitsstelle verloren, müssen unser geliebtes Haus aufgeben, oder unsere Frau hat uns verlassen. Vielleicht haben wir auch ohne so krasse Entwicklungen einfach bestimmte Schwierigkeiten. Diese Ereignisse verlangen von uns eine Auseinandersetzung mit den grundsätzlichen Lebensgegebenheiten. Im Schmerz des Verlustes lernen wir unsere Abhängigkeiten kennen, die unsere

Offenheit für den Lebensfluss einengen. Wir meinen, ohne unseren Arbeitsplatz, ohne unser Haus, ohne die enge Beziehung zur Frau nicht leben zu können, oder wir glauben, unsere Schwierigkeiten nicht bewältigen zu können. Wenn wir die Ereignisse aber als Teil unseres Lebens sehen, dann können wir sie annehmen und uns konstruktiv mit ihnen auseinander setzen.

Das gelingt uns nach der Lebensmitte meist besser als vorher. Während Junge sich mehr an Einzelereignissen festhalten und sie zu bewältigen suchen, sind diese für den älter werdenden Menschen Anlass, sich über größere Zusammenhänge klar zu werden und damit eine neue Freiheit zu gewinnen. Wenn ein jüngerer Mensch beispielsweise einen Liebespartner verliert, so trauert er oder geht gar durch eine Krise großer Verzweiflung hindurch, um nachher wieder zu neuer Liebe fähig zu werden. Die Trennungskrise hat hier das Ziel, sich neu binden zu können. Wenn der ältere Mensch durch eine Trennungskrise geht, so kann er sich demgegenüber des allgemeinen Charakters seiner Bindungen bewusst werden und diese grundsätzlich verändern.

In jungen Jahren sind unsere Beziehungen durch gegenseitige Erwartungen, Verpflichtungen und Abhängigkeiten geprägt. Die Tatsache der Abhängigkeit deutet dabei auf den ersten Blick auf eine besonders starke Beziehung hin. Das heißt nun aber nicht, dass wir mit diesen Menschen persönlich tief verbunden sind. Wir lieben zunächst, was uns fehlt. Diese Eigenschaften sind jedoch nicht nur dem geliebten Menschen zugehörig – wir tragen sie selber in uns als unser Potenzial. Alle geliebten Qualitäten liegen als Möglichkeiten in uns. Wäre dem nicht so, könnten wir sie beim andern kaum erkennen, und wir würden uns auch nicht dafür interessieren. Wie alles äußere Geschehen ist auch der geliebte Mensch Teil des gleichen einheitlichen Seins, das uns alle umfasst. Mit dieser Erkenntnis wird die Vereinnahmung des anderen hinfällig.

Wir können ihm dann frei begegnen, ohne ihn mit unseren Wünschen zu manipulieren, denn diese sind eine Form der Trennung, die wir zwischen uns und der Welt vornehmen. Identifizieren wir uns aber mit der Welt um uns, dann sind wir auf eine tiefere Weise mit der Umwelt und den anderen Menschen verbunden, ohne sie »besitzen« zu müssen. Es gibt keine Notwendigkeit, Dinge und Menschen festzubinden.

Merkwürdigerweise widmen wir uns im Allgemeinen aber mehr unseren Anhänglichkeiten als unseren tieferen Möglichkeiten. Wir sind mit unseren Wünschen stärker verbunden als mit der Qualität eines umfassenden Seins. Wenn wir die uns treffenden Ereignisse jedoch als unsere eigene Sache verstehen, so können wir in ihnen die Züge unseres eigenen Lebens sehen. Die Krise in der Lebensmitte bietet uns dazu wegen ihrer intensiven Prozesse eine besondere Chance.

In der Erschütterung begegnen wir neben den Bindungen unseren Verhärtungen, etwa fixierten Vorstellungen und Wünschen. Wir haben uns vielleicht Meinungen gebildet, was ein richtiges und lebenswertes Leben sei, und wir übersehen dabei leicht, dass sich das Leben durchaus nicht nach diesen Vorstellungen richtet. Möglicherweise haben wir auch versucht, andere Menschen zu bewegen, nach unserem Weltbild zu leben, damit wir uns gemeinsam wohl fühlen können. Es kann dabei durchaus sein, dass uns dies auch gelungen ist (was die Richtigkeit des Vorgehens allerdings nicht beweist). Vielleicht haben die anderen aber auch nur der Form nach mitgemacht, ohne unser Weltbild tatsächlich zu übernehmen. Es lassen sich viele Beispiele für derartige Beeinflussungen anführen, die plötzlich zusammenbrechen können.

*Ich erinnere mich hier an einen Mann, der eine teure Fotokamera am Boden zerschmetterte, als ihm in einer Ehekrise klar wurde, dass er sein idyllisches Familienbild endgültig aufgeben musste. Er war damals aber noch nicht bereit, die Eigenständigkeit der anderen Personen wirklich anzuerkennen. Ein anderer Mann geriet in*

*Verzweiflung, als sich seine Frau plötzlich weigerte, ihm wie bisher die Hemden zu bügeln und ihm jederzeit zur Verfügung zu stehen. Ein dritter Mann, dem es »gelungen« war, 19 Jahre schweigend in der Ehe zu verbringen, war zutiefst schockiert, als seine Frau von seinem stillen Despotismus genug hatte und auszog.*

Wenn wir die Ereignisse in unserem Leben als unsere eigene Angelegenheit verstehen können, dann fragen wir uns auch ernsthaft, durch welches Verhalten wir die Entwicklung der Umstände gefördert haben, die uns nun Schwierigkeiten bereiten. Dabei stoßen wir bald auf blinde Flecken in unserer Psyche. Wenn wir meinen, die Probleme seien einzig durch andere Personen verursacht, dann gestehen wir diesen keine eigenständige Lebensgestaltung zu. Es kann sein, dass jemand etwas tut, was uns nicht passt. Das ist der Ausdruck seines Lebensrechtes. Können wir dies nicht akzeptieren, so trägt dies zu Beziehungsschwierigkeiten bei. Viele stimmen diesem Gedanken zwar theoretisch zu, aber seine praktische Umsetzung ist schwer.

Sind wir jedoch in der Lage, den eigenen Beitrag an den Schwierigkeiten zu erkennen, so können wir mit den betroffenen Personen einen neuen Nenner finden. Dazu bedarf es eigentlich wenig: nur des Zuhörens. Das ist allerdings für viele Menschen schwer genug. Zuhören heißt aufzunehmen, was der andere sagt, und seine Aussagen nicht vorzeitig zu korrigieren, zu ergänzen oder zu bewerten. Das Gesagte ist für den anderen im Augenblick so, wie er es erlebt und darstellt. Akzeptieren wir dies, können wir eine Menge über ihn und auch über uns selbst lernen. Wie der andere uns erlebt, so wirken wir auf ihn. Das ist seine subjektive Wahrheit. Diese subjektive Wahrheit und Ansicht des anderen Menschen brauchen wir nicht zu verändern und können dies gegen seinen Willen auch nicht tun. Wenn wir es für notwendig erachten, können wir unsere Ansicht daneben stellen, aber vor allem ist es uns möglich, bei uns selber nachzusehen, ob wir eine unserer Einstellungen verändern wollen.

# Das Alte taugt nicht mehr

An der Schwelle zwischen Jugend und Alter verändert sich unsere Lebenseinstellung und eventuell auch unsere äußere Lebensform. Während es in der ersten Hälfte unseres Erwachsenenalters wichtig war, uns in der Welt zu behaupten und darin eine Stellung zu finden, relativiert sich das Gewonnene in der Umbruchzeit. Es kann sein, dass uns der eine oder andere Lebensumstand plötzlich nicht mehr befriedigt und wir Neues entdecken möchten. Es ist auch möglich, dass wir in unserem Leben auf die bisherige Weise einfach nicht mehr weiterkommen, weil wir gewissermaßen am Ende unserer Weisheit angelangt sind. Was dann gefragt ist, ist eine neue Weisheit.

Junge Menschen haben ihre spezifischen Bedürfnisse, Lebensformen und Verhaltensweisen. Diese sind dem älteren Menschen nicht mehr angemessen. Älter werdend fühlen und denken wir anders, bewegen uns anders und nehmen die Welt anders wahr. So verändert sich mit uns auf der Schwelle zwischen Jung und Alt auch unsere individuell wahrgenommene Welt.

Unsere Welt ist nicht eine Welt, die für alle gleich ist, sondern sie besteht gewissermaßen aus einer Vielzahl verschiedener Welten, entsprechend der unterschiedlichen Wahrnehmung der einzelnen Menschen. Der folgende Vergleich mag dies verdeutlichen: Stehe ich in einer mondklaren Nacht an einem Seeufer, so sehe ich die Spiegelung des Mondlichtes in den Wellen. Ich sehe auf dem Wasser einen Lichtstreifen, und nur für mich ist der Strahl an jener Stelle, wo ich ihn wahrnehme. Steht jemand anders einen Kilometer weiter am Ufer, so sieht er die Mondspiegelung zwar ebenfalls, aber für ihn ist sie an einem anderen Ort. Die Spiegelung besteht nur für den Betrachter, und man kann nicht »objektiv« sagen, wie sich der

Mond auf dem Wasser spiegelt. Wenn keiner die Spiegelung wahrnimmt, dann existiert sie nicht. Und umgekehrt: Sie existiert in so vielfältiger Weise, wie es Menschen am Ufer gibt, welche sie wahrnehmen.

So verhält es sich auch mit der Wahrnehmung der Welt ganz generell. Die Welt existiert in so vielfältiger Weise, wie sie wahrgenommen wird, aber was sie »objektiv« ist, wissen wir nicht. Für uns gibt es die Welt nur als Wahrnehmung. Selbst so einfache Dinge wie Farben existieren nicht »wirklich«. Unsere Augen nehmen bestimmte Wellenlängen als Farben wahr. Aber um was es sich da »eigentlich« handelt, vermögen wir nicht zu sagen; wir können sie nicht unabhängig von unserer Wahrnehmung beurteilen. Selbst die Feststellung, die Farben seien Wellenlängen, entspricht einer subjektiven Wahrnehmung. Wie die Mondspiegelung existiert dieses »Eigentliche« nicht in einer bestimmten Form. So leben wir in einem unergründlichen Universum.

Die Welt des jungen Menschen ist also ebenso wahrnehmungsbedingt wie diejenige des älteren. In der unterschiedlichen Wahrnehmung leben beide in verschiedenen Welten. Dennoch können wir erstaunt reagieren, wenn sich die Formen unserer Weltbewältigung nicht für unser ganzes Leben als tauglich erweisen. Dabei haben wir diese Erfahrung schon früher gemacht, zum Beispiel auf der Schwelle zwischen Kindheit und Erwachsenenalter. Indem wir als Pubertierende die Welt neu wahrnahmen, traten wir in eine neue Welt ein und begannen uns anders als zuvor zu verhalten. Beispielsweise veränderten sich unsere Beziehungen, wenn uns gewisse Kolleginnen oder Kollegen plötzlich nicht mehr interessierten und wir uns anderen zuwandten. Auch betrachteten wir unsere Eltern plötzlich mit anderen Augen, und wir wurden ganz allgemein kritischer. Was uns lange Zeit nicht störte, konnte zum Problem werden.

Obwohl wir mit der Pubertät schon einen derartigen Wechsel des Weltbildes erlebt haben, kann uns der nächste doch überraschen. Bewährt sich eines Tages nicht mehr, was wir lange Zeit mit Überzeugung gedacht, gefühlt oder getan haben, dann sind wir erstaunt und verunsichert. Wir meinen, dass dem nicht so sein sollte. Unser Bedürfnis nach Stabilität war vielleicht so groß, dass wir uns gegen diesen Wandel unseres Weltbildes abzusichern suchten und deshalb die Vorboten neuer Anforderungen übersahen.

Wir neigen allgemein dazu, uns gegen den Wandel zu wehren, obwohl er zu unserem Wohle sein und unser Weltbild erweitern kann. Wenn wir lieber bleiben, wie wir waren, dann erlauben wir uns keine neuen Wahrnehmungen der Welt. Der Weg über die Schwelle zwischen Jugend und Alter veranlasst uns aber, Neues in Erwägung zu ziehen. Unsere Einschätzung der Gegebenheiten und unsere Einstellungen müssen sich verändern. In der neuen Lebenslage, die sich vielleicht abrupt ergeben hat, müssen wir das alte Repertoire aufgeben. Weil wir zu diesem Zeitpunkt aber noch keine neuen Muster zur Verfügung haben, sind wir verunsichert.

Wenn das Alte ausgedient hat und noch nichts Neues an dessen Stelle getreten ist, ist das aber schon der Beginn des Neuen. Wir reagieren ungewohnt, und das ist neu. In der ungewohnten Verhaltensweise begegnen wir einem noch unbekannten, jetzt heranwachsenden Teil unserer selbst. Indem wir nach einer neuen Ausrichtung suchen, haben wir das Alte verlassen. Auf diese Weise bringt uns die Verunsicherung zu einer neuen Wahrnehmung der Welt. In der beruflichen, gesundheitlichen oder Partnerschaftskrise stellt sich uns die Welt nicht mehr wie früher dar. Vielleicht erleben wir sie nun als schwierig oder einfach als neuartig. In jedem Falle bringt sie uns aber in eine gewisse Verlegenheit. Wie sollen wir nun weiterschreiten? Nicht zu wissen, wie – auch das kann eine neue Erfahrung sein. Da begegnen wir einem lebendigen Teil von uns. Unser bisheriges Wesen kennen wir zur Genüge – vielleicht war es sogar etwas verhärtet. Auch unsere Arbeitskollegen und unsere Familie kannten das Alte an uns – alle haben sich darauf eingestellt. Wenn das Alte aber nicht mehr gilt, werden wir neu. Dabei müssen wir nicht nur außen, sondern auch in uns selbst Neues geschehen lassen. In der Verunsicherung bleibt uns nichts anderes, als ohne Vorlage von innen heraus zu handeln, und das ist eine neue Form der Lebendigkeit.

Der Mann, der sich plötzlich nochmals verliebt, obwohl er das nie erwartet hätte, oder jener, dem sein Fleiß plötzlich abhanden gekommen ist – beide begegnen einer neuen Seite ihrer selbst. Der eine findet vielleicht neue Gefühle, der andere innere Ruhe und Gelassenheit. Reagieren wir neu, so verändert sich dadurch wiederum unser Weltbild. Wird das alte, gesicherte Weltbild aufgebrochen, erscheint vor unseren Augen eine neue Welt. Oft wird der Wandel dadurch eingeläutet, dass wir uns nicht länger mit alten Gewohnheiten identifizieren können. Bei uns Männern ist auch die viel zitierte Kopflastigkeit auszugleichen.

Mag sein, dass wir zunächst übertrieben reagieren, wenn das Neue zu heftig einbricht. So kann es vorkommen, dass ein sehr kontrollierter Mensch plötzlich einer Emotion nachgibt, die ihn einfach wegträgt. Wenn er in seinem Leben alles gut geplant und sich gut eingerichtet hat, lässt er vielleicht plötzlich alles liegen, um »ein neues Leben zu beginnen«. Ein solcher Mann kippt von einer einseitig gelebten Lebenshaltung in eine gegenteilige. Was bisher in seinem Leben wichtig war, zählt nun überhaupt nichts mehr, und was vorher vernachlässigt war, nimmt den ganzen Lebensraum ein. Solche Kehrtwendungen sind gefährlich. Das Einbeziehen neuer Lebensmöglichkeiten geschieht in diesen Fällen zu abrupt. Das ist keine Wandlung zu Neuem, sondern ein Austausch der Persönlichkeit. Natürlich fordert ein so radikaler Schritt später seinen Tribut – die nächste Krise ist absehbar. So wenig, wie der innere Wandel kontinuierlich und schmerzfrei vor sich gehen kann, so wenig kann er sich urplötzlich vollziehen. Das Neue bricht zwar unvorhergesehen ein, aber zur Verarbeitung des Geschehenen und zur Assimilierung des Neuen braucht es Zeit. Lassen wir uns also von dem überraschen, was uns verändert, aber nehmen wir uns Zeit für die Neuorientierung. Diese geschieht in einem Wachstumsprozess, der an das aufrüttelnde Ereignis anschließt. Wir sind nicht mit einem Male neue Menschen.

Zu diesem Wachstumsprozess gehört auch das allmähliche Überwinden alter Verhaltensmuster. Lange Jahre waren wir an bestimmte Verhaltensweisen gewöhnt, und davon gilt es Abschied zu nehmen. Bevor wir sie weglegen, ist es gut, sie nach weiterhin brauchbaren Anteilen zu durchforsten. Schließlich werfen wir beim Frühjahrsputz auch nicht einfach alles unbesehen auf die Müllkippe. Die Neuordnung unserer Verhaltensweisen braucht seine Zeit und verläuft im Allgemeinen über mehrere Stufen.

Wenn wir beispielsweise beschließen, uns nicht mehr ausnutzen zu lassen, dann müssen wir zuerst ein Gefühl dafür entwickeln, *wann* wir ausgenutzt werden. Anschließend müssen wir uns neue Reaktionsweisen einfallen lassen: Wie wollen wir reagieren, wenn es wieder geschieht? Haben wir dazu einige Ideen, so müssen wir die Sache im Alltag umsetzen. Zunächst entwickeln wir dabei eine erhöhte Sensibilität für Situationen, in denen wir ausgenutzt werden. Während wir dies früher gar nicht bemerkten, realisieren wir es zunächst im Nachhinein. Später sind wir aufmerksam genug, es sofort zu bemerken, aber das heißt nicht, dass wir unser Verhalten schon verändern könnten. Bis wir dann in der Situation selbst neu handeln können, braucht es nochmals etwas Zeit. Weil wir im neuen Verhalten noch ungeübt sind, wirkt dieses zuerst vielleicht noch ungeschickt. Bis das alte Muster vollständig abgelegt ist, gibt es oft Rückfälle, die im Grunde einem Rückzugsgefecht gleichen. Wer sich lange Zeit ausnutzen ließ, kann vor der endgültigen Bewältigung dieser Verhaltensweise nochmals stark mit Schuldgefühlen konfrontiert werden (welche die ursprüngliche Haltung überhaupt ermöglichten) und erneut einen großen Wunsch zur Anpassung verspüren. Gelingt es ihm, diesen Impulsen zu widerstehen, dann wird er sowohl den Anpassungswillen wie die Schuldgefühle verlieren, so dass er in solchen Situationen fortan frei ist.

Vielfach kommt während der Veränderung alter Verhaltensmuster Unerledigtes aus früheren Lebensjahren hoch. Unser bisheriges Verhalten war vielleicht eine Überlebensstrategie aus unserer Kindheit, wie das schon angesprochen worden ist. Ein Junge beispielsweise, der es sich angesichts von Streitereien seiner Eltern zur Gewohnheit gemacht hat, sich jeweils in sein Zimmer zurückzuziehen, kann später mit der Bewältigung von Konflikten Probleme haben. Als Erwachsener neigt er zum inneren und äußeren Rückzug. Gerät er nun in der Umbruchzeit seiner Lebensmitte in eine Lage, in der er sich mit sich selbst auseinander setzen muss, so kann er dabei all seine alten Kindheitsängste nochmals erleben. Stellt er sich diesen Ängsten mutig, so vermag er solche Situationen nachher ohne Fluchttendenzen zu bewältigen.

*Albert veränderte in der Lebensmitte ein zentrales Verhaltensmuster. Er hatte immer ein offenes Haus gehabt und war jederzeit bereit gewesen, anderen Essen und Unterkunft anzubieten. Viele Menschen wussten dies und nutzten seine Gastfreundschaft aus, ohne in einer Notlage zu sein. Nachdem Albert mit fortschreitendem Alter und schwindenden Kräften erkannt hatte, dass es einfach nicht mehr so weitergehen konnte, entschloss er sich, dem nächsten Menschen, der nicht wirklich auf ihn angewiesen war, keine offene Türe mehr anzubieten.*

*Als bald darauf ein Mann kam, den er schon mehrfach aufgenommen hatte, überwand er sich. Er sprach mit dem Besucher und schickte ihn wieder weg. Das kostete Albert ungeheure Kraft, aber er schaffte es. Wie er nachher allein in seiner Wohnung war, überkam ihn eine ungeheure Trauer. Plötzlich erlebte er sich als Kind, das nie ein warmes Heim gefunden hatte. Der ganz Schmerz holte ihn ein, den er mit seiner Gastfreundschaft verdrängt hatte. Im Grunde hatte er immer sich selber beherbergt, wenn er jemanden aufnahm. Nun, wo er seinen Kindheitsschmerz in voller Stärke erlitten und bewusst auf sich genommen hatte, wurde er von seinem unangebrachten Mitleid frei. Von da an konnte er unterscheiden, wer wirklich Hilfe benötigte und wer es sich bei ihm nur bequem machen wollte.*

Die alte Lebenshaltung, die nicht mehr taugt, muss oft mit Schmerzen überwunden werden. Dahinter steht aber nicht nur eine neue Grundeinstellung mit neuen Verhaltensweisen, sondern eine neue Identität. Die neue Selbsterfahrung weist dabei über sich selbst hinaus in eine neue Wahrnehmung der Welt. Ein neues Lebensalter beginnt.

## Unabhängige Identität

Wir Männer projizieren unser Sein gerne auf unsere Tätigkeit, nach dem Motto: »Wir sind, was wir tun.« Im Wettbewerb um gute Leistungen geraten wir dabei in einen Konkurrenzkampf, der schon in der Schule beginnt. Männerbeziehungen sind oft davon geprägt. Wir sehen einander selten unabhängig von dem, was wir erreicht haben. Zudem haben wir mit dem Gefühl zu anderen Männern gewisse Mühe. Wegen der einseitigen Ausrichtung auf sachliche Angelegenheiten, Tätigkeiten und Leistung leben wir in emotionaler Hinsicht weniger bewusst. Die Gespräche in Männerbeziehungen drehen sich vielfach um Beruf, Fachfragen und Erfolg, selten jedoch um den persönlichen Kontakt. Wir führen Sachdiskussionen und haben deshalb zu anderen Männern auch sachlich gefärbte Beziehungen.

Oft erzählen Frauen von ihren Männern, dass diese keinen wirklichen Freund hätten. Weil wir unsere Gefühlswelt und unsere Beziehungen meist nicht wie die Frauen pflegen, finden sich unter Männern viel häufiger Kollegenkreise und unverbindliche Kameradschaften als eigentliche Freundschaften. Unsere Gefühlsbeziehungen richten sich mehrheitlich auf Frauen. Da engere Beziehungen zu mehreren Frauen auf Dauer aber schwer aufrechtzuerhalten sind, ist die einzige Gefühlsbeziehung dann oft diejenige zur eigenen Frau. Und auch darin verhalten wir uns gerne passiv: Wir überlassen die Gestaltung der Beziehung ihr.

Auf diese Weise kommt zusätzlich zur Identifikation mit unserer Tätigkeit auch eine solche mit der Familie zustande. Beide Bereiche zusammen machen das Wichtigste unserer Existenz aus. Wenn wir unser Sein als Mensch – unser eigentliches Wesen – aber auf diese Weise projizieren, dann heißt dies, dass wir uns nicht direkt in unserer Existenz, sondern vielmehr in unseren Lebensumständen wahrnehmen. Zudem bedeutet es eine große Abhängigkeit von jenen Lebensbereichen, denen wir so viel Gewicht beimessen. Wir existieren, indem wir arbeiten und eine Familie haben, und wenn das eine oder andere wegfällt, sind wir davon in unserem Kern betroffen.

Wenn wir unser Wesen in Bereiche außerhalb unserer selbst projizieren, dann entwerten wir uns damit. Unser eigentliches Sein ist aber etwas anderes als diese Projektion; es ist mehr als das Leben in der Außenwelt. Wir existieren in einem tiefen Sinne auch dann, wenn wir nicht arbeiten, keine Beziehung haben und nicht auf Anerkennung zählen können. Wir sind aber nicht gewohnt, unsere Existenz so wahrzunehmen. Wir meinen, die Existenz an sich sei nichts wert. Was ist denn schon unser Leben, wenn wir es nicht in erster Linie nach außen gestalten? Wir neigen dazu, unser inneres Leben und unser eigentliches Sein für eine reine Schattenexistenz zu halten. Dabei verhält es sich im Grunde umgekehrt: Dieses ist das Eigentliche, und daraus entwickeln sich die äußeren Formen.

Frauen sind dieser ursprünglichen Seinsform im Allgemeinen näher als wir Männer. Vielleicht liegt in diesem Umstand einer der Gründe, warum wir uns bei ihnen wohl fühlen. Sie leiten ihr Selbstwertgefühl tendenziell weniger aus irgendwelchen Umständen ab und leben unmittelbarer als wir Männer. Deshalb fragen wir auch weniger nach dem, was sie tun, sondern sehen vielmehr, wer sie sind, und spüren, was sie für uns bedeuten. Dass Frauen für uns etwas bedeuten können, setzt aber voraus, dass sie sich selber wichtig sind. Jene Frauen, deren Engagement hauptsächlich in der Familie liegt, (müssen) lernen, sich auch dann gut zu fühlen, wenn sich ihre Anerkennung in Grenzen hält und wenn sie von ihrer Tätigkeit nicht sonderlich befriedigt sind. Sie brauchen und entwickeln einen Selbstwert, der nicht derart von äußeren Umständen abhängig ist, wie dies bei uns Männern häufig der Fall ist. Deshalb sind sie hinsichtlich äußerer Lebensbelange auch oft gelassener.

Wir Männer sind schneller unzufrieden, wenn es nicht so läuft, wie wir erwarten. In mancher Hinsicht üben wir darum auch eine leise Gewalt aus. Es muss dabei nicht sein, dass wir andere direkt zu etwas zwingen, was sie nicht wollen; allein die Kraft unserer Erwartung genügt, um einen gewissen Druck auszuüben. Wenn wir auf solche Beeinflussungen verzichten wollen, müssen wir unabhängig von unseren äußeren Lebensgegebenheiten zu uns selber finden. Das steigert wiederum unser Wohlbefinden und ermöglicht anderen ein befriedigenderes Zusammenleben mit uns.

Spätestens wenn wir alt sind, sollten wir diese andere Ebene unserer Existenz kennen, damit wir loslassen können, wenn es

Zeit ist dazu. Der Weg zu dieser Haltung ist einfach und schwierig zugleich: Er führt über die Wahrnehmung des ganz Gegenwärtigen. Wenn wir Sorgen haben, vermögen wir oft gute Momente nicht mehr zu genießen – etwa einen in Muße getrunkenen Kaffee. Kaffe aber ist Kaffee, unabhängig davon, wie unsere übrige Lebenslage ist. Aber die Sorgen, mit denen wir uns tragen, verderben uns den Kaffee. Muss das sein? Warum können wir Sorgen und Kaffee nicht auseinander halten? Kaffee ist Kaffee und Sorge ist Sorge. Das heißt nicht, dass wir unsere Fragen nach der künftigen Lebensgestaltung in einer schwierigen Lage nicht ernst nehmen sollten. Aber vielleicht ist es besser, alles zu seiner Zeit zu tun.

*Roland war gezwungen, sich mit diesem Thema auseinander zu setzen. Mit knapp 50 verlor er eine Anstellung als Abteilungsleiter. Er hatte gute Leistungen erbracht, aber mit der Entscheidung der Unternehmensleitung, gewisse Dienste nicht mehr weiterzuführen, erübrigte sich seine Abteilung. Seine letzte Aufgabe war deren Auflösung durch Entlassung der Mitarbeiter, die er zum Teil selbst eingestellt hatte.*

*Roland hatte über lange Zeit hohes berufliches Ansehen genossen und war Anerkennung gewohnt. Nun plötzlich fiel dies weg. Natürlich bemühte er sich um eine neue Stelle, und er erwog auch, sich selbständig zu machen. Das aber füllte seine Zeit nicht aus. Die freien Tage hätte er bei einer gesicherten Zukunft sehr genossen, aber unter den gegebenen Umständen konnte er sich nicht daran erfreuen. Roland ging zwar wie früher in sein Stammlokal, aber dort schmeckte ihm nichts mehr richtig. Je länger es ihm nicht gelang, eine neue Arbeitsstelle zu finden, desto mehr verlor er an Selbstvertrauen. Zunehmend fiel es ihm schwer, bei Vorstellungsgesprächen den dynamischen, zuversichtlichen Mann zu spielen, da ihm doch ganz anders zumute war.*

*Ich traf ihn einmal in einem recht niedergeschlagenen Zustand, doch das Gespräch verlief so, dass er seine Sorgen vergaß. Er lebte auf und war wieder ganz der Alte. In jenem Moment war es ihm gelungen, seine bedrückte Stimmung abzulegen und einfach zu* sein. *Er hatte sich intuitiv unabhängig von seiner Lebenslage gespürt. Es war beeindruckend, ihn plötzlich so leben zu sehen!*

*Dies war auch für ihn selber eine bedeutende Erfahrung. Er spürte sich in ungewohnter Freiheit. Er konnte tun und lassen, was er wollte – er lebte. Das wiederum gab ihm den Antrieb, ganz neu an die Fragen seiner Lebensgestaltung heranzugehen. Er wurde kreativ. Er ließ seinen Kräften freien Lauf und entwickelte Ideen, wie er seine Fähigkeiten neu umsetzen könnte. Seine Vorstellungen pries er interessierten Kreisen an. Diese Menschen spürten sein inneres Feuer und kamen mit ihm ins Geschäft. In dem Moment, wo sich Roland keine Sorgen mehr um seine Zukunft machte, ließ er zu seinem Wohle seinen Energien freien Lauf.*

Bevor es so weit ist, dass wir auf solche Weise zu uns selber kommen, kann der seelische Weg über ein längeres Stück schwierig sein.

*Ich habe das früher selber erlebt, als ich mich entschlossen hatte, meine Anstellung als Leiter einer Institution aufzugeben und mich selbständig zu machen. Dies war zwar ein freiwilliger Entschluss, aber ich erlebte danach vieles, was auch einem Arbeitslosen widerfährt. Plötzlich hatte ich nur noch wenig zu tun, denn so schnell entwickelte sich meine selbständige Tätigkeit nicht. Auch wollte ich mir genügend Zeit nehmen, um zu sehen, was da von innen heraus wachsen wollte. Zugleich war ich vollkommen auf mich selber gestellt und niemand war da, der mir für irgendetwas Anerkennung gezollt hätte. In dieser Zeit war mir manchmal mulmig zumute. Wenn ich gar in der Stadt einen früheren Studienkollegen traf, der sichtlich auf der Erfolgswelle ritt, dann fühlte ich mich alles andere als gut. Der bringt es zu was, und wer bin ich?*

*Ich spürte, dass ich nicht nur meine eigenen Vorstellungen über Position und Erfolg mit mir herumtrug, sondern dass dies auch kollektive Werte waren. Ich hatte sie nicht für mich selber aufgestellt, sondern von außen aufgenommen. Jeder lernt, was ein Mann sein sollte. Indem ich mich ein Stück weit von diesen kollektiven Normen absetzte, spürte ich erst ihre Bedeutung. Wie eine jahrhundertealte Last lagen sie auf mir. Mir war, als ob ich mit meinem Entschluss nicht nur gegen meine individuelle Normierung ankämpfte, sondern auch gegen eine kollektive, die mir beinahe den Atem meiner Eigenständigkeit nahm.*

*In dieser Stimmung stand ich eines Tages auf einer großen Terrasse über der Stadt und mir ging die Frage durch den Kopf: Wer wärest du, wenn du keinen Namen hättest? Diese Frage faszinierte mich, und ich spürte nach, was es bedeutet, keinen Namen und damit auch keine fassbare Identität mehr zu haben. Das Bild, das ich von mir selber zeichnete (und das auch andere in mir sahen) nahm an Bedeutung ab – ich verlor in dieser inneren Erfahrung meine »soziale Person«. Und trotzdem stand ich weiterhin auf der Terrasse und schaute über die Stadt. Ich lebte also dennoch; auch als Mensch »ohne Namen« war ich noch da. Und da erfuhr ich mich auf neue Weise: Ich* war *– ohne Tun, ohne Anerkennung, ohne Freunde, ohne Feinde, ohne Arbeit. Ich war einfach da, auf dieser Terrasse.*

*Das war ein guter Moment in meinem Leben. Er hat mich von einigen Dingen und Vorstellungen befreit. Und es kann sein, dass ich in jenem Moment auch etwas vom kollektiven Männerbild losgeworden bin.*

Wer die Beziehung zu einem Partner verloren hat oder ohne Arbeit ist, kann sich innerlich leer, nutzlos, verlassen, verzweifelt und ohne Halt fühlen. Eine befriedigende Beziehung oder eine gute Arbeit bringt uns nicht nur persönliche Erfüllung, sondern auch ein Stück Identität. »Jeder Verlust ist ein kleiner Tod«, heißt es. Dabei denken wir allerdings oft nur in der Dimension des Todes und nicht in derjenigen der Auferstehung. Indem wir uns an das Verlorene hängen, lassen wir es gerade *nicht* sterben, und damit verschließen wir uns auch der eigenen Erneuerung. Diese ist erst möglich, wenn wir uns nicht nur vom Menschen oder von der Arbeitsstelle lösen, sondern auch von der Identität, die wir darin gebildet haben. Sterbenlassen heißt, für eine neue Selbstauffassung frei zu werden. Sie verzichtet nicht nur auf die frühere Bindung, sondern grundsätzlich auf diese Form der Identitätsbildung.

Der Schmerz über den Verlust einer Beziehung, einer Arbeit oder eines anderen wichtigen Lebensaspektes ist wichtig für die Erneuerung. Er macht uns bewusst, inwieweit wir unsere Identität damit verknüpft haben. Indem wir durch Schmerz, Trauer und Dunkelheit hindurchgehen, erlangen wir eine Seinserfahrung, die jenseits dieser Bindungen liegt. Es gibt eine Identität, die nicht an bestimmten Umständen hängt. Das bedeutet allerdings nicht, dass wir nicht freudevoll, ärgerlich oder traurig sein sollten, wenn es Zeit dafür ist. Was zu gewinnen ist, übersteigt aber Freude und Trauer. Dieses freie Sein fühlen wir im Älterwerden zunehmend deutlicher.

## Vergänglichkeit und ein Blick auf den Tod

Der Einbruch der Lebensmitte veranlasst uns, ein neues Selbstbild zu entwickeln. Er holt uns definitiv von den Höhenflügen der Jugend herunter und relativiert die Bedeutung unserer damaligen Zielvorstellungen.

Wenn wir auf der Schwelle zwischen Jugend und Alter stehen, ziehen wir Bilanz. Dabei geht es nicht nur um eine intellektuelle, sondern um eine ganzheitlich vollzogene Bilanz. In der gedanklichen Überlegung, aber auch mit Gefühl und Intuition reagieren wir auf unser bisheriges Leben. Wir geben uns Rechenschaft darüber, welche Pläne wir erreicht haben und was wir abschreiben müssen. Auch klärt sich dabei, was noch zu tun ist. Der Verzicht auf die jugendlichen Phantasien ermöglicht uns, unsere Kräfte auf das Erreichbare zu konzentrieren. In der Rückschau sehen wir aber auch tiefere Zusammenhänge unseres Lebens und können erkennen, auf welche Weise unsere Persönlichkeit Gestalt angenommen hat.

Wie schon dargelegt, begegnen wir auf dieser Schwelle auch unserer Schwäche. Dies entspricht einem Gewinn an Erkenntnis, was uns wiederum stark macht. So ergibt sich das scheinbare Paradox, dass unsere Schwäche zugleich Stärke bedeutet. Es zeigt sich, dass alles, was wir auf dieser Welt kraft unseres eigenen Willens unternehmen, letztlich nur von relativer Bedeutung ist. Diese Einsicht ermöglicht uns wiederum, ohne Versteifung mit voller Energie zu handeln. Mit der Erfahrung, dass wir über die großen Lebensbelange keine Macht haben, entwickeln wir jene Bescheidenheit, die uns selbstlos und doch kraftvoll agieren lässt. Wenn wir uns selber nicht zu wichtig nehmen, werden wir auch für die innere Stimme offen. Folgen wir diesen tieferen Impulsen, so finden wir zu einem wahrhaftigen Leben. Insofern als wir uns nicht um die eigene Bedeutung sorgen, handeln und zeigen wir uns unverfälscht. Indem wir nichts darzustellen versuchen, gelangen wir zum Eigentlichen.

Der körperliche Veränderungsprozess an der Schwelle zum Alter stärkt auch unser Bewusstsein der eigenen Vergänglichkeit. Erste Altersbeschwerden stellen sich ein, und unsere Kräfte lassen nach. Wir schaffen nicht mehr so viel wie früher und müssen unsere Kräfte konzentrieren. Wir überlegen uns, wofür wir die noch verbleibenden Kräfte einsetzen und worauf wir verzichten wollen. In dieser Auseinandersetzung beginnen wir im Tieferen auch zu verstehen, dass unsere Person als Ganzes vergänglich ist. Eines Tages werden wir nicht mehr sein. Die Welt wird für andere Menschen weiterbestehen, nicht aber für uns. Wenn wir sterben, wird das einigen Menschen Schmerz bereiten. So unersetzlich, wie wir uns manchmal fühlen, sind wir aber doch nicht. Die äußere Welt hängt nicht von uns ab. Warum sollten wir uns nicht schon zeitlebens hin und wieder daran orientieren?

Das Wissen um die eigene Vergänglichkeit hat etwas Versöhnendes an sich. Vieles ist an den Rändern unseres Lebensweges liegen geblieben, das wir nicht gerne betrachten. Hier findet sich, was uns nicht gelungen ist, und all die Schuld, die unser Leben mit sich brachte. Dazu gehört nicht nur jene, die vielleicht hätte vermieden werden können, sondern auch die unvermeidliche Schuld. Letztere umfasst unter anderem all das, was wir nicht verwirklichen konnten, weil es mit anderen Gegebenheiten unvereinbar war. Wir können dabei uns selber oder auch anderen gegenüber schuldig geworden sein. Das Versöhnende im Blick auf unsere eigene Vergänglichkeit liegt darin, dass sich die Bedeutung derartiger Schuld relativiert. Dies soll nicht heißen, dass die moralische Frage nicht ernst zu nehmen wäre. Wir können uns der Verantwortung nicht einfach entziehen, indem wir unser Handeln als unwichtig betrachten. Aber angesichts der eigenen Schwäche wie auch der Schuld, der wir gar nicht entgehen konnten, ist es gut, den versöhnlichen Aspekt zu sehen. Dieser erleichtert uns auch das Eingeständnis, tatsächlich schuldig geworden zu sein. Im Annehmen liegt Entlastung.

Der Blick auf die eigene Vergänglichkeit relativiert auch die Bedeutung der vielen Dinge, die wir in unserem Leben anhäufen. Solange wir uns vorwiegend damit beschäftigen, lenken wir uns von dem ab, was unser Leben eigentlich ausmacht. Wie die Angehörigen der Naturvölker glauben wir unbewusst, uns durch den Besitz materieller Güter auch deren Kräfte aneignen zu können. Wir identifizieren uns mit der Kraft des Autos, wir spüren die Macht des Geldes als unsere eigene, und wir halten uns für so groß und stark wie die Räume, zu denen unsere Schlüssel uns Zugang erlauben. Auf leisen Sohlen und von uns selber unbeachtet schleicht sich auf diese Weise ein Größengefühl ein, das zu unserer alltäglichen Identität werden kann. Wenn wir uns dessen wieder entledigen, finden wir zu uns selbst. All diese Gegenstände – im Besonderen die Statussymbole – vernebeln uns die Sicht auf das eigene Wesen. Wir sind nichts von dem.

Der Blick auf die eigene Schwäche hilft uns davon loszukommen. Dies will nicht heißen, dass wir unsere Leistungen gering schätzen sollten, aber manchmal ist es gut, sie zu den Gegebenheiten der Welt in Relation zu setzen. Als menschliche Gemeinschaft haben wir die Welt zwar ein bisschen verändert (vielleicht nicht zu ihrem Besten), aber wir haben sie nicht geschaffen. Auch uns selber haben wir nicht erschaffen. Aber je mehr wir mit unserem Bewusstsein zustande bringen, desto größer ist die Gefahr der Selbstüberschätzung. Vielleicht hatte diese Entwicklung ihren Anfang mit den Dingen, welche sich die »Wilden« um die Lenden banden und mit deren Kraft sie sich identifizierten. Es waren nicht einfach Gebrauchsgegenstände, sondern Fetische, Träger einer Kraft, welche dem Menschen im Verhältnis zur übermächtigen Natur eine gewisse Bedeutung gab. Für die menschliche Bewusstseinsentwicklung war diese Identifikation notwendig; nie hätte sich der Mensch sonst aus seiner vollständigen Naturabhängigkeit emanzipiert. Heute macht es aber den Anschein, als würden wir uns selber immer noch in dieser Haltung bestärken, obwohl es nicht mehr notwendig ist.

Zur Korrektur einer zu hohen Selbsteinschätzung dient die Erkenntnis der eigenen Schattenseiten. Dieser Prozess ist heute allgemein in Gang gekommen. Das zeigt sich unter anderem an der Darstellung Prominenter in den Medien. Einerseits verlangt man von Prominenten zwar immer noch, dass sie einem makellosen Bild entsprechen: Sie dürfen keinen Fleck auf der weißen Weste haben – als ob es einen Menschen gäbe, bei dem das so wäre. Andererseits werden Schwachstellen aber nicht mehr tabuisiert –Prominente werden im Gegenteil gnadenlos demontiert, wenn sie private Schwächen zeigen. Die Schattenseiten des Menschen sind somit zum öffentlichen Thema geworden. Die Gesellschaft wird sich ihrer langsam bewusst und beginnt sich mit ihnen zu beschäftigen. Auch wenn wir schöne Kleider tragen, haben wir als Menschen doch schwierige, dunkle und schwache Seiten.

In der Krise können wir Menschen, Positionen oder Dinge verlieren, die uns lieb geworden sind. Die Vergänglichkeit unserer Stellung und der Beziehungen zu Menschen und Sachen entspricht der Vergänglichkeit unseres eigenen Seins – nichts hat auf Dauer Bestand. Indem wir am Verlust leiden, verringert sich zugleich das Gefühl für die Bedeutung unserer Persönlichkeit. Unsere bisherige Selbsteinschätzung erweist sich als schönes Kleid, das uns genommen wird. Wir fühlen uns dann nicht mehr als der bekannte Herr X, nicht mehr als der von vielen Frauen begehrte Herr Y, nicht mehr wie der beliebte Berufskollege Herr Z. Was wir dabei verlieren, ist aber nicht unser Wesen, sondern die Pseudokraft, die wir uns mit unseren sozialen Rollen angeeignet haben.

Eines Tages werden wir alles lassen müssen – wenn wir an jener letzten Schwelle angelangt sind, die unser Leben abschließt. Ebenso, wie es das Vorrecht der Jugend ist, nicht schon frühzeitig an den eigenen Tod zu denken, ist es Aufgabe des älter werdenden Menschen, ein Bewusstsein dafür zu gewinnen. Schließlich gehen wir unweigerlich auf diesen Tod zu.

Mönche setzen sich täglich mit der eigenen Vergänglichkeit und dem Tod auseinander. Dazu begeben sie sich hin und wieder bewusst auf den Friedhof, wo die verstorbenen Mitbrüder begraben liegen. Den eigenen Tod vor Augen zu haben, birgt zwar eine gewisse Gefahr, sich vom Leben abzuwenden, aber das ist nicht ihr Ziel. Für sie und auch für uns geht es vielmehr darum, angesichts des Todes von zu viel Anhänglichkeit frei zu werden. Verluste, die uns in unserem Leben ereilen, vermögen uns den Blick dafür zu schärfen, dass der Tod nicht nur am Ende des Lebens eine Erlösung bedeuten kann, sondern dass er uns als Tod unserer Anhänglichkeiten schon zu Lebzeiten begleitet und auch Erlösung von innerem Leiden bringen kann. Der Blick auf unsere Vergänglichkeit und auf unseren kommenden Tod kann uns von jenen Vorstellungen befreien, die uns in einer offenen Lebenshaltung behindern.

## Rückschau auf die Jugend

Wie schon angesprochen, haben wir uns an der Wende zwischen Jugend und Alter von den Zielen und Idealen der ersten Lebenshälfte zu trennen. Wenn wir danach neue Wege gehen, so nicht einfach, indem wir anderen selbst gesetzten Zielen folgen. Es werden vielmehr Wege sein, die ihre Prägung aus tieferen Schichten unserer Seele erhalten. Der Verzicht auf gewisse Ziele bedeutet nicht das Ende unseres Weges, sondern die Übergabe der Führung vom ich-betonten Bewusstsein an eine andere seelische Instanz. Diese Instanz macht das Zentrum unserer Persönlichkeit aus und umfasst mehr als unseren Willen. Sie hat nicht die Befriedigung des Ehrgeizes im Sinn, sondern die Bewusstwerdung über unser eigenes Wesen und dessen Gestaltung in der Welt.

Auf dem Weg dazu veranlasst uns der Einbruch in der Lebensmitte auch zu einer Rückschau auf die eigene Jugend. Wir werden uns darin über jene Verhaltensweisen klar, die unser bisheriges Leben prägten und die ihren Ursprung häufig in der Herkunftsfamilie haben. Damals übernahmen wir Rollen, die uns in spezifischer Weise formten und uns möglicherweise in der Entwicklung einschränkten. Dies ist nicht nur der Fall, wenn wir durch aufgezwungene Rollen eingeengt wurden. Jedes Kind erfüllt die Erwartungen seiner Eltern. Weil Kinder auf den Bestand ihrer Herkunftsfamilie angewiesen sind, verhalten sie sich unbewusst auch so, dass das Familiensystem stabil bleibt. Diese Muster werden nach dem Verlassen des Elternhauses weitergespielt. Während sie früher noch von gewissem Nutzen waren, werden sie in der Erwachsenenwelt jedoch zu einem Hindernis.

Damit wir in der Lebensmitte für die nächste Epoche offen werden können, müssen wir uns über die Entstehung und über die weiteren Auswirkungen solcher Jugendprägungen bewußt werden. Dieses Bewusstsein umfasst einerseits das intellektuelle Verständnis für die prägenden Zusammenhänge unseres Lebens. Wir müssen herausfinden, wie es uns in der Jugend tatsächlich ergangen ist und wie sich das auf unser späteres Verhalten ausgewirkt hat. Andererseits brauchen wir zur Verarbeitung des Gewesenen unsere Gefühle. Um einengende Verhaltensweisen tiefer als nur intellektuell begreifen zu können, müssen wir sie im Zusammenhang mit ihrer Entstehungsgeschichte nochmals durchleben. Wenn unsere Auseinandersetzung auf diesen beiden Ebenen verläuft, dann können wir uns – soweit nötig – aus unseren alten Mustern befreien und Energie für eine neue Lebensausrichtung gewinnen.

Es gibt vielfältige Rollen, welche Kinder übernehmen und in ihrem Erwachsenenleben zum eigenen Nachteil fortführen. Daraus können sich fixierte Verhaltensmuster entwickeln, die später oft fälschlicherweise als Charaktereigenschaften verstanden werden. Sie können vereinfacht in den folgenden Kategorien zusammengefasst werden:

- Der *Angepasste*, der stets freundlich ist, es allen recht machen will und keine schlechten Stimmungen erträgt,
- der *Tüchtige*, der aufopfernd und ehrgeizig ist und sich durch Leistung Zuwendung erwerben will,
- der *Rebell*, der seine Energie im Widerstand gegen andere erschöpft,
- der *Unbeteiligte*, der ohne Erwartungen an andere seinen Weg als Einzelgänger geht.

Im Folgenden wollen wir die einzelnen Verhaltenstypen näher beleuchten:

Der freundlich *angepasste Mann* kann es durchaus zu beruflichem Erfolg bringen. Er ist immer nett und beflissen, und er gibt sich enorme Mühe, es allen recht zu machen und niemanden vor den Kopf zu stoßen. Er mag aus einem harmonisierenden Elternhaus stammen, wo jeder Konflikt unter den Tisch gekehrt wurde, oder er kann auch ein Scheidungskind sein, welches seiner Mutter Sonnenschein in ein schwieriges Leben zu bringen hatte.

Der Angepasste ist in einer Situation aufgewachsen, die durch gefühlsmäßige Enge gekennzeichnet ist. Versuche zu Schritten in die Selbständigkeit können von den Eltern durch direkte Intervention oder durch eine leidende Haltung verhindert worden sein, so dass das Kind unter moralischen Druck geriet und lieber auf seine freie Entwicklung verzichtete, als »schuldig« zu werden. Wurden diese Probleme im Elternhaus zugleich beschönigt, so verwehrte dies dem Kind jede Orientierung. Auch für den Erwachsenen ist es später schwierig zu erkennen, worin die Eingrenzung und der Selbstverzicht eigentlich bestanden. Männer mit einer solchen Kindheit berichten oft, dass sie eine schöne und problemlose Jugend gehabt hätten, und sie erkennen erst im Laufe der Beschäftigung mit ihren Kindheitserfahrungen, was im Argen lag.

*Christoph wohnte bis zum Abschluss seines Studiums mit knapp 30 Jahren bei seiner Mutter und hatte dort nach seiner Schilderung »alle Freiheit« genossen. Sein Vater war gestorben, als er noch ein Kleinkind war, und unmerklich war er in die Rolle des kleinen Mannes der Mutter hineingewachsen. Sie hatte keinen neuen Partner, und als Liebling der Mutter genoss er viel Zuwendung. Erst weit nach 20 ließ er sich auf Frauenbekanntschaften ein. Dabei zeigte er sich zwar begeisterungsfähig, doch hielt er zu den Frauen stets eine gewisse innere Distanz. Später heiratete er zwar, aber die Distanz behielt er auch gegenüber seiner Ehefrau, trotz seiner Bemühungen, ihre*

*Wünsche zu erfüllen. In die Krise der Lebensmitte geriet er, als seine Kräfte nicht mehr ausreichten, seiner Mutter, seiner Frau und allen anderen Personen in seiner Umgebung gerecht zu werden. Dazu gehörten neben seinen Kindern auch die Mitarbeiter an seinem Arbeitsplatz, die Kunden, die Kollegen im Verein usw.*

*Besondere Schwierigkeiten entwickelten sich in dieser Situation deshalb, weil in seinem Weltbild die Aggression als selbstbehauptende Kraft fehlte. Er konnte sich zwar für andere, nicht aber für die eigenen Bedürfnisse einsetzen. Auf diese Weise hatte er ein Kindheitsmuster weitergeführt, das von ihm stets Anpassung und Rücksichtnahme verlangte. Er war der »nette Junge« seiner Mutter geblieben und nie wirklich ein Mann geworden. Seine Freundlichkeit basierte auf der Angst seiner Kindheit, nach dem Tod des Vaters auch noch von der Mutter verlassen zu werden, wenn er sich nicht nach ihr ausrichten würde. Da ihn seine Mutter an sich band, entwickelte er gleichzeitig Angst vor Nähe. Sie hatte ihn erfolgreich an der Entwicklung positiv-aggressiver Kräfte gehindert, die ihm erlaubt hätten, in guten Auseinandersetzungen für seine Interessen einzustehen.*

Der angepasste Mann hat im Allgemeinen sowohl Angst vor Nähe wie gleichzeitig auch eine gewisse Neigung zur Abhängigkeit. Im Grunde traut er sich nicht, in gefühlsmäßiger Hinsicht auf eigenen Beinen zu stehen.

Angepasste Männer sehen manchmal auch jünger aus, als es ihrem Alter entspricht. Der eine oder andere von ihnen mag ein charmanter Junge gewesen sein, dem es gelungen war, schwierige Situationen im Elternhaus mit Charme zu entschärfen oder zu bewältigen. Solchen Männern ist jeder Streit eine Bedrohung, und sie werden auch später selten zu einer klaren Stellungnahme bereit sein.

Der übermäßig *tüchtige Mann* stammt im Allgemeinen aus einem Elternhaus, wo es an Liebe und Zuwendung mangelte. Tüchtigkeit meint in diesem Zusammenhang nicht die positive und wünschenswerte Bereitschaft zu guter Arbeitsleistung, sondern jene Leistungsbereitschaft, die trotz allem Erfolg immer »hungrig« bleibt. Basis dafür ist eine Elternbeziehung, in welcher der Junge trotz aller Anstrengung die Zuwendung seiner Eltern nicht wirklich erringen konnte. Immer wieder enttäuscht, suchte er die bisher versagte Liebe doch stets neu, indem er die Erwartungen der Eltern noch ein bisschen besser zu erfüllen trachtete. Der sich stets als ungenügend empfindende Junge kann auch das Opfer eines abwertenden Vaters sein, der ihn anspornte und doch nie zufrieden war.

*Harald war in jungen Erwachsenenjahren ausgezogen, um seinem Vater, der seine Leistungen nie anerkannt hatte, seine Tüchtigkeit zu beweisen. Er diente sich in einem Unternehmen hoch und machte sich schließlich selbständig. Als er durch viel Fleiß zu Vermögen gekommen war, kehrte er in sein Heimatdorf zurück und kaufte jenes Mehrfamilienhaus, worin sein Vater wohnte. Als er dabei von seinem Vater immer noch kein anerkennendes Wort für seine Leistungen erhielt, warf er ihn aus der Wohnung.*

*Harald hatte sich viel auf seine Leistungsfähigkeit eingebildet, die für ihn immer auch die »im Berufsleben notwendige Härte« bedeutete. Hinter dieser Haltung stand die Härte seines Vaters ihm gegenüber, die er später wiederum gegen diesen richtete. Er arbeitete viel, und als er älter wurde, konnte er gar nicht mehr anders. Seiner Frau bedeutete sein Vermögen wenig, denn sie wünschte sich stattdessen Gefühle, die sie von ihm aber nie erhielt. Harald war »erfolgreich« in seinem Kindheitsmuster stecken geblieben, und erst als seine Frau die Trennung erwog, merkte er, dass in seinem Leben etwas schief lief.*

Während der angepasste Mann seine Gefühle zurückhält, um nicht vereinnahmt zu werden, leidet der Tüchtige oft an einem tiefer gehenden Mangel an Gefühlen. Weil er nicht um seiner selbst willen geliebt und anerkannt wurde, sondern nur seiner Leistung wegen, behandelt er auch andere Menschen so. Im Grunde hat er nicht gelernt, was Gefühle eigentlich sind. Trotz seiner mangelhaft ausgebildeten Gefühlswelt ist der Tüchtige normalerweise aber mit seinem Leben zufrieden. Er merkt gar nicht, was ihm fehlt und denkt, dass er seine Schuldigkeit anderen gegenüber getan hat, wenn er eine gute Leistung erbringt. Als Familienvater und Ehemann glaubt er, seine Verpflichtungen mit dem Heranschaffen des Geldes erfüllt zu haben.

Wenn solche Männer auf ihre Gefühle angesprochen werden, wirken sie oft ratlos. Manchmal werden sie von ihren Frauen in Ehetherapien gebracht, nachdem diese über Jahre oder Jahrzehnte vergeblich versucht hatten, deren Gefühlswelt zu entwickeln. In der Arbeit mit diesen Männern ändert sich dann etwas, wenn sie den kleinen Jungen in sich gefunden haben, der auf ihrem Lebensweg irgendwo verloren gegangen ist.

Unter den Tüchtigen finden sich neben den Ehrgeizigen auch diejenigen, welche einem aufopfernden Schema folgen. Im Gegensatz zu Ersteren litten diese in der Jugendzeit weniger an mangelnder Anerkennung ihrer Leistungen als vielmehr an der unzureichenden Berücksichtigung ihrer Bedürfnisse. Oft sind es älteste Kinder der Familie, welche in eine aufopfernde Rolle gedrängt wurden. Schon früh durch die Geburt von Geschwistern aus der engen Mutterbeziehung verstoßen, mussten solche Kinder zusätzlich bald die Rolle eines Mitversorgers übernehmen, womit die kindlichen Bedürfnisse nach Abhängigkeit und Spiel in den Hintergrund gedrängt wurden. Führt ein solches Kind im Erwachsenenalter dieses Muster weiter, ist sein Leben durch Aufopferung geprägt. Wenngleich diese Rolle eher bei Frauen als bei Männern zu finden ist, gibt es doch genügend »brave« Tüchtige, die sich so an ihre Verpflichtungen halten, dass sie selber auf der Strecke bleiben.

So wie der Angepasste nur mit Mühe seine eigene Kraft entwickeln kann, so fällt es dem aufopfernd Tüchtigen schwer, die eigene Schwäche zuzulassen. Indem er sich anstrengt, spürt er nicht, dass er eigentlich selber hilfsbedürftig ist. In der

Projektion auf andere versucht er sich selber zu helfen, was aber nie zu einer inneren Erlösung führt. Er bleibt in seiner Aufopferung gefangen, bis er in einer Krisenzeit die andere Seite seines Lebens betrachten muss.

Der *rebellierende Mann* war als Kind oftmals das Problemkind der Familie. Vielfach war er der Sündenblock für die unerledigten Probleme des einen oder anderen Elternteils. Er befindet sich auch in seinem Erwachsenenleben noch im Widerstreit gegen Ungerechtigkeiten, denen er vermeintlich oder tatsächlich ausgesetzt ist. Sein Leben ist ein Kampf, der viel Energie kostet und doch oft nicht sehr weit führt. Er spielt dabei entweder die Rolle des Sündenbocks weiter oder überträgt diese auf einen Menschen in seiner Umgebung. Bleibt er Sündenbock, hält er immer wieder den Kopf hin für Ereignisse, die in seiner Umgebung stattfinden. Er kann sich dabei zum Verlierertyp oder zum unermüdlichen Überlebenskämpfer entwickeln. Projiziert er die Sündenbockrolle jedoch auf andere Menschen, so macht er diese zu Schuldigen für seine Leiden (zum Beispiel seinen Vorgesetzten oder seine Ehefrau). Er glaubt in diesem Falle, dass es ihm wegen des Verhaltens einer anderen Person schlecht gehe und bekämpft diese vielleicht.

Gelegentlich kommt es auch vor, dass die Sündenbockrolle in Fürsorge umschlägt. Wer sich als Kind in der Rolle des schwarzen Schafes befunden hatte, kann sich in einer fürsorglichen Haltung als hilfreich erleben und auch Anerkennung finden. (Dieses Muster findet sich manchmal bei den so genannten Co-Alkoholikern: Indem sie dem alkoholkranken Ehepartner beistehen, können sie sich im Lichte des Partners als gut und nützlich erleben.) Des Weiteren besteht die Möglichkeit, dass eine latente Rebellionsbereitschaft durch Ordnungsliebe kompensiert und überdeckt wird.

*Bruno trug einen versteckten Rebellen in sich. Er war Polizeibeamter und hatte einen Bruder, der kriminell geworden war. Die beiden Brüder verkörperten damit die beiden Seiten des Archetyps*

*Gesetzeshüter – Gesetzesbrecher. Offensichtlich waren beide als Kinder ähnlich geprägt gewesen, wobei es den einen später zum einen Pol des Archetyps und den anderen zum anderen Pol zog. Beide waren ohne viel Aufmerksamkeit der Mutter und unter der Regie eines strengen Vaters aufgewachsen, gegen den sie eine oppositionelle Haltung entwickelt hatten. Schon früh fanden sie in bandenähnlichen Jugendgruppen eine neue Heimat. Derjenige, der kriminell wurde, behielt eine destruktive Form der Rebellion gegen den Vater bei, während sich der andere gewissermaßen auf die Seite des Vaters schlug und in Identifikation mit dessen Werten »für Ordnung sorgte«. Dabei war beim Polizisten zu spüren, dass sich auch er nach Unterstützung und Anerkennung sehnte.*

So wie der Angepasste seine Stärke und der Tüchtige seine Schwäche verleugnet, so hat der Rebell Mühe, seine innere Einsamkeit anzunehmen. Wenn er sich seiner Jugend zuwendet, um sich von solchen eingeimpften Mustern zu lösen, wird er als Erstes dieser Einsamkeit begegnen.

Der *unbeteiligte Mann* geht mit emotionaler Distanzierung, ja manchmal sogar Kälte durchs Leben. In seiner Jugend ist er im Allgemeinen keinen besonderen Repressionen ausgesetzt gewesen, aber es fehlte ihm an Gefühlszuwendung. Vielleicht wuchs er auch in einem gefühlsmäßigen Wechselbad auf – etwa wenn er nie sicher sein konnte, wie die Stimmung zu Hause sein würde. In diesem Fall kann sich das Kind nicht auf die Eltern als stabilen Pol verlassen, der Halt gibt. Solche Kinder stützen sich auf sich selber und vertrauen oft niemandem. Sie ziehen sich zurück und haben damit auch später keine Möglichkeit, ihre Gefühlsseite zu entwickeln. Es ist, als ob in ihrer Jugend die Saiten ihrer Gefühlswelt von niemandem angezupft worden wären, so dass sie in dieser Hinsicht nicht zum Klingen kommen konnten.

Wenn eine emotional arme Welt viele Jahre auf ein Kind einwirkt, kann man nicht davon ausgehen, dass es später als Erwachsener besonders gefühlvoll sein wird. Solche Menschen sind meist durchaus wohlwollend, aber sie können in gefühlsmäßiger Hinsicht nicht viel geben. Als Väter kümmern sie sich nicht ausgeprägt um die Sorgen ihrer Kinder und können deren Gefühlswelt ihrerseits nicht fördern. Ist die Ehepartnerin ähnlich orientiert, so wächst auch die nächste Generation wieder in einer gefühlsarmen Umgebung auf, womit das Problem an sie weitergegeben wird. Dabei halten alle Beteiligten die Situation für normal, da sie nichts anderes kennen. Ist hingegen die Ehepartnerin eines solchen Mannes mehr an Gefühlsdingen interessiert, so wird sie sich eines Tages am Manko ihres Mannes stören. Wenn sie sich zudem über Jahre um die eigene innere Entwicklung bemüht hat, wird sie Probleme damit bekommen, ihre neu entwickelten Seiten in der Ehe nicht verwirklichen zu können.

*Manfred war ein unbeachtetes Kind gewesen. Er war unerwünscht zur Welt gekommen, wurde gelegentlich geschlagen und fand bei seinen Eltern keine Unterstützung. Seine Mutter schenkte ihm wenig Aufmerksamkeit, und auch der Vater war für ihn innerlich unerreichbar. So blieb er mit seinen emotionalen Bedürfnissen allein, wenn für ihn auch äußerlich gesorgt war. In der Schule spielte er eine unbedeutende Rolle, und gelegentliche Bloßstellungen des Lehrers ertrug er tapfer.*

*Später hatte er beruflich durchaus Erfolg, aber in seiner eigenen Familie spielte er wiederum eine Nebenrolle. Zu seinen Kindern hatte er wenig Bezug, und trotz aller Hinweise seiner Frau gelang es ihm nicht, zu ihr und den Kindern einen besseren Gefühlskontakt aufzubauen. Hin und wieder hatte er jedoch Wutausbrüche, worin sich seine aufgestaute und wenig geformte Gefühlswelt zeigte.*

*Als er eines Tages seinen mittlerweile fast erwachsenen Sohn wegen einer Kleinigkeit aus dem Haus werfen wollte, reagierte dieser heftig und hielt ihm seine Enttäuschung über ihn als Vater vor. In diesem Moment realisierte Manfred mit Erschrecken, dass seine Beziehung zum Sohn genau die Gleiche war, wie er sie früher an seinem Vater bemängelt hatte. Er hasste seinen Vater damals für dessen Gefühllosigkeit, und nun spürte er von seinem Sohn dieselbe Verachtung. Nun verstand er endlich, weshalb seine Frau ihn immer wieder auf die Notwendigkeit eines Gefühlskontaktes zu seinem Sohn hingewiesen hatte. Die Reaktion des Sohnes war für Manfred heilsam. Er begann sich nun nicht nur mit seinem Sohn zu beschäftigen, sondern setzte sich auch mit seiner eigenen Jugend auseinander. Erst jetzt wurde ihm bewusst, dass seine Eltern in einer rundum gefühlsarmen Welt gelebt und ihn in diesem Sinne geprägt hatten. Wie hätte er da etwas anderes lernen können? Und er realisierte, wie arm er in dieser Hinsicht eigentlich war. Das erste Mal in seinem Leben hatte er Mitgefühl mit sich selbst.*

Männer können auch deshalb gefühlsarm wirken, weil sie in der Jugend schwere emotionale Belastungen erlitten, die sie nicht verarbeiten konnten und aus Selbstschutz verdrängten. Dazu gehören sexueller Missbrauch, der unerwartete Tod eines Elternteils sowie Selbstmord und Mord in der Familie. Derartige Belastungen bedürfen der intensiven Auseinandersetzung und sind in der Regel im Alleingang nicht zu bewältigen.

Auch wer keine so einschneidenden Erlebnisse hatte, trägt im Allgemeinen Unerledigtes aus der Kindheit mit sich, das zur Klärung drängt. An der Wende zum Alter müssen wir mit jenen Prägungen aufräumen, die uns für den neuen Lebensabschnitt im Wege stehen. Damit wir dies tun können, müssen wir sie aber erkennen. Wie jemand, der vor dem Umzug seinen Keller und seinen Dachboden räumt, nehmen wir dabei jedes Stück unserer Erinnerung nochmals in die Hände und lassen uns davon bewegen. Wir tauchen wieder ein in jene Zeit und fühlen nach, was damals war. Dabei kann uns vieles klar werden, was bisher nur ungenau in unserer Erinnerung war und unser Verhalten dennoch prägte. Indem wir diese Eindrücke nochmals aufnehmen, lassen wir uns auf uns selber ein – neu und tiefer vielleicht als früher. Das hilft, reinigt und wandelt uns. Es macht uns bereit für das Neue, das auf uns wartet.

## Abschied und erster Lichtblick

An der Schwelle zum Alter steht der Abschied von unserer Jugend an. Die gute Bewältigung dieses Übergangs setzt voraus, dass wir uns nochmals mit den früheren Epochen unseres Lebens auseinander gesetzt haben. Unsere Kindheit ist die Zeit, in der wir am intensivsten geprägt wurden. Warum sollten wir uns damit nicht noch einmal eingehend konfrontieren? Wir müssen keine traumatisierende Jugend erlebt haben, um zu einer Selbstbegegnung motiviert zu sein – sie lohnt sich allemal.

Nachdem wir im vorherigen Kapitel einige typische Verhaltensmuster betrachtet haben, die sich in der Kindheit herausbilden können, beschäftigen wir uns nun mit ihrer Überwindung. Diese Auseinandersetzung mit unserer Jugendzeit verläuft über verschiedene Stufen. Am Anfang geht es darum, unsere Kindheit wieder zu vergegenwärtigen. Wie waren wir damals? Welche Grundstimmung hatten wir? Wie war die Mutter zu uns, wie der Vater? Welche Rolle spielten wir in der Familie? Welche Funktion hatten wir für die Eltern? In welcher Hinsicht wurden wir gebraucht, damit die Familie möglichst reibungslos funktionierte? Wie haben wir uns diesen Erwartungen gegenüber verhalten? – Alle diese Umstände waren für uns damals bedeutungsvoll, aber zugleich waren wir uns darüber natürlich nicht bewusst. Vielleicht wird uns aber heute einiges klarer, wenn wir uns die damalige Situation nochmals ins Gedächtnis rufen.

Viele Menschen haben in ihrer Jugend Verantwortung für das Wohlbefinden ihrer Eltern übernommen. Grundsätzlich trägt jedes Familienmitglied zum guten Lebensgefühl der anderen bei, also auch die Kinder. Es gibt aber Familienkonstellationen, in denen von den Kindern mehr abverlangt wird, als was sie ohne Beeinträchtigung ihrer seelischen Gesundheit zu leisten vermögen. Dies ist etwa der Fall, wenn sie Verhaltensweisen zeigen müssen, die ihrem Wesen oder ihrem Alter nicht entsprechen.

Kinder sind allgemein derart ins Familiensystem eingebunden, dass sie sowohl von den guten wie auch von den problematischen Persönlichkeitszügen der Eltern geprägt werden. Weil kein Elternpaar seelisch »rein« ist, trägt jedes Kind Belastungen, die eigentlich Sache der Eltern sind, und indem es um die Eltern besorgt ist, übernimmt es Verantwortung im Umgang mit ihren ungelösten Problemen. In der Beschäftigung mit der Jugendzeit geht es unter anderem um das Erkennen solcher Belastungen und Verantwortlichkeiten und in einem weiteren Schritt um deren Rückgabe an die Urheber.

Muss ein Kind beispielsweise darauf achten, dass sich seine zu Ängsten neigende Mutter nicht zu sehr sorgt, dann wird es sich zu einem vorsichtigen Kind entwickeln, welches nichts riskiert, was seine Mutter beunruhigen könnte. Aus »Verantwortungsgefühl« gegenüber seiner Mutter wird es selber ängstlich, und im Erwachsenenalter leidet dieser Mensch vermutlich weiterhin unter Ängsten. In der Auseinandersetzung mit seiner Jugendprägung muss er die Verantwortung für die Mutter lösen und sie an diese zurückgeben. Es handelt sich dabei um einen inneren Akt, durch den er von der alten Rolle befreit wird, ängstlich sein zu müssen.

Andere Kinder haben die Aufgabe, die Beziehung der Eltern zu kitten. Manche Ehe gerät mit den Jahren in erhebliche Schwierigkeiten, weil sich die Lebenspartner entfremden. Kommt es nicht zur Trennung, so geschieht dies häufig mit Rücksicht auf die Kinder. Die Existenz der Kinder verhindert die Auflösung der ehelichen Gemeinschaft, was wiederum auf die Kinder zurückwirkt. Das Kind hat die Aufgabe, für Frieden in der Familie und ein möglichst gutes Einvernehmen der Eltern zu sorgen. Dies kann es tun, indem es nett ist und viel Freude in die Familie bringt, oder es kann den Eltern auch eine

Aufgabe stellen, welche diese beschäftigt und sie im gemeinsamen Engagement zusammenhält. Das ist etwa der Fall, wenn ein Kind erhebliche Schulschwierigkeiten, gesundheitliche Störungen oder ein auffälliges Verhalten entwickelt. Indem das Kind zum Sorgenkind wird, lenkt es die Eltern von ihren partnerschaftlichen Problemen ab, und sie können sich in der gemeinsamen Sorge und Aufgabe vereinen.

Die Erhaltung der Partnerschaft der Eltern kann für das Kind unter Umständen eine übermächtige Aufgabe sein. Es hat dann kaum mehr Zeit, sich um seine eigenen Angelegenheiten zu kümmern, und es kann sich nicht frei entwickeln. Weil den Kindern allgemein sehr an der Aufrechterhaltung der Familie als tragender Lebensgemeinschaft liegt, geht ihre diesbezügliche Opferbereitschaft aber weit.

Wenn wir im Erwachsenenalter derartige Rollen erkennen und sie bewusst aufgeben, indem wir die Verantwortung für die Lebensqualität der Eltern an diese zurückgeben, machen wir uns frei für das Eigene. Wir gewinnen dadurch mehr Energie für unseren persönlichen Weg. Damit diese Befreiung möglich ist, müssen wir erspüren, wie wir uns in unserer damaligen Rolle gefühlt haben. Wenn wir als Kind nicht viel von den damaligen Belastungen wahrgenommen haben, dann realisieren wir möglicherweise jetzt, welche Situation damals herrschte. Dies führt uns zu unserem tiefer liegenden Schmerz und zu unserer Schwäche. Vielleicht nehmen wir wahr, dass wir von den Eltern in unserem eigenen Wesen gar nicht erkannt und unterstützt, sondern nur in unserer Funktion als Rollenträger geliebt wurden. Eventuell hatten sie uns nur gern, solange wir »brav« waren und durch gute Noten ihr Ansehen hoben. Wenn es ihnen nicht wirklich darum ging, uns in unserer spezifischen Eigenart zu verstehen und zu fördern, dann fehlte es uns trotz ihrer Aufmerksamkeit an echter Zuwendung. Ein Kind kann – selbst wenn es vieles bekommt – gleichzeitig innerlich allein und leer bleiben. Der Erwachsene spürt dann ein »Loch« in sich, worin die Lebensenergie versickert. Dies kann sich etwa in Zuständen von Kraftlosigkeit oder Depression äußern, die nicht oder nur teilweise aus dem aktuellen Geschehen erklärbar sind. Der frühe Mangel an wirklicher Zuwendung behinderte die freie Selbstentfaltung und die Entwicklung innerer Stabilität, wie sie für das weitere Leben benötigt werden.

Die eigene Schwäche und das eigene Leiden aus der Kindheit müssen – wie früher schon angesprochen – nicht nur verstanden, sondern auch emotional verarbeitet werden. Im Wiedererleben dessen, was wir als Kind waren, fürchten oder schämen wir uns noch einmal, oder wir fühlen uns wie damals wieder einsam, hilflos, wütend usw. Als Kind konnten wir nicht den ganzen Schmerz auf uns nehmen – einiges davon mussten wir verdrängen, um zu überleben. Nun aber kommt alles nochmals auf uns zu, und das ist ein schmerzhafter Prozess. Auch ist es dabei mit dem einmaligen Wiedererleben nicht getan, sondern wir müssen uns unsere Kindheitserinnerungen so lange vergegenwärtigen, bis sie innerlich verarbeitet sind. Wir werden also mehrmals über die gleiche Sache weinen, Wut empfinden usw., bis wir diese Gefühle beiseite legen können.

Das Versöhnliche kommt erst im Nachhinein, aber dann ist es gut. Viele Menschen wollen gegenüber ihren Eltern zu früh nachsichtig sein; sie möchten versöhnt sein, bevor sie ihre Wut überhaupt gespürt haben. Das aber ist nicht heilend. Wir brauchen nicht ein Leben lang nachtragend zu sein, aber wir sollten unseren Schmerz auch nicht zu früh vergessen. Wenn wir diesen durchleben, so finden wir nachher innere und äußere Ruhe. Andernfalls sind wir nur oberflächlich versöhnt, ohne die entsprechende Leistung wirklich erbracht zu haben. Wenn wir uns vorgenommen haben, die alten Sachen einfach vergessen zu wollen, so brodeln die Gefühle im Inneren weiter und kommen bei falschen Gelegenheiten hoch.

Die Auseinandersetzung mit unserer Kindheitsrolle und den übernommenen Einschränkungen kann das Gespräch mit den Eltern oder einem Elternteil mit einschließen, muss es aber nicht. Es geht nicht darum, inzwischen alt gewordene Eltern mit unseren Gefühlen zu konfrontieren, sondern darum, uns in einem inneren Prozess nochmals als Kind zu fühlen und in dieser Rolle den verinnerlichten Eltern (wie sie damals waren) nochmals zu begegnen. Dies ist in erster Linie eine innere Angelegenheit, und überkommt uns dabei Wut oder Trauer, so brauchen die realen Eltern nicht anwesend zu sein. Es genügt, dass wir unsere Gefühle wieder haben und genau wissen, woher sie kommen. Wenn wir sie klar wahrnehmen und in geeigneter Weise ausdrücken, so ist dies erleichternd und heilend. Auch wenn unsere Eltern schon gestorben sind, ist es wichtig, diesen inneren Reinigungsprozess durchzuleben.

Haben wir uns auf diese Weise genügend mit unseren alten Schmerzen und Einschränkungen beschäftigt, so lösen sich diese eines Tages von selbst. Ohne weitere Arbeit merken wir plötzlich: Nun haben wir es hinter uns, nun sind wir frei von dem, was uns so lange belastete und uns vielleicht das Leben schwer machte. Es ist, als würde eines Tages eine Tür geöffnet, und wir träten ins Freie. Nach diesem Prozess liegt das Leben neu vor uns, und wir fragen uns, warum wir uns nicht schon viel früher aufgemacht haben, um diese alten Dinge zu bereinigen. Aber es bedarf dazu manchmal des konkreten Anlasses, der uns zwingt, das schwierige Werk der Selbstbefreiung zu vollbringen.

Sind wir die alten Muster auf diese Weise losgeworden, so können wir von der Jugendzeit gut Abschied nehmen. Der freie Mensch ist nicht der kleine ich-gebundene Junge, der Verlustängste hat, zu Selbstmitleid neigt, großtuerisch seinen Schmerz zu kompensieren sucht oder Aggressionen nach innen kehrt und zu Depressionen neigt. Das können wir jetzt lassen! Vielleicht nehmen wir bewusst Abschied von der Jugend, vom Jungseinwollen, und freuen uns auf das Neue, das jetzt angesagt ist. Nehmen wir das Kind, das wir einmal gewesen sind, ganz zu uns, so löst es sich in uns auf und wir werden *ein* Mensch – nicht mehr gespalten in zwei Teile, einen jungen und einen älter gewordenen.

Dieser Schritt bringt uns zu einer neuen Lebensform, die geprägt ist von innerer Freiheit, Entschlossenheit und positiver Energie. Anstelle selbst schädigender Anpassung oder übertriebener Tüchtigkeit haben wir jetzt eine gute Einschätzung unserer Leistungsfähigkeit, und statt Rebellion oder einer unbeteiligten Haltung ein zielorientiertes Engagement. Wir gewinnen eine neue männliche Identität, welche weder schwach noch übermäßig stark ist. Möglicherweise erkennen wir Seiten unserer selbst, die bisher wenig Raum hatten, und gewinnen damit neue Lebensmöglichkeiten.

Vielleicht gehen wir auch weiter in uns selber auf Entdeckungsreise. Statt eines äußeren Hauses bauen wir dann ein Seelenhaus. Vieles steckt in unserer Seele, was wir uns bisher nicht träumen ließen. Mag sein, dass dabei ein Lichtstrahl durch die Wand dringt, die uns lange Zeit umgeben hat. Dann bekommen wir eine Ahnung davon, was wir zusätzlich zur sozialen Persönlichkeit, mit der wir uns in der Gesellschaft bewegen, sind. Dieser Lichtstrahl mag uns auf unserem weiteren Weg leiten. Wer einmal erahnt hat, was er in sich trägt, der wird weiterwandern. Er wird nach dem suchen, was er seinem Wesen nach ist, unabhängig davon, wie alt er ist und in welcher sozialen Stellung er lebt. Und das so Errungene wird zum bleibenden Gewinn, wenn im Alter die äußeren Werte verblassen.

# Schritte zum neuen Männerdasein

## Schuldenverzeichnis

Auf dem Wege zum Alter haben wir nicht nur das Resultat unserer Kindheitseindrücke zu verarbeiten, sondern wir werden darüber hinaus generell mit unseren Schattenseiten und der damit verbundenen Schuldfrage konfrontiert. Es fällt uns nicht leicht, sich mit den dunklen Seiten unseres bisherigen Lebens zu beschäftigen, und wir neigen dazu, uns darüber gar nicht erst bewusst werden zu wollen. Auf unserem Lebensweg hat sich aber manches angesammelt, was nicht zu unserem Ruhme gereicht. Betrachten wir das näher, dann müssen wir zur Kenntnis nehmen, dass andere Menschen unter uns gelitten haben. Wir erkennen dann, dass wir nicht immer so im Recht waren, wie wir glaubten. Weil es keine »objektive« Wahrheit hinsichtlich des Erlebens gibt, müssen wir unseren Mitmenschen zugestehen, dass sie gewisse Situationen anders erleben als wir. Was wir vielleicht für normal oder harmlos halten, mag für andere gravierende Bedeutung haben. Das kann besondere Vorkommnisse oder auch einfache Ereignisse betreffen, Letzteres etwa, wenn ein von uns als »Scherz« gemeinter Spruch einen anderen Menschen verletzt. Auch die Proklamierung der »Wahrheit« kann schnell zur Taktlosigkeit werden.

Vieles, was unverarbeitet am Wegrand unseres bisherigen Lebens liegt, mag daher rühren, dass wir die Individualität anderer Menschen zu wenig ernst genommen haben. Oft gehen wir zu leichtfertig davon aus, dass das, was wir für uns selber als richtig erachten, auch für andere Gültigkeit haben müsste. Dem ist aber nicht so. Die Menschen sind innerlich so unterschiedlich, wie äußerlich. Das mag zwar selbstverständlich klingen, aber der Teufel liegt im Detail! Es lohnt sich wirklich, einmal genau nachzuschauen, was sich diesbezüglich auf unserem Konto angesammelt hat.

Die eigenen Schattenseiten und die eigene Schuld finden sich am ausgeprägtesten im Umfeld nahe stehender Personen, weshalb es besonders wichtig ist, sich mit diesen auseinander zu setzen. Wo wir intensiver mit Menschen zu tun haben, dort sind wir mit tieferen seelischen Schichten involviert und dort bedarf es der besonderen Bewusstheit über unsere Handlungsweisen. Zu den Meistbetroffenen gehören die engen Familienangehörigen, allen voran die Partnerin und die Kinder.

Im Laufe einer Partnerschaft kann sich viel Unausgesprochenes anstauen, dessen Bereinigung Entlastung bringt. Wir haben schon davon gesprochen, dass es zur Veränderung einer Beziehung manchmal genügt, einander einmal wirklich zuzuhören und gegenseitig aufzunehmen, was der andere schon lange zu sagen versucht. Die Aussprache über unerledigte alte Themen und Schmerzen kann sehr befreiend wirken. Auch wir haben unter anderen gelitten, und zu gerne tragen wir dem anderen nach, was uns Schmerzen bereitet hat. Wenn wir das nicht lösen, wird es zum Hindernis für die weitere Entwicklung der Beziehung. Alte Schuld kann gegenseitig aufgearbeitet werden, wenn beide ihre Erlebnisweise einschließlich von Unwillen, Schmerz und Wut äußern können. Wenn das Geschehene in seinen Zusammenhängen verstanden wird, ist dies für beide befreiend.

Viele Beziehungen sind deshalb schwierig, weil keine solch entlastenden Gespräche stattfinden.

*Ich erinnere mich hier an einen Mann, der seiner Frau trotz guter finanzieller Verhältnisse nichts gönnte. Sein Geiz vergiftete das eheliche Klima, aber er war nicht in der Lage, ihrem berechtigten*

*Ansinnen einmal Gehör zu schenken. Weil diese Frau keine starke Persönlichkeit war, kam eine Scheidung für sie nicht in Betracht. Sie litt aber jahrzehntelang unter seiner uneinsichtigen Haltung. Hätte sich dieser Mann einmal wirklich für ihre Anliegen geöffnet, hätte er nicht nur ihr das Leben erleichtert, sondern auch sich selber.*

Wenn die notwendigen Gespräche nicht stattfinden, kann das auch zur Auflösung der Partnerschaft führen. Will der eine einfach nicht zur Kenntnis nehmen, was dem anderen ein tiefes Anliegen ist, kann die Beziehung scheitern. Manchmal werden die entsprechenden Schwierigkeiten erst nach einer Scheidung zum Thema. Zu spät wird dann erkannt, worin der eigene Anteil an den Problemen gelegen hatte. Wenn wir wenigstens im Nachhinein verstehen, in welcher Hinsicht die Partnerin an uns litt, hilft uns dies immerhin, diese Fehler in einer neuen Partnerschaft nicht zu wiederholen.

Einen guten Spiegel bezüglich unserer Schattenseiten können uns auch unsere Kinder vorhalten. Sind diese nicht mundtot gemacht worden, sagen sie uns vielleicht eines Tages Dinge, die wir nicht besonders gern hören.

*Ein Mann berichtete mir einmal, dass ihm seine erwachsene Tochter schwere Vorhaltungen im Zusammenhang mit ihren Gewichtsproblemen gemacht hätte. Sie hatte in ihrer Jugend zu viel gegessen und war übergewichtig geworden. Das geschah unter anderem aus Trotz gegen den Vater, der sie im Hinblick auf ein ideales Gewicht und Aussehen jahrelang immer wieder auf die Waage gezwungen hatte. Er hatte es »immer nur gut gemeint« und dabei seine Tochter verletzt. Das warf sie ihm nun vor. In diesem Gespräch mit seiner Tochter wurde ihm bewusst, dass er seinen Schatten auf sie projiziert hatte. So wie er selber makellos sein wollte, so konnte er auch bei anderen keine Mängel zulassen, und damit hatte er das Fehlverhalten der Tochter gefördert.*

Schattenseiten zeigen sich auch in Gerüchten. Diese kursieren vor allem in größeren sozialen Organismen wie Firmen oder Dörfern. Sehen wir einmal von den absichtlich (zwecks

Schädigung eines anderen) in die Welt gesetzten Gerüchten ab, so sind diese eine interessante Quelle zur Erkenntnis über eigene Unbewusstheiten. Werden von uns wichtige Informationen nicht angenommen, so gehen sie andere Wege. Sie suchen sich Auswege wie das Wasser in einem löchrigen Gartenschlauch, wenn die Spritze verstopft ist. Im Allgemeinen entbehren die Gerüchte trotz möglicher Übertreibungen nicht eines wahren Kerns. Aufgebauscht wird die Kritik aber gerade deshalb, weil ihre Annahme verweigert wird. Wer über seinen Schatten etwas lernen möchte, kann sich auch um Gerüchte und Meinungen kümmern, die über ihn kursieren: Was sagen die Leute hinter vorgehaltener Hand?

Am Rande unseres Lebens liegt unsere Schuld. Schuld gehört zur Schattenseite des Lebens, der wir nicht entrinnen können. Schuldig zu werden, ist ein Teil des Menschseins. Wenn wir dem auch nicht grundsätzlich ausweichen können, so ist es doch möglich, uns darüber bewusst zu werden. Auch Unbewusstheit kann Schuld bedeuten. Weil Bewusstheit aber immer relativ ist und erst im Laufe der Jahre entsteht, hat die Frage nach der Schuld nicht immer moralische Dimension. Diese Ebene kommt erst dann ins Spiel, wenn wir absichtlich vermeiden, uns über uns selber bewusst zu sein. Wenn wir aber wissen, wo wir schuldig sind, können wir unsere Schuld bewusst tragen, und das ist in jedem Falle besser, als sich auf eine vermeintliche Unschuld zu berufen.

Von der unvermeidbaren Schuld haben wir schon einmal gesprochen. Sie entsteht, wenn sich die ehrlichen Interessen verschiedener Menschen gegenseitig ausschließen und wir uns treu zu sein versuchen. Tun wir, was uns richtig erscheint, dann verletzen wir vielleicht andere. Tun wir es nicht, so werden wir an uns selber schuldig. Auch die Schuld sich selber gegenüber ist ein Thema. Besonders betroffen davon sind die schüchternen und angepassten Menschen, während die draufgängerischen und egoistischen eher an anderen schuldig werden. Aber auch die Schuld am anderen bedeutet eigene Schädigung. Sie und die Schuld sich selber gegenüber fallen letztlich in einen Punkt zusammen. Wenn wir den anderen nicht ernst nehmen, dann sind wir der Welt und damit unseren eigenen Erfahrungen gegenüber nicht offen. Nehmen wir umgekehrt uns selber nicht ernst, so beeinträchtigen wir damit auch die Menschen um uns her. (Ich erinnere mich in diesem Zusammenhang an eine Frau, welche sich in einem Pflegeberuf zum eigenen Schaden sehr aufopferte und schließlich so entkräftet war, dass sie auch für ihre Umgebung zur Belastung wurde.) Man könnte sagen, dass jede Schuld einen innerlich-äußerlichen Charakter hat, auch wenn sich diese beiden Aspekte an der Oberfläche auf verschiedene Personen verteilen.

Was auf der Schwelle zum Alter an Schuldfragen unerledigt ist, hindert uns an der Entwicklung jener offenen Lebenshaltung, welche für das kommende Lebensalter in besonderer Weise wünschenswert ist. Es mag sein, dass wir in der Auseinandersetzung mit unseren Schuldfragen betroffen über uns selber sind, und das ist sehr heilsam. Solche Gefühlsreaktionen weisen darauf hin, dass wir uns nicht nur theoretisch damit befassen, sondern uns von den Folgen wirklich berühren lassen. Nur so wachsen wir an der Beschäftigung mit unserem Verhalten. Seien wir in dieser Selbstbetrachtung also nicht zu nachsichtig! Zwar können wir immer Menschen finden, welche für uns Partei ergreifen und uns bestätigen, dass unser Verhalten berechtigt war, aber das führt uns hinsichtlich der Bewältigung entscheidender Lebensfragen nicht weiter. Wir gelangen dann wieder zu dem, was sich nicht bewährt hat, und davon möchten wir ja wegkommen. Hören wir also auf die Worte anderer, die es uns nicht zu einfach machen, und auch die eigene selbstkritische Stimme ist ein guter Ratgeber.

# Der Blick in die Tiefe

Bewusstwerdung zum Alter hin bedeutet auch, dem menschlichen Sein in seiner ganzen Tiefe und Grundsätzlichkeit zu begegnen. So wie in der persönlich wahrgenommenen Außenwelt die Welt schlechthin erfahren wird, so treffen wir in unserer individuellen inneren Erfahrung auf die Welt des Inneren schlechthin. Es scheint, dass es sich mit der Innenwelt ähnlich wie mit der Außenwelt verhält: Wir haben Anteil daran und sind gleichzeitig Teil davon. Wie die Außenwelt können wir die Innenwelt erkunden – sie umfasst mehr als unsere persönliche Existenz. Wenn wir uns beispielsweise in der Gefühlswelt bewegen, so finden wir hier nicht nur unsere persönlichen Gefühle; sie stellt die Möglichkeit innerer Gefühlserfahrung überhaupt dar. Dies spüren wir etwa, wenn wir in eine rasende Wut geraten. Dann ergreift etwas von uns Besitz, das wir als fremdartig erleben. Es erfasst uns eine Möglichkeit und Qualität menschlichen Seins, die mehr als unsere persönliche Psyche ist. Diesen Kräften sind wir ein Stück weit ausgeliefert – wir machen die Emotion nicht, sie packt uns. Wir sind damit nicht nur in unserem Körper, sondern auch in unserer Tat Geschöpf.

Ähnlich wie bei der Wut können auch andere Emotionen von uns Besitz ergreifen. Auch wenn wir verliebt sind, befinden wir uns in einer besonderen inneren Verfassung. Unsere Gefühle können dabei so stark werden, dass sich unsere ganze Weltsicht verändert: Alles erscheint uns dann positiv und zukunftsträchtig. Die Hingabe an den anderen Menschen und gleichzeitig an uns selbst bedeutet in diesem Falle aber auch innere Unfreiheit: Wie in der Wut können wir uns auch hier den aufsteigenden Gefühlen kaum erwehren. Weil diese Emotion angenehm ist, versuchen wir es im Allgemeinen aber auch nicht. Verliebte erleben die Begegnung mit dem geliebten

Menschen als außergewöhnlich – was sie in ihrem individuellen Leben auch ist. Gleichzeitig handelt es sich dabei aber um die normalste Sache der Welt. Im Grunde gleichen sich alle Liebespaare: Die Natur geht hier ihren Weg abseits von jeglicher Individualität. Gerade dadurch wird das einzelne Paar aber Teil eines großen Ganzen – es wird Teil des großen Liebesspiels, das sich in unendlicher Folge immer neu vollzieht. Auch der Verliebte hat eine Emotion, die ihn über sich selbst hi-nausträgt. Er erfährt darin das Wesen der Welt.

So verhält es sich mit der inneren Erfahrung ganz generell. Die Tiefe unseres Seins umfasst viele Schichten. Erkunden wir die Innenwelt bewusst, stoßen wir auf die formbildenden Kräfte unserer Existenz – auf jene Kräfte, die unser Sein ausmachen und die uns täglich durchströmen. Weil diese Kräfte nicht unmittelbar fassbar sind, erfahren wir die eigene Tiefe als einen Bereich, der unser Bewusstsein übersteigt. Er spielt in unserem Leben eine wichtige Rolle, und doch vermögen wir ihn nie wirklich zu ergründen. Er umfasst neben den persönlichen Aspekten unseres inneren Seins vor allem die grundsätzlichen Muster und Kräfte, die unser Leben ausmachen. (C.G. Jung bezeichnete Letztere als »Archetypen«, welche wiederum Inhalte des »kollektiven Unbewussten« sind.) Diese Kräfte sind von einer gewissen Diffusität, und die Begegnung mit ihnen macht uns leicht orientierungslos. Wenn wir uns auf diese Ebene der inneren Erfahrung einlassen, verfügen wir zunächst nicht über Karte und Kompass, um uns in diesen Seelenbereichen zurechtzufinden. Wir wissen nicht, wie wir uns in den unbekannten inneren Zuständen bewegen sollen.

Auf dem Weg in die eigene Tiefe begegnen wir im Allgemeinen zuerst der persönlich geprägten Innenwelt (die C.G. Jung das »persönliche Unbewusste« nannte), die unserem Bewusstsein etwas näher liegt. Wir stoßen auf unerledigte alte Angelegenheiten unseres Lebens, und diese haben meistens mit Schmerz zu tun. Was bisher verdrängt war, fordert nun unsere Aufmerksamkeit. Hier treffen wir in erster Linie auf unsere Jugendschmerzen, ja vielleicht auf die Stimmung einer ganzen Kindheit und Jugendzeit, und wir wissen nicht, wie wir damit umgehen sollten. Das schüttelt uns, und vielleicht leidet sogar unsere Arbeitsfähigkeit am inneren Geschehen. Wir sind im »dunklen Keller« angelangt.

Ein Mann träumte in einer solchen Lage einmal, er befinde sich als Junge in einem fensterlosen Kellerraum, in welchem es keinerlei Gegenstände gab. Er stand ganz allein in diesem Raum und fühlte sich verzweifelt einsam. Der Traum zeigt die Jugendsituation dieses Mannes, über die er sich bisher wenig bewusst war. Als ich selber in dieser Phase der inneren Auseinandersetzung war, kam ich mir vor wie in einem vollständig dunklen Raum, in dem ich eine Aufgabe zu bewältigen hatte, die ich weder kannte noch wusste, wie sie zu lösen sei.

*Michael wurde in dieser Phase der Selbstbegegnung plötzlich wieder bewusst, dass er sich in der Kindheit mit ausgedehnten Suizidphantasien beschäftigt hatte. Indem er sich dieser Erinnerung widmete, realisierte er, dass da noch viel Unbeachtetes in ihm steckte. Über lange Jahre hatte er die frühere innere Verzweiflung nicht mehr gespürt (was nicht heißt, dass sie nicht weiterwirkte), und nun lag sie plötzlich vor ihm. Er hatte sich als Kind wiederholt vorgestellt, er springe aus dem Fenster, und diese Gefühle empfand er nun nach. Dabei wurde ihm klar, dass viele seiner späteren Ängste im Zusammenhang mit seiner Kindheitssituation standen. Er hatte sich damals so bedrängt gefühlt, dass er zeitweilig keine andere Möglichkeit zur Flucht vor der Enge des Elternhauses sah, außer einem Sturz aus dem Fenster. Er war zwar nie tatsächlich aus dem Fenster gesprungen, aber er hatte sich damals gewissermaßen seelisch hinausgestürzt. Er hatte sich seinen Eltern entzogen und war dadurch in einen Zustand innerer Leere geraten, die sich nun wieder neu auftat. Da hindurchzugehen, war ein schwieriger und nicht ungefährlicher Weg für ihn, denn die alte Leere zog ihn erneut in die Tiefe.*

In einen ähnlichen Zustand innerer Dunkelheit geraten Menschen, die sich bewusst werden, dass sie als Kinder massiv geschlagen worden waren, und die diese Gefühle wieder erleben. Mancher hat als Kind die Schläge und damit auch den erlebten Schmerz verdrängt. Zwar erinnern sich die meisten noch an die belastenden Ereignisse, aber emotional sind sie davon losgelöst. Setzen sie sich nun mit dem Geschehen auseinander, erkennen sie nach und nach, was sich unter erheblichem Kräfteungleichgewicht zwischen Eltern und Kind abgespielt hat, und sie erleben ihre alten Schmerzen neu.

Gewalttätige Menschen sind den destruktiven Kräften im eigenen Seelengrund erlegen. Vielleicht waren sie als Kinder selber Opfer von Gewalt gewesen und haben später diese Destruktivität übernommen. Ebenso wie Schmerz oder Liebe weist die Gewalt auf unseren Seinsgrund hin. Wir tragen auch Gewalt in uns, und keiner sollte glauben, dass er nicht davon erfasst werden könnte. Diese Emotion schwemmt wie die Wut oder eine Verliebtheit das freie Bewusstsein hinweg. Wer von uns hat das nicht schon ein Stück weit erlebt? Wir tun gut daran, diese Abgründe der menschlichen Seele nicht zu unterschätzen. Wollen wir diesen Kräften nicht vollständig ausgeliefert sein, so müssen wir uns auch mit dieser Seite des Menschseins beschäftigen. Wer Brutalität als eigene Qualität kennt, wird sie mitunter nicht so ungehemmt zeigen wie jener, der sich keine derartigen Impulse zutraut und sie deshalb umso unbewusster auslebt.

Oftmals ereignet sich das seelisch Dunkle tatsächlich im Dunklen. Viele Kinder werden im Keller oder in anderen dunklen Räumen missbraucht, eingesperrt oder geschlagen – und nicht etwa in den »schönen Räumen« der guten Familie. Sind die Eltern die Täter, so gerät das Kind in eine innerlich gespaltene Situation. Wandelt sich ein Elternteil zeitweilig zu einem brutalen Monster, so wie Dr. Jekill nachts zu Mr. Hyde wurde, weiß das Kind nicht mehr, wen es nun eigentlich vor sich hat. Diese Verwirrung muss im späteren Lebensalter gelöst werden. Andernfalls ist die Gefahr groß, dass das erlittene Verhalten zum eigenen wird und das Familienproblem so um eine Generation weitergetragen wird.

Wenn wir in der Kindheit Schweres erlitten haben, so ist es von außen auf uns zugekommen. Später realisieren wir aber, dass das Dunkle grundsätzlich auch in uns selber steckt. Entziehen wir uns dem nicht und begegnen wir den dunklen Seiten in uns, ohne ihnen zu verfallen, so lernen wir diesen Aspekt menschlicher Existenz anhand der eigenen Erfahrung kennen. Wie früher die Schamanen steigen wir dann in die »Unterwelt« hinab. Vielleicht ist es kein freiwilliger Abstieg, den wir unternehmen, etwa wenn wir durch die Umstände unserer Krise mit dem Dunklen des Menschseins in Berührung kommen. Aber wir können diesen Weg bewusst gehen. Wir können uns dem zuwenden, was sich vor uns auftut, statt davor zu fliehen.

Damit wir den persönlichen wie auch den grundsätzlich dunklen Teil des Lebens verstehen und so weit wie möglich bewältigen können, müssen wir die Begegnung damit über einige Zeit aushalten. Das heißt, dass wir die Unsicherheit, die innere Verwirrung oder den Schmerz über vergangene Situationen oder andere Gründe zur Krise so lange ertragen müssen, bis sie uns verändern. Es mag auf der persönlichen Ebene ein Liebesproblem sein, das sich nicht lösen lässt und das wir aushalten müssen, es mag die Begegnung mit innerer Angst und Niedergeschlagenheit sein, die Erinnerung an bestimmte Jugendereignisse oder auch ein schwieriges moralisches Problem. Auf der grundsätzlichen Ebene spüren wir in der Tiefe die brodelnden Emotionen. Da sind wir unseren Wünschen und Begierden, Hass und anderen unbewältigten Emotionen ausgesetzt. Es mag uns vorkommen, als würden wir in der Hölle schmoren – schutzlos uns selber ausliefert.

In diesem Prozess erfahren wir, dass unser Wesen mehr umfasst als unser bewusstes Wissen, und dies verändert unser Selbstverständnis und unser Weltbild. Beides mag für den nächsten Lebensabschnitt zu eng geworden sein und bedarf der Erweiterung. In der tiefen Selbstbegegnung lernen wir die lebensbestimmenden Kräfte kennen und erfahren die relative Bedeutung unseres Bewusstseins. Gleichzeitig weitet sich unsere Persönlichkeit aus, die fortan auch jene Bereiche umfasst, die sich nicht nach unserem Willen ausrichten und doch Teile unseres Wesens sind. Der Weg durch die seelische Tiefe und »Unterwelt« wird damit zu einer Stufe auf dem Weg zur Erlösung.

Bevor sich uns weitere Dimensionen des inneren Seins eröffnen, ist der Blick in die Tiefe und Dunkelheit unseres Wesens jedoch unvermeidlich. Und dieser Weg ist gefährlich: Es könnte sein, dass wir uns in diesen Gefühlen verlieren, und unsere ganze Standhaftigkeit ist gefragt, um die Prüfung zu bestehen. Vertrauen wir den Kräften unserer Seele und geben wir gleichzeitig unser Bestes, so haben wir gute Chancen, dass uns aus dem Prozess Positives erwächst. Dann werden wir uns eines Tages mit neuen Kräften wieder finden: Wir spüren, dass sich in unserem Inneren etwas neu geformt hat, ja dass wir tief innen ein anderer Mensch geworden sind. Dieser hat die Fähigkeit und die Kraft, auch in hellere Bereiche dessen vorzustoßen, was wir Seele nennen.

## Wir sind mehr als unser Ich

In der eigenen Tiefe begegnet uns eine Innenwelt, die der äußeren Welt an Größe und Weite in nichts nachsteht. Wir stehen vor ihr wie nachts vor dem Sternenhimmel, wenn wir sehen, dass sich in unserem Inneren die gleiche Unermesslichkeit auftut wie im Universum, das uns umgibt. Wir spüren dabei auch, dass die Welt außen und die Welt innen im Grunde die gleiche Welt ist – ein einheitliches Sein. Indem wir an dieser Welt teilhaben, verkörpern wir diese Welt; wir können nicht außerhalb dieses einen Seins stehen.

Die Wahrnehmung dieses Umfassenden hat eine doppelte Auswirkung auf uns. Einerseits erkennen wir uns darin als klein und im Grunde bedeutungslos, und andererseits erfahren wir uns als Teil dieser unermesslichen Welt, womit wir auch das Ganze in uns tragen. Die Trennung zwischen Individuum und Welt erscheint als künstlich: Indem wir Teil dieser Welt sind, ist alles, was wir wahrnehmen, gleichzeitig Teil von uns. Wir sind in der Welt, und die Welt liegt in uns. In diesem Sinne sind wir klein und groß zugleich. Die Erfahrung des Großen, das wir in uns tragen, darf uns dabei aber keinesfalls zu einer überheblichen Haltung führen. Hier geht es nicht um persönliche Größe, sondern um die Existenz überhaupt. Das Große ist die Tatsache unserer Existenz – und der Existenz dieser Welt, die beide in einem zusammenfallen. Ohne unsere eigene Existenz können wir diese Welt nicht wahrnehmen, und ohne die Wahrnehmung aller Menschen gäbe es »unsere« Welt nicht. Indem wir die Welt betrachten und gleichzeitig diese Welt sind, können wir sagen, dass die Welt sich selber wahrnimmt. Insofern als wir an der Größe der Welt Anteil haben, sind wir groß. Was wir sind, können wir uns dabei aber nicht im Sinne eigener Leistung zurechnen, sonst würden wir zum Schöpfer unserer selbst, der wir doch nicht sind.

Zur Unterscheidung der individuellen und der generellen Ebene unseres Seins können wir die Begriffe des Ich und des Selbst verwenden, wie sie Sigmund Freud und C.G. Jung präzisiert haben. Das Ich bezieht sich auf unser individuelles Sein, das normale Bewusstsein über uns selber. Auf dieser Ebene leben, leiden und lernen wir, indem wir uns als abgegrenzte Person wahrnehmen, die von anderen verschieden ist.

Hier identifizieren wir uns mit Werten und halten uns je nach Selbsteinschätzung für durchschnittlich, für etwas Besonderes oder auch für minderwertig.

Der Begriff des Selbst bezeichnet demgegenüber den »größeren Menschen«, der wir in einem tieferen Sinne sind. Jeder von uns ist unabhängig von seiner sozialen Stellung ein vollständiger Mensch; es gibt da keinen Unterschied im existenziellen Sinn. Kraft der Tatsache, dass der Einzelne als Mensch auf dieser Welt lebt, ist er nicht weniger Mensch als jeder andere. Er existiert in einem Sinne, wie er umfassender nicht sein könnte. Wir können nicht mehr oder weniger existieren – wir tun es ganz! Das klingt zwar selbstverständlich, aber viele schöpfen daraus nicht jene innere Verankerung, die sich hier anbietet. Ängste und Minderwertigkeitsgefühle sind Ausdruck davon, noch nicht wirklich zur Anerkennung jenes Menschseins vorgestoßen zu sein, welches die Individualität übersteigt.

Auf der Ebene existenziellen Menschseins leben wir nicht als sich unterscheidende und abgrenzte Menschen, sondern aus einem Gefühl des Zusammenhangs der ganzen Welt heraus. Unser tieferes Sein – das Selbst – ist in diesem Sinne nicht persönlich. Es ist nicht »unser« Selbst, mit dem wir die Welt als Ganzheitliches wahrnehmen, sondern es ist ein überpersönliches Sein, welches sich in dieser Welt selber wahrnimmt, ja welches diese Welt ist. In dieser Sichtweise dürfen wir uns nicht mit der seelischen Weite identifizieren, die sich hier auftut.

Der Schritt über das Persönliche hinaus ist heilend, weil er die Abgrenzung aufhebt, an der viele leiden, und uns ein umfassenderes Lebensgefühl vermittelt. Wir verlieren die Empfindung, in uns selber gefangen zu sein, ebenso wie die Ängste, die aus der dadurch bedingten Vereinzelung entstehen. Gleichzeitig erweitert sich unser Selbstverständnis, das oft zu Unrecht auf einzelne Eigenschaften eingegrenzt ist. Diese können zwar dazu dienen, einen Menschen von anderen zu unterscheiden, aber sie taugen nicht zur Erfassung seines Wesens. Wir sehen üblicherweise nur einen Teil dessen, was unsere Existenz eigentlich ausmacht, denn das Ganze, das wir sind, umfasst auch den Gegenpol. Wir sind nicht nur klein – wir sind auch groß. Wir sind nicht nur groß – wir sind auch klein. Wir sind nicht nur klug – wir sind auch dumm usw. Wachsen wir auf diese Weise über ein einseitiges Selbstverständnis hinaus, das sich in der Begrifflichkeit von Gegensätzen definiert, so erweitern wir unser Selbstbild und erfahren uns selber plötzlich neu. Dieser Prozess hebt uns nicht nur über die früher besprochene innere Dunkelheit hinaus, sondern erschließt uns bedeutende seelische Bereiche.

Die Berücksichtigung bisher unbewusster gegenteiliger Persönlichkeitszüge ist nicht nur hilfreich, wenn wir uns gering achten, sondern auch dann, wenn wir uns in bestimmten Situationen überschätzen. Dies ist der Fall, wenn wir unser Erleben, unsere Erscheinung oder unsere Leistung als unser persönliches Verdienst ansehen. All das, was wir in uns vorfinden und zu gestalten vermögen, haben wir nicht selber gemacht. Wir sollten uns darüber zwar freuen, uns aber nicht zu viel darauf einbilden. In diesem Sinne mag beispielsweise ein Förster durchaus stolz auf seine Arbeit im Wald sein. Identifiziert er sich jedoch darüber hinaus mit den Früchten seines Werkes, das heißt mit dem nun gepflegten Wald, so macht er den Wald zu einem Teil seiner Persönlichkeit, was ihn überhöht. Versteht er sich demgegenüber als Teil des Waldes, ohne seine Arbeit zu wichtig zu nehmen, so bleibt er bescheiden und hat zugleich Anteil am Ganzen.

Es macht einen Unterschied, ob wir uns als Teil eines Größeren verstehen oder ob wir Letzteres als Teil unserer selbst betrachten. Im ersten Fall leben wir aus jenem unpersönlichen Sein heraus, welches wir das Selbst genannt haben, und im anderen Fall machen wir die Welt (und im Besonderen unsere Tätigkeiten und Erfolge) zum Inhalt unseres Ego.

Wenn wir die Bedeutung unserer eigenen Leistung und Persönlichkeit relativieren, so heißt dies nicht, dass wir zu Asche werden sollten. In Klöstern wurden früher Demutsübungen durchgeführt, welche die Bedeutungslosigkeit des Individuums förderten. Das führte aber oft eher zu einer Auflösung der Persönlichkeit als zu einem Vorstoß ins Größere, welches uns Menschen erst Würde verleiht. Die Zerstörung des Ego macht schwach, während uns seine Relativierung für ein Bewusstsein öffnet, das nicht nur unser Ich und unseren Willen umfasst.

Was gemeinhin Selbstbescheidung genannt wird, sollte eigentlich »Ichbescheidung« heißen. Das Ego wird in seiner Bedeutung relativiert, ohne dass wir aber in unserem grundsätzlichen Sein bedeutungslos würden. Diese Haltung, in der wir nicht mehr alles in der Hand zu behalten und dadurch mächtig zu sein brauchen, bringt uns eine neue Freiheit. Unser Sein verdichtet sich auf diese Weise in einen Punkt, wo unser Tun nicht mehr von zentraler Bedeutung ist. Das heißt nicht, dass wir nichts mehr tun sollten, sondern nur, dass das Eigentliche nicht in den Tätigkeiten gesehen wird. Was wir leisten, wird so gewissermaßen zum Nebenprodukt unseres Seins, welches die Hauptsache ist. Unser Handeln erfolgt in diesem Falle aus der Tiefe unseres Seins heraus und basiert nicht mehr auf der Grundlage eines persönlichen Ehrgeizes.

Ich vermute, dass gute Künstler – etwa Maler, Sänger, Komponisten, Bildhauer, Dichter usw. – aus dieser inneren Quelle des Seins schöpfen, die wir alle in uns tragen. Wirklich schöpferische Leistungen sind nicht aus einer ehrgeizigen Haltung heraus zu erbringen, sondern nur aus einer Haltung der Bescheidenheit, welche einfach von innen heraus geschehen lässt, was sich formen will. Das entstandene Werk wiederum kann nicht dem eigenen Ego zugerechnet werden – es hat sich gewissermaßen selber geformt. Sein Grund liegt nicht im Bewusstsein und der Absicht. Indem der Mensch auf diese

Weise aus der Quelle schöpft, ist er schöpferisch, und er wird zugleich zum Ausdruck dessen, was durch ihn strömt.

Auch wer kein Künstler ist, kann sich als Teil des großen Lebensstromes erfahren, der unsere Welt durchzieht. Indem wir das Ganze wahrnehmen, sind wir mit dem verbunden, was uns umgibt, und gleichzeitig finden wir in unserem Inneren ein ganzheitliches Gefühl. Indem wir ohne Absicht aus uns selber heraus leben, erfahren wir neue Ebenen unseres Seins. Wir verlieren uns nicht, wenn wir einige Selbst- und Weltbilder aufgeben, die wir lieb gewonnen haben, sondern wir schaffen uns Freiraum für Neues. Erst später werden wir vielleicht entdecken, dass wir alles, was uns auf diese Weise zuwächst, schon immer in uns getragen haben.

## Auch Männer haben Gefühle

Zur tieferen Wahrnehmung der Innenwelt bedarf es einer offenen Einstellung und der bewussten Auseinandersetzung mit ihren Inhalten. In der Krise werden wir mit unserem Inneren zwar konfrontiert, aber um ihm wirklich näher zu kommen, müssen wir uns aktiv damit beschäftigen. Dazu gehört für uns Männer wesentlich die Gefühlswelt. Zunächst geht es hier um eine Bestandsaufnahme: Wie gehen wir mit unseren Gefühlen um? Nehmen wir sie überhaupt wahr? Wie geben wir ihnen Ausdruck? Überspielen wir sie oder leben wir sie unkontrolliert aus? usw. Anschließend ist die Entwicklung eines differenzierten Gefühlsausdrucks gefordert, und schließlich stellt sich die Frage nach der Gestaltung unserer Gefühle in den zwischenmenschlichen Beziehungen.

Wenn Männer untereinander sind, zeigt sich oft, wie es im Allgemeinen mit ihrer Gefühlswelt bestellt ist. An Stammtischgesprächen können wir dies beispielsweise gut wahrnehmen. Da werden Berichte über Ereignisse ausgetauscht, sachliche Fragen besprochen und anzügliche Reden geführt. Das Ganze findet häufig in einer Atmosphäre statt, welche nicht auf eigentliche zwischenmenschliche Beziehungen ausgerichtet ist, aber doch eine gewisse Geborgenheit gibt. Das intellektuelle Niveau der Gespräche spielt dabei keine wesentliche Rolle. Auch gute Gespräche, etwa über politische oder wissenschaftliche Themen, können ohne tieferen Gefühlskontakt geführt werden. Ohne denselben sind wir Männer oft auch dann, wenn wir als Familie mit anderen Familien Kontakt haben: Auf dem gemeinsamen Spaziergang finden sich die Männer bald zum Sachgespräch zusammen, während die Frauen untereinander Beziehungsfragen diskutieren.

Die Umbruchzeit in der Lebensmitte stellt die Forderung nach der Entwicklung unserer Gefühlswelt. Wenn wir uns in der Krise seelisch geöffnet haben, dann spüren wir auch, dass wir zu Besserem fähig sind als zu einer beziehungslosen Stammtischgemütlichkeit. Es kann sich zeigen, dass wir unsere Gefühlswelt unbefriedigend eingerichtet haben. Vielleicht werden wir auch durch die Unzufriedenheit unserer Partnerin von außen auf unsere Gefühlslage aufmerksam gemacht. In jedem Falle sind wir aufgerufen, uns diesbezüglich zu verändern und bewusster zu werden.

Appelliert die Frau an die Gefühle des Mannes, so kann dieser recht hilflos sein. Männer mit einer grundsätzlich sachlich orientierten Lebenshaltung können die Forderung nach einem direkten Gefühlsausdruck schlecht einordnen. Sie zeigen Gefühle oft in einer »materialisierten« Form, etwa wenn sie auf Wunsch ihrer Frau die Wohnung erneuern oder ihr einen neuen Mantel spendieren. Das erachten sie dann als Liebesbeweis. Die Frauen gehen dabei aber einigermaßen leer aus, denn sie möchten eine direktere Gefühlsbeziehung zu ihrem Mann – ohne das Zwischenstück materieller Zuwendung. Sprechen sie darüber, so verstehen ihre Männer aber oft nicht, was damit gemeint ist. Dies deshalb, weil sie auch sich selber gegenüber häufig wenig Gefühle empfinden. Fragt man sie etwa nach ihrer Befindlichkeit, so bekommt man selten eine direkte Antwort, wohingegen sie erzählen, was sich in ihrem Umfeld gerade zugetragen hat. Ihr Gefühl befindet sich gewissermaßen in der Außenwelt, und es kann nur indirekt (über die Ereignisse) darauf geschlossen werden. Dennoch können solche Männer ihre Gefühle in bestimmten Situationen sehr wohl andeuten.

*Tobias stand recht rational im Leben und hatte zu keinem Menschen eine tiefere Gefühlsbeziehung, auch nicht zu seiner Frau und seinen Kindern. Er zeigte kaum Gefühle, aber mit der Zeit bemerkte ich, dass er in bestimmten Situationen durchaus Emotionen empfand. Dies war vor allem der Fall, wenn er von jemandem um Unterstützung gebeten wurde und er auch wirklich helfen konnte. Dann bekam er jeweils leicht tränende Augen. Dahinter verbarg sich der Zugang zu seiner Gefühlswelt: Wenn er Zuwendung gab, wie er sie in seiner Jugend nie erfahren hatte (nie hatte ihm jemand auf diese Weise geholfen), dann wurde er innerlich bewegt. Wohl streifte ihn in diesen Momenten der alte Schmerz, und er spürte zugleich, dass es auch anders hätte sein können. Wahrscheinlich war er in seiner Jugend traurig gewesen, ohne sich dies einzugestehen, und diese Trauer zeigte sich in solchen Momenten. Sie bildete für ihn die Brücke zu seiner Gefühlswelt.*

Finden wir die Tür zu eingeschlossenen oder noch wenig gelebten Gefühlen, so betreten wir eine teilweise unbekannte innere Welt. Es mag sein, dass uns dies zunächst Angst macht. Ein Mann weint doch nicht. Ein Mann ist vernünftig und nicht sentimental usw. Das sind die Sätze, die wir oft gehört und uns eingeprägt haben, und wir richten uns danach. Erlauben wir uns jedoch den Ausdruck unserer Gefühle, so werden wir für andere Menschen erreichbarer. Gleichzeitig können wir ihnen gegenüber mehr empfinden. Dann brauchen wir unsere ungelebten Emotionen nicht mehr vertretungsweise von einer Frau ausdrücken zu lassen, sondern übernehmen sie selber und gestalten damit aktiv unsere zwischenmenschlichen Beziehungen. Das zeigt sich etwa darin, dass wir bewusst Kontakt zu anderen Menschen pflegen, ohne damit den Gedanken an einen Nutzen zu verbinden (etwa die Hoffnung auf eine gute Geschäftsbeziehung). Wir tun es einfach um der Beziehung willen.

Manchmal bedarf es eines sehr einschneidenden Erlebnisses, ja eines Schocks, damit die innere Gefühlswelt freigelegt wird. Im Anschluss daran ist es wichtig, dass wir die Gefühle nicht einfach wieder begraben, sondern dass wir ihnen eine Form verleihen, in der wir sie gestalten und ausleben können. Zunächst leiden wir an unseren Emotionen, weil wir ihnen ausgeliefert sind, aber mit der Zeit wird es uns gelingen, bewusster damit umzugehen. Wir lernen auch, welches Verhalten etwa welche Gefühlsreaktionen bei uns selber und bei anderen auslöst, und so können wir zunehmend bewusster mit unseren Gefühlen umgehen. Schließlich haben wir sie als wichtigen Aspekt des Lebens dauerhaft zur Verfügung.

Mit einer entwickelten Gefühlswelt sind wir unseren Gefühlen weder ausgeliefert, noch verdrängen wir sie, sondern wir stehen in einem bewussten Kontakt zu ihnen. Wir fühlen und spüren sie als Teil unserer selbst, und wir haben zu ihnen gewissermaßen ein »partnerschaftliches« Verhältnis. Wir nehmen sie wahr und pflegen sie als eine wichtige menschliche Erfahrungs- und Ausdrucksweise. Gleichzeitig haben wir aber auch die Wahl, wie weit wir uns im Einzelfall auf unsere Emotionen einlassen wollen.

Oft wird davon gesprochen, dass es bei der Entwicklung der Gefühlsseite des Mannes um seine »weibliche Seite« gehe. Wenn wir dies nicht zu wörtlich nehmen (womit die Frau auf das Emotionale fixiert und reduziert würde), so macht der Vergleich durchaus Sinn. Die Gefühlswelt des Mannes stellt seine »andere« Seite dar, die ihm häufig weniger nahe steht als die sachlich orientierte »männliche« Seite.

Der Mann eignet sich seine männliche Identität dadurch an, dass er in der Kindheit männlichen Vorbildern folgt und gleichzeitig den eigenen Neigungen Ausdruck verleiht, die tief verankerten Mustern entsprechen. Hat er sich bis zur Lebensmitte als Mann etabliert, so bricht mit der Krise nun die andere Seite seines Wesens ein, die bisher nicht gefördert wurde. Der Mann trägt weibliche Anteile in sich, die selbstredend mehr umfassen als die Gefühlswelt. Fördert er diese Seite nach der Lebensmitte, so entwickelt er Persönlichkeitszüge, die wir im Allgemeinen den Frauen zuordnen. Oft führt dies dazu, dass er weicher wird, was ihm durchaus nicht zum Nachteil gereicht. Er entwickelt dann eine ausgedehnte Gefühlsbezogenheit und ist innerlich tief auf andere Menschen und die Umwelt bezogen, bis hin zu einer geistigen Verbindung.

## Meine Familie ruft

Der Zugang zu den Gefühlen verändert auch die zwischenmenschliche Beziehungsfähigkeit. Wer sich in seiner Gefühlsdimension wahrnimmt, kann auch andere Menschen besser spüren und ihnen auf neue Weise begegnen. Viele Männer haben aber keinen guten Gefühlskontakt zu ihrer Familie. Sie sind vielleicht freundlich, gutmütig und hilfsbereit, sorgen auch finanziell für sie, und dennoch fehlt es an einer tieferen Verbindung zu den ihnen am nächsten stehenden Menschen.

Oft hilft die eigene Familie uns Männern, tiefer mit unserer Gefühlswelt in Beziehung zu treten. Vielleicht pocht die Frau darauf oder die Kinder machen diesbezüglich Schwierigkeiten, so dass wir zu mehr Anteilnahme herausgefordert werden. Kinder spüren, was in einer Familie fehlt, und sie richten sich danach aus, diese Lücke zu füllen. Sie leiden auch an dem, was in der Familie nicht stimmt und geben diesem Leiden Ausdruck. Wenn sie die Aufmerksamkeit auf sich ziehen, drücken sie oft nicht nur ihr eigenes Problem aus, sondern vielmehr das der Familie. Sie werden gewissermaßen zum Sprachrohr der unerledigten Familienprobleme.

Gewisse Familienschwierigkeiten können nur gelöst werden, wenn sich die Eltern verändern. So genügt es beispielsweise nicht, auffällige Kinder zu einem angepassten Verhalten zu erziehen; vielmehr müssen die Ursachen für ihre Schwierigkeiten gefunden und korrigiert werden. Dabei kann es um Probleme gehen, die nicht die Kinder betreffen, etwa unausgetragene partnerschaftliche Konflikte zwischen Vater und Mutter. Es kann sein, dass sich beide Partner nicht auf fruchtbare Weise ausdrücken können. Vielleicht hört auch der eine dem anderen nicht zu, wenn er auf eheliche Schwierigkeiten zu sprechen kommen will. Lassen sich die Partner nun auf eine Auseinandersetzung über die gemeinsamen Probleme ein, so führt dies zu einer Veränderung der partnerschaftlichen Beziehung. In einem vielleicht schwierigen Prozess wandeln sich beide. Dabei geht es nicht um die Anpassung des einen an den anderen oder um Kompromisse, sondern um die innere Veränderung, die sich aus der Arbeit an der Partnerschaft ergibt.

*Jakob durchlebte mit seiner Frau einen derartigen Prozess. Ihm wurden in seiner Herkunftsfamilie wenig Aufmerksamkeit und Gefühle geschenkt. Später heiratete er eine Frau, die bei ihrer Stiefmutter in sprichwörtlich stiefmütterlicher Weise aufgewachsen war. Nachdem sie ihre schmerzlichen Erlebnisse zu einem gewissen Teil aufgearbeitet hatte, begann sie Jakob von ihrer Jugend zu erzählen. Sie bezog ihn damit in ihren Verarbeitungsprozess mit ein. Dies war ihm zunächst unangenehm, weil er nicht wusste, wie er mit ihren Gefühlen umgehen sollte, die nun des Öfteren aus ihr hervorbrachen. Gerade deshalb war es ihr aber wichtig, dass er verstand, was mit ihr geschah. Sie berichtete ihm, wie sie vom Vater geschlagen wurde, wie die Mutter sie verlassen hatte und wie sie später von der Stiefmutter schlecht behandelt wurde, wobei ihr Vater wiederum nichts davon erfahren durfte.*

*Indem sie Jakob von ihrer Kindheit erzählte, wurde sie sich bewusst, dass sie gerade deshalb einen wenig sensiblen Mann gewählt hatte, weil er ihrem alten Muster der mangelnden Zuwendung entsprach. Während sie früher die Schuld für ihre wenig gefühlvolle Ehe allein Jakob zugewiesen hatte, verstand sie nun ihren eigenen Anteil an diesem Arrangement. Lange Zeit hatte sie in ihm die böse Stiefmutter gesehen und ihn für seine mangelnden Gefühle verachtet. Jakob hatte sich dabei noch mehr in sich zurückgezogen, und so war die Partnerschaft tatsächlich gefühllos geworden.*

*Nun aber, als die Frau das Muster aufbrach, konnte auch er sich aus seiner Verschlossenheit befreien. Einerseits wurde er offener, weil die Frau ihre vorwurfsvolle Haltung zurücknahm, andererseits ließ er sich in der nun entspannteren Atmosphäre von den Jugendberichten seiner Frau berühren. Erstmals empfand er etwas für seine Frau: Sie tat ihm Leid, und er weinte sogar einmal mit ihr über ihre Kindheit. Diese Emotionen ermöglichten ihm wiederum, einen Zugang zu seinen eigenen vergrabenen Gefühlen zu finden. Als schließlich beide auch über ihre Ehegeschichte weinen konnten, war das Eis gebrochen. Dieser Prozess öffnete Jakob auch seinen Kindern gegenüber, die ihren Vater nun besser spüren konnten.*

Die Hinwendung zur Familie führt manchmal über schwierige Auseinandersetzungen. Das Gefühl mancher Männer ist wenig differenziert, und wenn sie sich auf eingefleischte Haltungen versteifen, ist manchmal eine größere Herausforderung nötig, um diese aufzubrechen. Natürlich will keiner aus seiner Ruhe gebracht werden, aber wem an der Partnerschaft und der Familie gelegen ist, der lässt sich wohl oder übel auf diesen Prozess ein.

*Willi wurde infolge einer intensiven Auseinandersetzung mit seiner Frau gefühlvoller und fand zu einer besseren Beziehung. Er war von forschem Wesen und gewohnt, dass alles nach seinem Willen ging. Er glaubte auch zu wissen, was für andere Menschen gut sei, und zwang diese Ansichten seiner Frau auf. Nachdem sie lange Jahre unter seiner Herrschaft gelitten hatte, verweigerte sie sich ihm schließlich – vor allem in sexueller Hinsicht. Sie wollte sich nicht mehr von ihm ohne Rücksicht auf ihr eigenes Empfinden benutzen lassen. Schon zu Beginn ihrer Beziehung hatte sie sich von ihm überrannt gefühlt, und seither hatte sie viel mit sich geschehen lassen, was ihr eigentlich nicht entsprach. Dahinter stand eine Schwäche, die aus ihrer Erziehung herrührte.*

*Nachdem sie sich ihrem Mann nicht mehr »zur Verfügung stellte«, geriet er in eine große Krise. Das Muster des »starken Mannes«, das er seit seiner Jugend immer erfolgreich angewandt hatte, taugte plötzlich nicht mehr – er stieß bei ihr damit fortan auf harten Widerstand. In den nun folgenden Auseinandersetzungen musste er sich anhören, wie sie jahrzehntelang unter ihm gelitten hatte. Das war für ihn nicht leicht.*

*Wie im Falle von Jakob und seiner Frau zeigte sich auch bei diesem Ehepaar die gegenseitige Vernetzung ungesunder Kindheitsmuster. Willis Frau hatte sich einen »starken« Mann als Ausgleich zu ihrer Schwäche gesucht. Gleichzeitig konnte sie mit ihm ihre alten Muster des unterdrückten Kindes weiterspielen. Er wiederum hatte eine schwache Frau gewählt, um nicht mit seiner eigenen Schwäche konfrontiert zu werden. Jeder gab dabei die Schuld für das gemeinsame Arrangement dem anderen: Die Frau warf Willi seine Herrschsucht vor, während er ihre Unbestimmtheit kritisierte.*

*Natürlich kamen in dieser Partnerschaft beide zu kurz. Willi erkannte angesichts der Verweigerung seiner Frau, wie einsam er eigentlich war. Hinter seiner vermeintlichen Stärke entdeckte er in sich den Jungen, der in der Not fehlender Liebe und Anerkennung zum Kämpfer geworden war. Bei dieser Lebenseinstellung hatte er sich aber nie ausruhen können, und erst die Verweigerung seiner Frau versetzte ihm den entscheidenden Stoß, der ihn zur Selbstbesinnung und zur inneren Befreiung aufrief.*

Gefühle zu haben heißt auch, besondere Gefühle für nahe Menschen zu haben. Die Entwicklung der Gefühlsfähigkeit führt uns Männer zur Entdeckung der Familie. Nur Männer, die ihre Frau und ihre Kinder spüren, sind wirkliche Partner und Väter. Sie zeigen Interesse und Engagement an ihren Belangen. Sie nehmen sich Zeit und haben die Fähigkeit zuzuhören, ohne im Voraus schon zu allem eine Meinung zu haben. Wer das Gesehene und Gehörte auf sich wirken lässt, kann in der eigenen Einstellung verunsichert werden. In Beziehung zu anderen zu stehen heißt auch, sich auf diese einzulassen und zu Anpassung und Wandel bereit zu sein. Das bedeutet nicht, dass wir uns wie eine Fahne im Wind zu drehen haben. Dann wären wir entweder ganz unbeteiligt oder aber auf eine vorschnelle Harmonie bedacht, die des eigenen Standpunktes ermangelt. Es bedeutet lediglich Offenheit gegenüber anderen.

Versuchen wir doch einmal, uns ganz unvoreingenommen zu einem unserer Kinder zu setzen, ohne jede Vorstellung, was geschehen sollte! Gelingt es uns, dabei nichts zu planen und das Geschehen nicht zu steuern, nicht einzugreifen und nicht in gewohnten Mustern zu reagieren (zum Beispiel in bestimmten Situationen ärgerlich zu werden), dann lernen wir dieses Kind neu kennen. Es wird sich uns ganz so zeigen, wie es ist und wie wir es vielleicht bisher nicht gesehen haben. Das ist einer der Wege zur Familie, den wir bewusst gehen können, wenn wir uns selber nicht mehr gar so wichtig nehmen. Und es gibt noch viele Wege mehr, die zu finden der eigenen Phantasie überlassen sind.

# Der Weg zum Eigenen ist kein Egotrip

Wer sich um seine eigene Entwicklung und die Entfaltung seines Bewusstseins bemüht, wird leicht der eigennützigen Haltung bezichtigt. Stattdessen – meinen solche Kritiker – sei es klüger und menschlicher, sich der Not anderer Menschen zuzuwenden und etwas »Nützliches« zu tun. Diese Argumentation übersieht, dass wir mit niemanden über jenen Punkt hinausgelangen können, den wir selber erreicht haben, und dass die einzige Person, um die wir uns wirklich und im tiefsten Sinne kümmern können, die eigene ist. Niemand kann den Prozess unserer persönlichen und seelischen Auseinandersetzung und Entwicklung für uns auf sich nehmen, und umgekehrt können wir den Weg nicht für andere gehen. Wenn wir uns selber nicht um den eigenen inneren Weg bemühen, gibt es diesen Weg nicht.

Wir müssen unterscheiden zwischen dem Ausleben egoistischer Neigungen und dem Bemühen um die Förderung jenes einzigen Menschen, der uns wirklich anvertraut ist, nämlich unserer selbst. Der Egoist verfolgt sein kurzfristiges Wohl, und dies unter Umständen rücksichtslos. Dabei ist er seinen Wünschen und Begierden schutzlos ausgeliefert: Er verfolgt fast zwanghaft das, was ihm für sein Glück notwendig erscheint. Er hält für Selbstverwirklichung, was nur seinen momentanen Zielen dient, und er steht ihnen sehr unbewusst gegenüber. Auch wer auf Dauer eigensüchtige Ziele verfolgt, braucht deswegen nicht eine längerfristige Entwicklung anzustreben. Seine Haltung projiziert sich einfach immer wieder neu in die kurzfristige Zukunft. Wer beispielsweise sein Leben lang nach Ruhm, Ansehen oder Geld strebt, hat nicht unbedingt ein übergeordnetes Ziel oder gar eine ernst gemeinte Selbstverwirklichung im Auge. Er befriedigt nur immer wieder neu ein stets gleich bleibendes Bedürfnis, das nie wirkliche

Erfüllung findet. Dem Egoismus ermangelt es an der längerfristigen Ausrichtung auf wesentliche Lebensfragen hin, denn diese heben einen zu engen Zeithorizont auf.

Eigentliche Selbstverwirklichung hat den »größeren Menschen« im Sinn. Sie ist nicht an persönlichen, direkten und kurzfristigen Interessen orientiert, sondern vielmehr an der Entwicklung der Gesamtpersönlichkeit. Deren Qualität braucht sich dabei nicht in einem wirtschaftlichen oder anderswie messbaren Erfolg zu zeigen. Im Gegenteil scheint für einen inneren Weg sogar eine zumindest zeitweilige Loslösung von äußeren Interessen notwendig zu sein. Solange jemand in der Außenwelt für seine Bemühungen belohnt zu werden wünscht, ist er seinem inneren Prozess gegenüber nicht wirklich offen. Der »Lärm« der Außenwelt mitsamt den eigenen diesbezüglichen Bedürfnissen übertönt das leise Raunen aus den tieferen Schichten des eigenen seelischen Seins. Wirkliches Hören – auf das eigene Innere und auf andere Menschen – muss »wertfrei« sein, das heißt, es darf nicht durch die Verfolgung bestimmter Ziele verfälscht werden.

Selbstverwirklichung meint Überwindung jener engen Persönlichkeit, die mit egoistischen Interessen geschützt und aufgewertet wird. Solange wir uns mit unseren eigenen Bedürfnissen, Wünschen und Sorgen identifizieren, können wir den Rahmen einer ich-zentrierten Persönlichkeit nicht sprengen. Auch wenn wir uns darum bemühen, anderen Menschen »Gutes« zu tun, heißt dies nicht, dass wir einen offenen Horizont haben. Solange wir uns als definierte, bestimmte Person verstehen, bleiben wir darin gefangen.

Diese Figur ist im Grunde ein Bild, das wir uns von uns selber machen. Es setzt sich aus der Summe jener Eigenschaften zusammen, die wir als »eigene« verstehen. Die Züge, die wir in uns selber als »fremd« betrachten, fehlen ihm aber ebenso wie all jene Lebensaspekte, welche unsere individuelle Persönlichkeit übersteigen. Zu sehr laufen wir Gefahr, uns in unserem Selbstverständnis einzugrenzen und dabei das zu verlieren, was wir *zusätzlich* sein könnten.

Auf dem Weg zum Eigenen versuchen wir demgegenüber, uns all jener Aspekte unserer Persönlichkeit und darüber hinaus unseres Seins bewusst zu werden, die wir erreichen können – unabhängig davon, ob sie zu unserem »Nutzen« gereichen oder nicht. Bewusst sein heißt, ein möglichst umfassendes Menschenbild zu entwickeln. In einem tieferen Sinne verstanden ist alles auf diese Weise errungene Bewusstsein von Nutzen – ja, es ist vielleicht das Einzige, was wir letztlich wirklich vorzuweisen haben. Wir »sind« ja nicht unser Haus, unsere Firma und unser Auto – wir sind nur jenes Wesen, das wir im Spiegel sehen, mitsamt dem Bewusstsein, das es verwirklicht hat.

Der Weg zu einem möglichst breiten Bewusstsein ist kein Egotrip. Würde er aus egoistischen Zielen beschritten, so wäre er in sich selbst widersprüchlich. Er relativiert jedoch die Bedeutung jener Persönlichkeit, die wir »Ich« nennen, und weist über diese hinaus. Selbstverwirklichung heißt nicht, immer das zu tun, was uns am nächsten liegt oder was wir am liebsten tun würden, sondern richtet sich danach aus, was von innen her gefordert ist. Selbstverwirklichung ist nicht rücksichtslos, sondern vielmehr auf die Umwelt, das heißt auf das Ganze bezogen. Das eigene Sein endet nicht – wie in einer egoistischen Weltsicht – an der physischen Grenze der Person, sondern umfasst alles, worin wir uns bewegen. Auch unser Umfeld ist ein Teil von uns, und wenn wir dieses nicht im Blickfeld und in unserem Bewusstsein haben, so sind wir eingegrenzt, auf die eigene Person bezogen und damit »egoistisch«. Was immer wir tun, hat Folgen, und diese Folgen sind wiederum ein Teil unserer selbst. Wir können diese nicht einfach ausklammern. Befinden wir uns etwa in einem Ehestreit, so entspricht die rücksichtslose Verfolgung der eigenen Interessen einer Verletzung des Partners. Verstehen wir die

Beziehung und damit auch den Partner als Teil unserer selbst, so verletzen wir mit der Aggression, die gegen den anderen gerichtet ist, zugleich uns selber. Die Stimmung wird und bleibt schlecht, und darunter leiden auch wir.

Manche Auseinandersetzung würde hinfällig, wenn die Kontrahenten die Auswirkungen des eigenen Handelns auf den anderen beachten würden. Wir können davon ausgehen, dass der andere seine Weltsicht mit der gleichen Berechtigung hat wie wir. Die Durchsetzung unserer Weltauffassung verletzt die seinige. Unser Handeln hat also zwei Seiten: Es führt uns zu einem vermeintlichen Vorteil und beinhaltet gleichzeitig die Schädigung des Systems, in welchem wir uns bewegen. Manche Verhaltensweise ist in diesem Sinne »gewalttätig«. Meistens haben wir nur den Blick für jene Gewalt, die uns angetan wird, nicht aber für jene, die wir selber ausüben. Drängen wir anderen unsere Weltsicht auf, so ist dies eine Form von Gewalt; ja schon das Beharren auf unserer Auffassung (die uns allerdings zusteht), ohne eine notwendige Korrektur in Erwägung zu ziehen, kann für den anderen eine subtile Form von Gewalt bedeuten. Unsere Unbeweglichkeit verletzt ihn. Während wir beharrlich die eigenen Ziele verfolgen, entgehen uns leicht die Folgen, die das für andere hat.

Unser Sein umfasst nicht nur unsere Person, sondern das ganze System, in welchem wir uns bewegen. Je größer das in Betracht gezogene System, desto größer ist unser Bewusstsein. Wenn wir uns selber finden wollen, ist es nicht notwendig, dass wir uns auf enge Grenzen beschränken, sondern es empfiehlt sich vielmehr, diese möglichst auszudehnen. Dabei verlieren wir uns nicht. Wessen wir allerdings verlustig gehen können, ist die Vorstellung von der eigenen Person, an die wir bisher geglaubt haben. Der Verzicht darauf führt aber nicht zu einem Selbstverlust. Wir können uns im Gegenteil auf neue Weise gewinnen. Diese Entwicklung wird dabei nicht so schnell abgeschlossen sein; manche Überraschung wartet auf uns, wenn wir das tief Eigene suchen. Dieses weist gleichzeitig über uns selber hinaus – worin ja gerade das Erstaunliche des Prozesses liegt. Unser Leben bietet mehr als nur die Möglichkeit, die eigenen Interessen zu verfolgen.

Für den Weg zu unserem tieferen Sein benötigen wir im Gegensatz zur Verfolgung egoistischer Ziele ein erhebliches Maß an Opferbereitschaft und an Demut. Wollen wir weiterkommen, müssen wir gewissermaßen uns selber opfern. Wir müssen zur Hingabe dessen bereit sein, was wir an unserer Person bisher als bedeutungsvoll erachteten. Dies tun wir zugunsten eines Neuen, das keine Form hat und von dem wir nicht wissen, wie es sich anfühlt. Man opfert seine Grenzen und damit die Vorstellung seiner Person; man opfert seinen zeitlichen und räumlichen Horizont. Das ist alles andere als eine egoistische Tat. Wer jenen Menschen des Egoismus bezichtigt, der sich auf diese Weise seiner Innenwelt zuwendet, der sollte versuchen, diesbezüglich eine eigene Erfahrung zu machen. Er wird feststellen, dass es viel leichter ist, vordergründige Ziele zu verfolgen oder sich für andere Menschen aufzuopfern, als sich selber in der eigenen unergründlichen Tiefe zu begegnen.

Wozu sollten wir also unter diesen Umständen das Werk der »Selbstverwirklichung«, das vielmehr ein solches der Selbstbewusstwerdung ist, auf uns nehmen? Es kann sein, dass es dafür keinen offensichtlichen Grund gibt – außer der Natur vielleicht, die wir sind und die uns diesen Weg einfach gehen lässt, ob wir es wollen oder nicht. Mancher schon hat sich aufgemacht, um auf die große Frage des Lebens eine Antwort zu finden, die weder angelesen noch ausgedacht ist, sondern erfahren und erlebt. Dabei kann es sein, dass der eine oder andere von der Beunruhigung angetrieben ist, welche das Alter als Schatten vorauswirft, oder von der noch größeren Herausforderung, welche die Tatsache unseres Todes bedeutet.

Wir können unserem Alterungsprozess nicht entgehen – auch wenn wir ihn zeitweilig zurückzustellen oder zu verdrängen versuchen, etwa indem wir uns neue Haare einpflanzen lassen oder uns eine junge Freundin suchen. Bei solchen Manipulationen bleibt schließlich ein schales Gefühl, und eines Tages stellt sich die Herausforderung erneut. Wir werden unausweichlich alt und gehen dem Tode entgegen. Das Einzige, was wir diesbezüglich zu tun vermögen, ist diesen Weg möglichst bewusst zu gehen – indem wir ergründen, *wer* es ist, der diesen Weg geht.

## Wann nur öffnet sich das Tor?

Keine Krise dauert ewig. Ob wir kürzere oder längere Zeit darin verharren – im Stillen tut sich etwas. Dabei verändern wir uns nicht nur in der aktiven Auseinandersetzung, sondern ebenso im passiven Aushalten dessen, was uns aufgetragen ist. Ob wir ganz plötzlich oder schleichend in unsere Lebensschwierigkeit hineingeraten sind – sie wandelt uns. An der Schwelle zu einem neuen Lebensalter ist diese Wandlung notwendig. Die Wortwahl, ob es sich dabei um eine Krise oder eine Wandlung handle, hat mit unserer Einstellung zum Geschehen zu tun. Können wir uns mit dem Veränderungsprozess (noch) nicht identifizieren, so sprechen wir von einer Krise; nehmen wir ihn jedoch an, so erscheint er als Wandlung und Erweiterung der Persönlichkeit. Das Moment, welches diesen Prozess zur »Krise« macht, ist unser Widerstand dagegen. Letzterer ist als erste Reaktion durchaus verständlich, weil wir vom Neuen überrascht werden. Zunächst wissen wir damit nicht umzugehen, und das bringt uns in Schwierigkeiten. Im Folgenden geht es dann um eine Anpassung an die neuen inneren Gegebenheiten.

Der Impuls zur Veränderung kommt dabei interessanterweise von der gleichen Person, welche die Anpassung zu vollziehen hat: aus uns selber. Wir sind uns immer selbst für eine Überraschung gut, und es ist aufregend zu sehen, was alles in uns steckt, von dem wir bisher gar nichts wussten. Die Umstellungen an der Schwelle zum Alter machen uns mit seelischem Neuland vertraut und bringen uns in erhebliche innere Bewegung. Im Laufe der Prozesse und Auseinandersetzungen beruhigen sich aber die Symptome unserer Krise, und irgendwann fühlen wir uns wieder besser. Wir haben manches losgelassen und damit uns selber befreit. Vielleicht gehen wir neuen Tätigkeiten nach, welche unserem gewandelten Selbstverständnis entsprechen, oder unsere Beziehungen haben sich verändert. Das bisher Ungelebte hat uns zu anderen Einstellungen und Verhaltensweisen geführt, und wir haben in einer neuen Selbstauffassung wieder Halt gefunden. Es kann sein, dass uns eine derart erneuerte Identität Befriedigung gibt und dass wir nach der Veränderung einiger Lebensumstände zur Ruhe kommen. Die Krisenzeit ist dann durchgestanden. Alte Lebensformen wurden durch neue ersetzt, und wir sind vielleicht weiter und offener geworden. Mancher nimmt das Leben auch gelassener, und er findet in diesem Sinne gewissen Frieden.

Es ist aber auch möglich, dass wir uns nicht auf eine fixierte neue Identität verpflichten können, weil wir irgendwie spüren, dass wir das Ziel der Wandlung damit noch nicht erreicht haben. Es mag uns vorkommen, als stünden wir vor einem verschlossenen Tor – obwohl wir unsere Krise dem äußeren Anschein nach bewältigt haben. Wir spüren, dass noch irgendetwas geschehen sollte, aber wir wissen nicht, was. Älterwerden weist in diesem Falle über die Aufgabe hinaus, uns auf einen alternden Körper einzustimmen, unsere Leistungsfähigkeit den neuen Gegebenheiten anzupassen und unsere Beziehungen in einer reiferen Form zu gestalten. Es stellt sich uns dann die Frage nach dem tieferen Sinn des Seins, welche an der

Schwelle zum Alter nun mit Beharrlichkeit vor uns steht und die sich allen vorschnellen Antworten widersetzt, welche sich einzig auf die Gestaltung einer neuen Lebensform beziehen. Wir vermuten in uns irgendein Geheimnis, das unsere weitere Anstrengung erfordert. Vielleicht spüren wir, dass wir erst dann zur Ruhe kommen können, wenn wir bezüglich dieser Frage weitergekommen sind. Für den Tod, der sich uns nähert, müssen wir eine Antwort bereithalten, die seinen Anforderungen genügt. Die Forderung danach entlässt uns nicht so schnell, und sie führt uns über die Anpassung an neue Lebensumstände und die Herausbildung einer neuen Lebensform hinaus.

Gehen wir der Frage nach unserem Sein in vertiefter Weise weiter nach, so begegnen wir nochmals dem Thema unserer Identität. Verfolgen wir unseren bisherigen Lebensweg und den Prozess unserer Krise aufmerksam, so kommen wir nicht um die Feststellung herum, dass wir uns im Grunde laufend verändern. Die Herausbildung einer neuen, aber wiederum fixierten Identität bedeutet nichts wirklich Neues. Wir geben uns damit nur eine aktuelle Form, die bald wieder der Erneuerung bedarf. Damit sind wir erneut krisenanfällig. Im dauernden Wandel zeigt sich, dass wir keine bleibende Identität haben, und so gesehen hat es wenig Sinn, sich auf ein neues Selbstbild fest auszurichten. Angemessener scheint es hingegen, sich auf den Wandel einzustellen. Das einzig Sichere in unserem Leben ist der ständige Wandel, dem wir unterworfen sind. Richten wir uns an diesem Umstand aus, so erfahren wir uns neu als Menschen ohne starre Form. Das heißt aber keineswegs, dass wir charakterlos wären. Vielmehr geht es darum, sich als Wesen zu begreifen, das einen wandelbaren Charakter hat und das damit auch jenseits von bestimmten Formen der (Selbst-)Darstellung steht.

Die Frage nach dem Wesen unseres Seins kann uns wie angedeutet als verschlossenes Tor erscheinen, vor dem wir vielleicht lange ratlos stehen. Wenn wir spüren, dass wir einer Antwort bedürfen, um das Tor zum bewusst gelebten Alter durchschreiten zu können, haben wir zunächst noch keine Vorstellung, wie die Antwort lauten könnte. Beunruhigt gehen wir durch unsere Tage, obwohl unser äußeres Leben jetzt in einigermaßen geordneten Bahnen verläuft. Wir hören in uns den Ruf nach einer neuen Freiheit, die nicht eine Freiheit der Abenteuer und Exzesse ist. Letztere gehört zur Jugendzeit, das Alter hält eine andere Form der Freiheit für uns bereit.

Es gibt im Alter nicht nur die Tatsache der äußeren, auch körperlichen Einschränkung, sondern auch diejenige der inneren Ausweitung. Unsere neue Freiheit hat damit zu tun. Was aber bedeutet innere Ausweitung? Um was geht es da, wenn wir im Alterungsprozess gleichzeitig zunehmend eingeschränkt werden? Dieser scheinbare Widerspruch kann dazu führen, dass wir diese Frage als unlösbar wieder zur Seite legen. Die Frage nach dem Eigentlichen klärt sich aber nicht, wenn wir sie aus dem Sinn verlieren. Um hier weiterzukommen, müssen wir uns mit dem Bedürfnis tragen, eine grundsätzlich neue Antwort auf unser Leben zu finden. Eben jene Antwort, welche den innerlich jungen Menschen vom älter gewordenen unterscheidet, der etwas tiefer in die Zusammenhänge des Lebens geblickt hat.

# Ältersein ist auch nicht schlecht

## Immanente Freiheit

*Vor einiger Zeit besuchte ich einen alten Mann im Pflegeheim. Er hatte ein aktives und geistig reges Leben geführt, aber nun war er pflegebedürftig geworden. Sein Zimmer trug eine persönliche Note: Am großen Fenster stand ein Schreibtisch, an dem er noch täglich Korrespondenzen erledigte, und an den Wänden hingen einige Bilder aus seiner früheren Wohnung. Es schien mir, als hätte sich das Leben dieses Mannes auf diesen einen kleinen Raum verdichtet. Er war nicht einer, der in die Bedeutungslosigkeit versinkend langsam verlöschte – selbst wenn seine Kräfte zusehends schwanden. Mir kam es vielmehr vor, als hätte er das meiste, was sein Leben ausmachte, einfach hinter sich gelassen. Dabei aber leuchtete die Substanz dessen auf, was er innerlich gewonnen hatte.*

*Schon lange bevor er ins Pflegeheim kam, hatte er sich in seinem Haus auf zwei Zimmer zurückgezogen. Damals hatte er Verwandte und Bekannte eingeladen, aus dem Hause mitzunehmen, was ihnen gefiel. Er hatte nichts dafür verlangt, sondern einfach alles verschenkt, was er nicht mehr benötigte. Als er ins Pflegeheim eintrat, vollzog er nochmals einen solchen Schritt. Mir schien, dass er gerade im bewussten Verzicht nichts von alledem verloren hatte, was er weggegeben hatte. Er brauchte die Dinge nicht mehr und behielt die damit verbundenen Erlebnisse dennoch – ja, vielleicht hatte er ihre Substanz gerade dadurch herausgeschält, dass er nicht an ihnen festhielt. Er lebte im Pflegeheim mit einer Einstellung, welche allem seine Zeit beimaß, und er war in dieser Haltung auf beeindruckende Weise gegenwärtig. Indem er sich freiwillig von allem Überlebten gelöst hatte, stand er nur mehr in der Gegenwart als jetzt alter Mensch, und darin war er vollständig.*

Wer an den Dingen hängt, scheint sie zu verlieren, und wer sie hingibt, scheint sie zu gewinnen – ähnlich, wie es in der Bibel über das Leben allgemein steht. Offenbar liegt die Substanz der Dinge, aber auch der Beziehungen, der bewältigten Aufgaben oder anderer Lebensumstände nicht in ihrem Besitz. Lebendigkeit ist etwas anderes als Besitztum; ja, es scheint, dass das Besitzstreben der Wahrnehmung unserer tieferen Natur und der unvoreingenommenen Lebendigkeit im Wege steht.

*Als ich diesen alten Mann im Pflegeheim traf, war es gerade Zeit zum Essen. Ich wurde eingeladen, zu bleiben und mit dabei zu sein. So setzte ich mich an den Tisch, wo noch einige andere alte Menschen saßen, welche teilweise beim Essen der Hilfe bedurften. Mein Gastgeber bekam einen weißen Latz umgebunden, damit er sich beim Essen nicht beschmutze. Ich habe noch nie einen Menschen mit einer derartigen Würde einen Latz tragen sehen! Dieser Mann hatte sich so vollständig an sein Alter hingegeben, dass er mit der Einschränkung seiner physischen Kräfte eins geworden war. Er hatte sie ganz akzeptiert und angenommen, und das Tragen des Latzes beim Essen war ein Ausdruck dessen. Er war sich über seinen Zustand bewusst und empfand dieses Requisit in keiner Weise als entwürdigend – womit es auch auf andere nicht so wirken konnte. Mir war, als hätte dieser Mann in der Art, wie er hier am Tisch saß, sein ganzes Wesen offenbart. Er zeigte in diesem Moment, dass er in seinem langen Leben ganz zu sich gekommen war.*

Was damit gemeint ist, kann die folgende Geschichte etwas näher beleuchten. Eine Frau erzählte mir einmal, dass sie auf einem Stein eine Schlange hätte liegen sehen, wobei sie diese auf besondere Weise wahrnahm: als Schlange, die in ihrer Vollkommenheit dalag. Sie war nichts als Schlange. Wäre ein Mensch so dagelegen, hätte man sagen können, dass er in diesem Moment ganz er selber gewesen sei und dass die Frau ihn in dieser Qualität wahrgenommen hätte. Weil es sich aber um eine Schlange handelte, können wir davon ausgehen, dass diese nicht mit sich selber im Widerspruch stand, sondern dass sie wie jedes Tier einfach ganz im Moment lebte. Sie stellte ihr Wesen in diesem Augenblick wie zu jedem Zeitpunkt ihres Lebens dar. Das Besondere lag nicht an der Schlange, sondern in der Wahrnehmung der Frau. Sie war in jenem Moment so offen, dass sie die Vollständigkeit des Wesens aufzunehmen vermochte, das vor ihr auf dem Stein lag. Dieses Wesen genoss absolute Freiheit in dem, was es war. Man könnte sagen, dass seine unermessliche Freiheit darin bestand, eine Schlange zu sein, auf dem Bauch zu kriechen und gelegentlich auf einem Stein an der Sonne zu liegen. Die Freiheit liegt in der Verwirklichung des eigenen Wesens, nicht darin, ein anderes Wesen sein zu wollen. Vielleicht leben alle Tiere so an ihr eigenes Wesen hingegeben, und nur für uns Menschen ist es eine besondere Leistung, diesen Zustand zu erreichen.

Im Allgemeinen gehen wir davon aus, dass die Freiheit des Menschen darin liege, etwas anderes sein zu wollen als das, was er ist. Bei näherer Betrachtung zeigt sich aber, dass darin keine echte Freiheit liegen kann, denn der Versuch, sich in seiner Grundnatur zu verändern, kann nur misslingen. Ein älterer Mann, der noch jung sein will, kann nicht als frei bezeichnet werden. Er ist nicht in sich verankert und versucht ein Bild zu verwirklichen, das er für sich selber geschaffen hat. Er wird diesem Bild aber nie entsprechen können – auch wenn er sich etwa einen Sportwagen kauft oder auf andere Weise seine »Jugend« dokumentiert. Wirkliche Freiheit kann demgegenüber nur in der Deckungsgleichheit von Selbstbild und tatsächlicher Situation liegen. Dann haben wir im Bewusstsein verwirklicht, was tatsächlich ist. Das darin liegende Lebensgefühl bezeichne ich als *immanente Freiheit*, weil diese Art tiefer Freiheit gleichzeitig in der je gegenwärtigen Situation eingebunden ist. Im Gegensatz zu einer in die Zukunft gerichteten Freiheit sucht sie nicht die Verwirklichung bestimmter Wünsche, sondern die möglichst vollständige Realisierung dessen, was gegenwärtig ist. Wie die Schlange sind wir dann widerspruchsfrei. Diesen Zustand zu verwirklichen gelingt uns zunächst vielleicht nur ausnahmsweise, aber mit fortschreitendem Alter immer öfter.

Auf dem Weg zur immanenten Freiheit können wir die Frage jener Eingrenzung nicht außer Acht lassen, die als Teil unseres Lebens unausweichlich ist. Ich meine damit nicht nur physisch ausgeübte Gewalt, sondern auch strukturelle Gewalt. In der Tatsache, dass wir Menschen nicht allein zu leben vermögen – dass wir also mit anderen Menschen zusammen sind, welche nie die ganz gleiche Lebensform und Lebensauffassung vertreten wie wir –, liegt eine vordergründige Beschneidung unseres »eigenen« Seins. Gleichzeitig ist diese Form des gemeinschaftlichen Lebens aber Teil unserer Existenz. Ohne Gemeinschaft gibt es uns nicht. Hier stehen sich – auf den ersten Blick – zwei Aspekte unseres Seins gegenüber: das Bedürfnis nach Unversehrtheit unseres Weltbildes und die Tatsache seiner Einschränkung durch die gemeinschaftliche Existenz.

Dieser Eingrenzung sind wir im Grunde dauernd in irgendeiner Weise ausgesetzt. Wir brauchen nur aus dem Haus zu treten, und schon können wir nicht über die Straße, wie wir möchten. Dann steht uns in der Bahn jemand vor der Nase, der unangenehm riecht, und am Arbeitsplatz sagt uns der Vorgesetzte, was wir zu tun haben. Das Mittagessen ist angebrannt und der Mensch, den wir gerne getroffen hätten, spricht mit jemand anderem. Öffnen wir abends den Briefkasten, so ist die erwartete Post wieder nicht drin, und wir spüren, dass sich der Briefpartner mit seiner Antwort mehr Zeit lässt, als uns lieb ist. Vielleicht antwortet er auch gar nicht und wir fühlen uns sitzen gelassen. Die täglichen Ärgernisse basieren (fast) alle darauf, dass unsere Mitmenschen ein anderes Weltbild haben als wir selbst. Da Reibungen deshalb unvermeidlich sind, stellt sich die Frage, wie mit diesem Umstand umzugehen ist und wie sich sein Verhältnis zur These der immanenten Freiheit gestaltet.

Die Gesellschaft hat die wichtigsten potenziellen Konfliktherde in der Gesetzgebung geregelt. Wir leiden aber trotzdem an der Tatsache dieser Reibungen, welche zwar gemildert, aber nicht wirklich aus der Welt geschafft werden können. Wir müssen mit diesem Widerspruch leben, und dabei genügt es nicht, einfach Kompromisse zu schließen. Es ist notwendig, dass wir diesen Aspekt unseres Wesens tiefer begreifen. Die zwischenmenschlichen Konflikte entzünden sich an der Aufrechterhaltung einseitiger Positionen.

Für den Umgang damit gibt es den schwer zu verstehenden Hinweis Christi, dass der Geschlagene auch den anderen Backen noch hinhalten sollte (Lukas 6,29). Ich glaube nicht, dass es dabei um die Empfehlung einer schwachen Haltung anderen gegenüber geht. Es kann keine Aufforderung sein, sich klein zu machen und sich schlagen zu lassen. Hingegen kann sich dahinter der Hinweis verbergen, dass die Tatsache der zwischenmenschlichen Auseinandersetzung weder dadurch zu überwinden ist, dass wir selber eine ebenfalls harte Haltung einnehmen (was den Konflikt nur weiter verschärft), noch dadurch, dass wir uns auf triviale Weise schwach zeigen.

Eingeschränkt werden wir in unserem Leben ständig, und wir können uns nicht gegen alles zur Wehr setzen. Andererseits können wir auch nicht allem nachgeben. Wir können uns aber auch nicht einfach vom Leben fern halten. Menschen, welche sich abschotten, werden im Allgemeinen sehr einsam. Christi Wort von der anderen, darzubietenden Wange kann als Hinweis auf eine andere Ebene der Problembewältigung verstanden werden: Es könnte eine Empfehlung dafür sein, im Geschehen so vollständig aufzugehen, dass wir uns damit nicht mehr im inneren Widerspruch befinden. Dies entspräche der Bewältigung des Dilemmas im Sinne einer Realisierung immanenter Freiheit, wie sie in jedem Geschehen angelegt ist. Wenn wir dabei absichtslos sind, ist dies etwas anderes, als wehrlos zu sein. In der Übereinstimmung mit dem Geschehen liegt eine Kraft, die alles andere als Hilflosigkeit ist.

Der Hinweis auf die »beiden Backen« kann in dem Sinne auch so verstanden werden, dass wir ohnehin nicht anders können, als dieser Welt mit »zwei Backen« zur Verfügung zu stehen – was immer mit ihnen geschehen möge. Das Leben erreicht uns in jedem Falle in voller Weise, denn dieses Leben sind wir selbst. Wir können uns dem Leben als solchem gar nicht entziehen. Damit sind wir den Bedingungen unterworfen, die sich *hier* stellen. Bewusst darin aufzugehen, bedeutet Freiheit – die einzige wirkliche Freiheit, die es wohl gibt.

Die Verwirklichung dieser immanenten Freiheit hilft uns nicht nur bei der Bewältigung zwischenmenschlicher Schwierigkeiten, sondern in unserem Leben ganz allgemein. Wir müssen uns auch mit den Begrenzungen ins Einvernehmen setzen, die wir durch das Schicksal generell erleiden – wiederum Stärke und Schwäche übersteigend. Dazu gehören alle Einschränkungen, die wir im Laufe unseres Lebens erleiden, und die grundlegendste davon ist vielleicht unser Alterungsprozess.

Altern heißt begrenzt zu werden. Der Körper zeigt zunehmende Abnützungserscheinungen und schränkt uns in der Bewegungsfreiheit ein. Das geistige Wohlbefinden braucht sich aber nicht parallel zur körperlichen Veränderung zu reduzieren. Dieses hängt vielmehr davon ab, ob es gelingt, eine dem Alter gemäße Einstellung zu finden. Die Frage für den alternden Menschen ist, ob er sich mit seinen Gegebenheiten in eine deckungsgleiche Position bringen kann, so dass zwischen seinem Sein und seinem Selbstverständnis kein Widerspruch besteht. Seine immanente Freiheit liegt darin, ein älterer Mensch zu sein, das heißt das zu *sein*, was er ohnehin ist. Alles andere ist im Grunde Phantasie und hat keinen Realitätsgehalt. Der Mensch aber, der sich an das hingegeben hat, was er ist, reicht über seine gegenwärtige Lebensform hinaus ins Zeitlose. Gerade indem er seine gegenwärtige Lebensgestalt voll ausfüllt, ist er nicht in ihr gefangen, sondern verwirklicht sie in einer freien Selbstverständlichkeit. Er hat seine Freiheit gefunden und erfreut sich des Seins, so wie es die Schlange an der Sonne tut.

Ich zweifle nicht daran, dass der alte Mann im Pflegeheim mit einer derartigen Einstellung seinen Latz getragen hat. Er war in seiner ganz bestimmten Lage ganz er selber und damit ganz frei: als alter Mann, der sich beim Essen beschmutzen kann.

Die Einschränkung im Alter kann als »Backenstreich« des Schicksals verstanden werden. Hält der alternde Mensch symbolisch gesehen auch noch die andere Backe hin, so stellt er sich einvernehmlich der Entwicklung, die sich ohnehin vollzieht. Dabei kann er sich als Teil eines Geschehens erfahren, das sein Leben ausmacht.

Unser Alter ist Teil unserer Existenz. Schon unser ganzes Leben lang sind wir älter geworden, und wenn es keine Erfahrungen und Veränderungen gäbe, wäre keine Bewegung in unserem Leben, ja, dann gäbe es dieses Leben nicht. Warum sollten wir uns also gegen den Wandel in Widerspruch setzen? Das Älterwerden ist nur eine neue Stufe davon. Und bis zum letzten Atemzug haben wir Gelegenheit, ganz in das einzutauchen, was sich uns als Leben darbietet.

## Wandel der Beziehungen

In den vorangegangenen Kapiteln war verschiedentlich von der Veränderung der Beziehungen nach der Lebensmitte die Rede. Vor allem in länger dauernden Partnerschaften verlangt die Entwicklung der Beteiligten eine Anpassung der Beziehung. Jede Partnerschaft ist zu Beginn von einer gegenseitigen Abhängigkeit geprägt, wandelt sich dann aber idealerweise zu einer Beziehung von eigenständigen Persönlichkeiten.

Wenn der junge Erwachsene aus der Abhängigkeit vom Elternhaus heraustritt, begibt er sich oft zunächst in eine neue: in diejenige zur Partnerin beziehungsweise zum Partner. Selbst wenn der junge Erwachsene zwischenzeitlich allein gelebt hat, kommt es meistens nicht zu einer echten Verselbständigung der Persönlichkeit.

Um die Neigung zu kindlichem Verhalten und kindlicher Abhängigkeit aufzulösen, bedarf es einer neuen engen Beziehung, in welcher die alten Muster langsam aufgelöst beziehungsweise erheblich verringert werden. Jeder Partner reibt sich an den Erwartungen und Projektionen des anderen und grenzt sich dagegen ab – womit sie dem anderen bewusst werden. Im Spiegel der Partnerschaft lässt sich die eigene Strukturierung erkennen und verändern. Eine Schwierigkeit liegt dabei im Umstand, dass die Spiegel, welche sich die Partner gegenseitig vorhalten, nicht rein sind. Keiner zeigt dem anderen ein klares Bild von dessen Persönlichkeitszügen und Abhängigkeiten, sondern ein Zerrbild davon, denn jeder bringt hier seine eigenen Jugendprägungen mit ins Spiel. Deswegen entstehen in der Phase, in der die Partner ihre Abhängigkeiten bereinigen, auch erhebliche Beziehungsschwierigkeiten und oft auch Streitigkeiten. Jeder beschuldigt den anderen, nicht ehrlich und fair zu sein. Meistens stimmen die Vorwürfe ein Stück weit, aber selten tun sie es ganz. Die beiden Partner können nur gegenseitig zu größerer Klarheit gelangen, indem sie sich immer wieder bemühen, dem anderen ein faires Feedback zu geben und die eigenen Mängel nicht zu beschönigen.

Auf diesem Wege entwickeln beide Partner ein gewisses Maß an seelischer Eigenständigkeit. In der folgenden Entwicklung der Beziehung müssen nicht nur die kindlichen Projektionen aus dem Elternhaus aufgelöst werden, sondern auch diejenigen, welche sich auf die weiteren seelischen Anlagen und Entwicklungsmöglichkeiten beziehen. In der psychischen Verflechtung jeder jungen Partnerschaft werden neben den Prägungen aus dem Elternhaus auch andere positive und negative Qualitäten projiziert. Jeder sieht im Partner zu einem gewissen Teil, was er in sich selber (noch) nicht verwirklicht hat oder was er an ähnlichen Personen (und vielleicht an sich selber) hasst. Auf diese Weise ist er an den andern gebunden und kann ihn zugleich für seine eigenen Schwierigkeiten verantwortlich machen (»Wenn du nicht so und so wärest, dann hätten wir es gut!«). Die Auflösung der projektionsbedingten Verknüpfung zweier Menschen – die nicht selten als »Liebe« bezeichnet wird – kann nur in der Auseinandersetzung erfolgen.

Wenn die letztgenannten Projektionen einigermaßen bereinigt sind, werden schließlich die Differenzen in Lebensanschauung und -gestaltung offenkundig. Beide haben die Partnerschaft oft mit einem Bild vom anderen begonnen, das sich mit der Zeit als nicht wirklichkeitsgemäß herausstellt. Der geliebte Partner fällt vom Sockel und steht nun plötzlich in all seiner menschlichen Unzulänglichkeit da. In dieser – oft von beiden gleichzeitig erlebten – Enttäuschung versucht jeder zunächst, den anderen nochmals nach den eigenen Vorstellungen zurechtzubiegen. Das Unterfangen der gegenseitigen »Korrektur« ist aber auf Dauer zum Scheitern verurteilt.

Wollen die Partner nicht in diesem Kampf stecken bleiben und sich bis ins hohe Alter streiten, so ist es notwendig, die Realität des anderen zur Kenntnis zu nehmen. Wer sich darauf einlässt, fällt zunächst ein Stück weit ins Leere. Weil er das Bild vom anderen für die pure Wahrheit gehalten hat, fühlt er sich betrogen und allein. Dabei hat sich an der Realität eigentlich nichts verändert – es hat sich nur eine Illusion aufgelöst, und um dieses Maß ist die Sicht jetzt klarer. Wer sich dieser Realität verschließt, neigt dazu, sich in eine neue Partnerschaft zu begeben, um seine Welt weiterhin aufrechterhalten zu können. Wer aber auf diesen Ausweg verzichtet, der muss der Tatsache ins Auge sehen, dass es in jeder Partnerschaft unüberbrückbare Unterschiede gibt.

*Thomas hatte mit seiner Partnerin nicht viele Gemeinsamkeiten. Er hatte sie geheiratet, weil sie sich so gut um ihn kümmerte und viel Verständnis für seine innere Einsamkeit aufbrachte. Weil es zwischen beiden aber wenig gemeinsame Interessen und auch in der charakterlichen Ausrichtung viele Unterschiede gab, hatte er immer wieder Kontakt zu anderen Frauen. Dies führte sogar einmal zu einer Schwangerschaft. Als sich seine Frau im Zuge dieser Entwicklung von ihm trennen wollte, geriet er in helle Verzweiflung und war nahe am Selbstmord. In seiner Auseinandersetzung mit der Situation erkannte er, dass seine Frau ihm trotz aller Verschiedenheit wesentlichen Lebenshalt gegeben hatte. Damit geriet er in ein großes inneres Dilemma: Mit seiner Frau fühlte er sich innerlich ohne Resonanz, und ohne sie ohne Halt. In dieser Situation neigte er zur Resignation, was aber auf Dauer auch keine Lösung war. So blieb ihm nichts anderes, als sich entweder für eine andere Partnerin zu entscheiden oder sich mit der Verschiedenheit der Ehefrau abzufinden und das Beste daraus zu machen.*

*In dem Maße, als er die Unterschiede wirklich akzeptierte, wurde er mit seiner eigenen Einsamkeit und Hilflosigkeit konfrontiert, die ihm seine Frau während der Partnerschaft »abgenommen« hatte. Die Auseinandersetzung mit seiner Haltlosigkeit, die sich in den Verzweiflungszuständen und Suizidphantasien geäußert hatte, erlaubte ihm, zu einer unabhängigeren und eigenständigeren Persönlichkeit zu werden.*

Bleiben zwei Menschen zusammen, welche sich nicht mehr aus einem inneren Mangel heraus aufeinander abstützen (und so auch allein sinnvoll leben könnten), dann gewinnt die Partnerschaft eine neue Freiheit. Indem beide Partner ihre Ansprüche aufgeben, gewähren sie dem je anderen einen größeren Spielraum zur Gestaltung seiner Persönlichkeit. Damit kann sich die Beziehung als das zeigen, was sie wahrhaftig ist. Keiner bleibt dann dem anderen zuliebe in der Partnerschaft oder weil er sich selber nicht aus seiner Abhängigkeit zu lösen vermag. Beide sind innerlich unabhängig, und wenn sie zusammenbleiben, so deshalb, weil es ihrem unverfälschten Gefühl entspricht. Dies ist eine reife Form von Partnerschaft, wie sie dem älter werdenden Menschen entspricht. Jeder nimmt darin die eigenen Lebensschwierigkeiten auf sich und belässt den anderen in seiner Eigenart. Wenn beide Partner in diesem Sinne eigenständige Menschen sind, ist ihre Beziehung offen und natürlich.

Wie an früherer Stelle dargelegt, entwickelt sich der Mensch unserer Kultur möglicherweise zu einer neuen seelischen Eigenständigkeit. Nachdem in früheren Zeiten ein Stamm oder Clan jene seelische Einheit verkörperte, welche Geborgenheit vermittelt, war es später die Großfamilie, und heute ist es die Zweierbeziehung einer Partnerschaft. Weil sich in der heutigen Zweierbeziehung aber alle Geborgenheitsansprüche auf den Partner konzentrieren, wird sie häufig überlastet. Sie gewinnt mit diesem Anspruch zwar große Bedeutung, ist aber gleichzeitig in einem hohen Maße krisenanfällig.

Demgegenüber wurden an die Partnerschaften im Rahmen eines Stammes oder einer Großfamilie nicht die gleichen Anforderungen gestellt. Der Weg unserer Entwicklung kann aber nicht zurück in die Großgemeinschaft führen, sondern nur vorwärts. Es kann angenommen werden, dass die Verkleinerung des Personenkreises, der sich als seelische Einheit versteht, Ausdruck einer menschlichen Bewusstseinsentwicklung ist. Der einzelne Mensch ist im Zuge dieser Entwicklung unabhängiger geworden, konnte sich in seiner Persönlichkeit freier entfalten und dehnte sein psychisches Fassungsvermögen aus. Er vermag heute in der Zweierbeziehung das zu tragen, wozu früher nur eine größere Gemeinschaft fähig war. Wenn dieser Prozess weitergeht, wird sich schließlich jeder einzelne Mensch als Ganzheit verstehen und damit in seelischer Hinsicht einmal das leisten können, was heute die Partnerschaft erbringt. Er wird in sich allein Geborgenheit finden und damit zu einem innerlich eigenständigen Menschen werden. Das soll nicht heißen, dass es unter diesen Voraussetzungen keine Partnerschaften mehr gäbe, aber die Institution Beziehung wird von Abhängigkeiten und Anpassungserwartungen entlastet. In solchen Partnerschaften wird Eifersucht nicht mehr als Zeichen von »Liebe« gewertet, und keiner baut dem anderen mehr ein Gefängnis. Die Partner erlauben sich darin vielmehr gegenseitig, in Freiheit jenen Weg zu gehen, den jeder für *seine* Entwicklung braucht.

Bereits heute bemühen sich viele Menschen um einen solchen Weg zu innerer Unabhängigkeit – vor allem nach der Lebensmitte. Sie finden in einer Partnerschaft, in der nichts erzwungen werden muss, neue Freiheit und Würde. Verstehen wir die Krise in der Lebensmitte in diesem Sinne als Aufforderung, zu seelischer Eigenständigkeit zu gelangen, so zeigt sich darin auch eine kulturelle Dimension. Was der Einzelne für sich bewältigt, tut er auch für die Entwicklung der Kultur. Die individuell vollzogenen Entwicklungsprozesse werden zu einer allgemein größeren seelischen Freiheit in den zwischenmenschlichen Beziehungen führen.

## Ein anderes Körpergefühl

Wollen wir in Frieden älter werden, so müssen wir uns auf die gegebenen Lebensumstände ausrichten. Auch deren Gestaltung soll uns eine möglichst widerspruchsfreie Lebenshaltung erlauben. Diese innere Balance ist dem jungen Menschen noch weniger gegeben, da er für sein Fortkommen Zielvorstellungen braucht. Diese setzen einen Widerspruch zwischen Erreichtem und Gewünschtem und bilden damit eine Triebfeder für die berufliche und familiäre Entwicklung. Für den älteren Menschen sind äußere Zielvorstellungen jedoch weniger notwendig, ja, er kann dadurch in eine unrealistisch gewordene Richtung gedrängt werden. Seine Leistungsfähigkeit nimmt ab, und er hat sich nach und nach damit abzufinden, dass er nicht mehr alles zu verwirklichen vermag, was ihm vielleicht vorschwebt. Während dem jungen Menschen die Tat im Vordergrund steht, bedeutet dem älteren die Existenz als solche – unabhängig von ihrer konkreten Ausformung – das Entscheidende. Er leitet sein Selbstverständnis nicht mehr im gleichen Maße aus seinen Zielen und Ergebnissen ab, sondern vielmehr aus der Erkenntnis darüber, was er seinem Wesen nach ist. Die Frage danach gewinnt nach der Lebensmitte an Bedeutung.

Zu den wesentlich neuen Lebensgegebenheiten, welche wir als ältere Menschen vorfinden, gehört die Einschränkung unserer körperlichen Leistungsfähigkeit. Vielleicht sind uns in der Krise körperliche Schmerzen auferlegt worden, oder wir entwickeln Beschwerden, welche unsere Beweglichkeit verringern. Wir stellen fest, dass wir schneller als früher müde werden, und dass unsere Kinder uns in sportlichen Belangen mit Leichtigkeit überrunden. All das verlangt von uns eine neue Lebensorientierung und ein neues Verständnis zu unserem Körper. Solange wir ihn jederzeit wie ein Arbeitsinstrument einsetzen konnten, solange er uns kaum Grenzen setzte und er uns auch kaum einmal Schmerzen auferlegte, brauchten wir uns über ihn keine Gedanken zu machen. Wir konnten ihn gar über sein Maß fordern, und je größer unsere Reserven waren, desto eher trieben wir auch Missbrauch mit ihm.

Mit schwindenden Kräften lässt sich dies nicht mehr bewerkstelligen. Während der Körper in der Jugend hauptsächlich als Instrument der Leistung und als Träger von Lustgefühlen in Erscheinung trat, so haben wir uns nun neu an eingeschränkteren Möglichkeiten zu orientieren. Das wiederum bringt uns in eine andere Beziehung zum Körper; es schafft ein neues Körperbewusstsein und damit insgesamt ein neues Selbstverständnis. Wir sind jetzt gehalten, die bisher vielleicht bestehende Trennung zwischen (willigem) Körper und (forderndem) Geist zu überwinden und zu einer körperlich-seelischen Einheit zu gelangen. Unsere Existenz beinhaltet den eigenen Körper mit all seinen Gegebenheiten, was umso deutlicher wird, je mehr wir uns auf unseren Körper einzustellen haben.

Beschwerden veranlassen uns, mehr auf unseren Körper zu hören. Wir lernen, in ihn hineinzuhorchen und zu verstehen, wie seine Befindlichkeit ist und was er benötigt. Sein Wohlbefinden ist ja zugleich unser eigenes! Auf diese Weise erkennen wir, dass unser Körper mehr ist als ein Gefäß für unseren Geist – er ist unser Wesen. Die körperlichen Veränderungen in der Lebensmitte mit ihren Beschwerden und Einschränkungen bergen die Chance in sich, dass wir auch von dieser Seite her zu einem neuen Bewusstsein innerer Einheit gelangen. Indem sich unser Geist in den Körper senkt, werden wir eins. Die ursprüngliche Trennung von Körper und Geist, die ein Stück weit vielleicht Voraussetzung für eine gute Leistungsfähigkeit war, wird aufgehoben. Wir merken dabei auch, dass es weder von unserer körperlichen Befindlichkeit noch von unserer Tätigkeit abhängt, ob wir »etwas sind«, sondern vielmehr von unserem Bewusstsein. Damit können wir uns vom Leistungsdruck unserer Kultur entlasten und in ein freieres Verhältnis zu uns selber treten.

In unserer Kultur messen wir uns gegenseitig zu sehr an dem, was wir vollbracht haben. Auch werden Jugend und Jugendlichkeit zu hoch eingeschätzt. Folgen wir dieser kulturellen Ausrichtung, laufen wir Gefahr, uns über das angemessene Alter hinaus wie junge Menschen verhalten und von uns auch die entsprechenden Leistungen fordern zu wollen. Der junge, fast grenzenlos arbeitsfähige Mensch gilt als Maßstab für alle, und die Ausbeutung zu Lasten der Gesundheit wird damit auch für den älteren Menschen zur Norm. Demgegenüber werden andere Werte, wie sie die älteren Menschen erlangen und verkörpern, gering bewertet. Der älter werdende Mensch hat sich damit nicht nur mit den eigenen Einschränkungen abzufinden, sondern muss gleichzeitig auch gegen ein kollektives Lebensbild ankämpfen. Was er verliert, wird in unserer Kultur zu hoch bewertet, und was er zu gewinnen vermag, gilt wenig. Wie kann er sich da frohen Mutes in die neue Lebensphase aufmachen?

Im Alterungsprozess müssen wir uns gegen den kollektiven Strom ein neues Körper- und Seinsverständnis erarbeiten. Wenn wir in unseren Körper hineinhorchen, um zu verstehen, was seine Bedürfnisse sind und was ihm gut tut, so machen wir etwas, was in unserer Gesellschaft wenig legitim ist. Wenn wir uns im Älterwerden diesen Luxus erlauben, so setzen wir immerhin einen Gegenwert. Wir etablieren ein Bewusstsein, welches unter Einbeziehung der körperlichen Stimme ganzheitlich ist. Und das hat seinen Wert! Indem wir uns diesbezüglich weniger an gesellschaftliche Normen halten, wächst unsere persönliche Eigenständigkeit.

Die neue Lebensorientierung des älteren Menschen misst sich an der eigenen Befindlichkeit und nicht daran, was »man« tut. Der Mensch, der in Übereinstimmung mit sich selber lebt, kann nicht zugleich kollektiv orientiert sein. Zwischen individueller Existenz und allgemeinen Vorstellungen gibt es immer einen Unterschied. Wollen wir zum Eigenen finden, müssen wir zwangsläufig die Bedeutung allgemeiner Werte relativieren, und dazu gehört der Wert der körperlichen Leistungsfähigkeit, der Fitness und Jugendlichkeit. An deren Stelle tritt die individuelle Wahrnehmung der eigenen Körperlichkeit, das »Eintreten« in den eigenen Körper, der kein kollektiver ist, sondern genau derjenige, den wir haben. Nur mit ihm können wir uns ins Einvernehmen setzen, und er ist der Einzige, der es uns danken wird.

In den Körper zu »horchen« bedeutet, in stillen Momenten immer wieder in sich hineinzufühlen und die eigene Befindlichkeit bewusst wahrzunehmen. Statt bei unangenehmen Gefühlen vor sich selber zu fliehen, spüren wir diesen Gefühlen bewusst nach. Indem wir uns Zeit nehmen und die Empfindungen auf uns wirken lassen, verändern sich diese. Vielleicht nehmen wir während der Konzentration auf den eigenen Körper plötzlich Impulse zu gewissen Bewegungen wahr, oder es kommen uns Bilder vor Augen. Es können auch Erinnerungen auftauchen, welche sich in einer gewissen körperlichen Verfassung festgemacht haben, oder wir verspüren das Bedürfnis, selbst auferlegte Einschränkungen (wie zum Beispiel einen zu kurzen Atem) zu überwinden.

Es lohnt sich, solchen spontanen Prozessen nachzugehen und zu sehen, was sich weiter daraus entwickelt. Je genauer wir uns selber spüren, desto eher realisieren wir, was unser Inneres gerade braucht. Und indem wir diesen spontanen Regungen folgen, treten wir zu unserem Körper in einer anderen Weise in Beziehung, als wenn wir mit Forderungen »von außen« an ihn herantreten. Unser Körper hat seine eigenen Weisheit, die wir ihm durchaus zutrauen dürfen. Er wird uns nicht in Schwierigkeiten bringen, wie wir vielleicht befürchten, sondern uns zu einer angemessenen Lebensführung anleiten.

Indem wir uns in unser körperliches Sein einfühlen, finden wir zu einer neuen Wahrnehmung unserer Existenz. Es ist eine Wahrnehmung von innen heraus – eine wirkliche »Selbst«-wahrnehmung. Die Beachtung des Körpers ist ein Weg zum eigenen Wesen. Aufgehoben im Leben, das wir in unserem Körper finden und sind, kommen wir mit uns selber und der Welt in Einklang.

# Der integrierte Mann

Die Lebensmitte ruft uns zur Vervollständigung unserer Persönlichkeit auf. Es scheint dabei, als wäre der Lebensprozess weniger an den individuellen Zielen interessiert, die wir für uns aufgestellt haben – etwa viel Geld zu verdienen, erfolgreiche Kinder zu haben oder eine glückliche Ehe zu führen –, als vielmehr an der Entwicklung unseres Bewusstseins. Daraus ergeben sich Diskrepanzen zwischen den Zielen des Ich und dem lebenseigenen Ziel der Bewusstwerdung. Diese Diskrepanzen dürften umso größer sein, je weniger Aspekte unserer potenziellen Persönlichkeit wir integriert haben. Die Turbulenzen in der Lebensmitte sind darauf angelegt, derartige Einseitigkeiten zugunsten der Entwicklung einer ganzheitlichen Persönlichkeit auszugleichen.

Wir haben uns bereits eingehend mit der Forderung nach der Entwicklung der Gefühlswelt und der seelischen Eigenständigkeit beschäftigt. Diese Bereiche sind für Männer deshalb so wichtig, weil die entsprechenden Werte in unserer »Männerkultur« weniger betont sind. Demgegenüber verfügen die meisten Männer über eine gut ausgebildete Realitätswahrnehmung und auch über entsprechende rationale Fähigkeiten. Es gibt aber durchaus auch Männer, bei denen eine andere Kombination vorrangig ist, so dass ihre Ergänzung weniger die Gefühlsseite betrifft. Für eine ganzheitliche Persönlichkeitsentwicklung ist zudem die Förderung der intuitiven Fähigkeiten und die Erschließung der spirituellen Lebensdimension (was nicht mit der Zugehörigkeit zu einer Religion gleichzusetzen ist!) bedeutungsvoll.

Die Entwicklung jeder Persönlichkeit erfolgt zunächst mit einer gewissen Einseitigkeit, dies aus persönlichen und gesellschaftlichen Gründen. Einerseits können wir zu Beginn des Lebens nicht alle unsere potenziellen Fähigkeiten gleichermaßen fördern und entfalten. Als junge Menschen entwickeln wir erst unsere primären Fähigkeiten, was uns auch schnelleren Erfolg verspricht. Wem das Denken leicht fällt, der wird sich in dieser Sparte weiterschulen und andere Bereiche wie Emotionalität und Intuition vernachlässigen, oder wer über einen guten Realitätssinn verfügt, der wird seine handwerklichen oder geschäftlichen Fähigkeiten spezieller fördern.

Andererseits wird die persönliche Einseitigkeit gewissermaßen gesellschaftlich »belohnt«. Der Einseitige kann innerlich unangefochten und ungespalten alle Energie auf die Erreichung seiner Ziele verwenden. Dies bringt ihm auch bald einen wirtschaftlichen Ertrag. Demgegenüber kann ein vielseitig entwickelter Mensch leicht in Situationen des inneren Zwiespaltes geraten. Kultiviert er etwa neben der rationalen Seite auch seine Gefühlswelt, so kann er in einen inneren Widerspruch zwischen Intellekt und Gefühl geraten, welcher ein geradliniges Handeln verhindert. Eventuell muss er sich mit Rücksicht auf bestimmte Gefühle auch in der Wahl seiner Tätigkeiten einschränken. Wer zudem seine Intuition und die spirituelle Ebene berücksichtigen möchte, findet sich in einer noch komplizierteren inneren Lage.

Obwohl in unserer Gesellschaft Ganzheitlichkeit nicht besonders hoch geschätzt wird, muss dieser Wert in der Lebensmitte errungen werden. Im Grunde entsprechen die in unserer Zivilisation wichtigen Werte wie Erfolg, Leistung, Jugendlichkeit, Kraft, Schönheit etc. einer »Kultur des jungen Erwachsenenalters«. Diese entspricht dem älter werdenden Menschen nicht mehr – dies nicht zuletzt deshalb, weil sie zu eng und zu einseitig ist. Infolge der kollektiven Jugendorientierung unserer Gesellschaft ist die Ausweitung der Persönlichkeit für den älter werdenden Menschen nicht einfach, und oft realisiert er auch erst spät, worin er eigentlich gefangen ist.

Gegenüber der Eindimensionalität mit ihrem Vorteil der inneren Unzerrissenheit führt die Förderung der »Mehrdimensionalität« zunächst zu inneren Spannungen. Die verschiedenen Seinsebenen wie Denken, Gefühl, Realitätssinn, Intuition und Spiritualität scheinen auf eine gewisse Widersprüchlichkeit hin angelegt zu sein. Oft genug steht der »Kopf« gegen das »Herz« oder gegen den »Bauch« – was ein mehrdimensional gelebtes Leben nicht leicht machen kann. Wer alle seine seelischen Möglichkeiten zur Verfügung erhalten will, der hat sich auf eine Phase der inneren Zerrissenheit einzustellen, die auszuhalten natürlich schwieriger ist, als die eine oder andere Seite einfach zu verdrängen.

Die Entwicklung der eigenen Persönlichkeit führt über die Wahrnehmung und Bewusstwerdung der verschiedenen seelischen Ebenen. Dabei werden die entsprechenden Persönlichkeitsseiten miteinander verbunden, und die anfängliche Widersprüchlichkeit unserer verschiedenen Seinsaspekte wird aufgehoben. Werden die Spannungen zwischen »Kopf«, »Herz« und »Bauch« sowie zwischen Wünschen, Realitäten, Intuitionen und spirituellen Bedürfnissen lange genug ausgehalten, so schmelzen diese Bereiche schließlich zu einer ganzheitlichen Form des Seins zusammen. Haben wir unsere Persönlichkeit in diesem Sinne so weit integriert, dass wir nicht mehr nur mit einer Qualität der seelischen Möglichkeiten zu agieren vermögen (zum Beispiel dem Denken), sondern Denken, Gefühl, Intuition und direkte Beziehung zur äußeren Realität gemeinsam einsetzen, so gibt uns dies mit der Zeit ein Gefühl der Vielseitigkeit, welche die *ganze* Breite des menschlichen Seins abdeckt. Dabei geht es nicht um den abwechselnden Einsatz der verschiedenen Möglichkeiten nach Bedarf, sondern um die simultane Wahrnehmung und Gestaltung unserer Existenz auf all diesen Ebenen. Während wir uns als denkend erfahren, fühlen wir in diesem Falle zugleich, und wir verfügen auch über die Intuition als Möglichkeit, andere Menschen oder Ereignisse tiefer zu erspüren. Gleichzeitig nehmen wir die äußere Realität präzise auf und können adäquaten

Einfluss nehmen, was wiederum die spirituelle Wahrnehmung größerer Zusammenhänge nicht ausschließt.

Die so errungene Ganzheitlichkeit stellt einen besonderen Wert dar. Der ganzheitliche Mensch hat auf den Erfolg der Einseitigkeit (der immer äußerlich ist) zugunsten jenes inneren Menschen verzichtet, den bewusst zu machen eine wesentliche Aufgabe unseres Lebens ist. Gegenüber der Zielorientierung des jüngeren Menschen entfaltet er eine vielfältigere Wahrnehmung und eine größere Handlungsbreite. Dieser Zustand ist nur durch die bewusste Arbeit an der eigenen Persönlichkeit und in langjähriger Lebenserfahrung zu erlangen. Wenn wir uns auf den Weg zu dieser Ganzheitlichkeit aufmachen, so ist dies zunächst vielleicht anstrengend, aber mit zunehmender Integration wird das auf den verschiedenen Ebenen parallele Wahrnehmen und Handeln weniger widersprüchlich. Ein Lohn des Alters mag schließlich darin liegen, dass das ganzheitliche Erleben und Handeln zu einer gewissen Selbstverständlichkeit wird, die uns täglich begleiten kann.

## Gelassenheit

Vor einiger Zeit verfolgte ich im Fernsehen die Diskussion von zwei Herren in reiferen Jahren. Der eine war Moslem, welcher sowohl europäisches wie auch islamisches Recht studiert hatte; der andere ein kritischer katholischer Theologe, welcher sich für die Werte der Aufklärung einsetzte. Die Voraussetzungen für ein lehrreiches und klärendes Gespräch über verschiedene Standpunkte und Geisteshaltungen wären somit gegeben gewesen. Statt eine gute Diskussion zu führen, griff der christliche Theologe aber den Moslem wegen der unbeugsamen Haltung gewisser fundamentalistischer Islamiten massiv an.

Dieser verteidigte sich in großer innerer Erregung, wobei er vom Katholiken laufend unterbrochen und mit weiteren Anschuldigungen überhäuft wurde. Ich fragte mich bei dieser Diskussion, warum der Moslem den Fehdehandschuh aufnahm und nicht einfach Ruhe bewahrte. Es war doch ganz offensichtlich, dass der vom aufklärerischen Geist sprechende Theologe vor der Kamera Krieg führte.

Ähnliches erlebte ich, als ich einem Bekannten begegnete, der wegen Verweigerung des Zivilschutzdienstes im Gefängnis gesessen hatte. Er ist prinzipiell gegen alles, was irgendwie mit Krieg und Armee zu tun hat oder haben könnte, weshalb ihm auch die Dienstleistung im Zivilschutz unzumutbar erschien. Als er mir davon berichtete, geriet er in große Erregung und war dabei alles andere als friedliebend – wie er sich selber verstand. Wie im vorherigen Fall störte ich mich auch hier nicht an der klaren Einstellung, sondern am Widerspruch zwischen den vorgebrachten Thesen und dem tatsächlichen Verhalten. In beiden Fällen war das eigene Verhalten genau aus jenem Stoff gestrickt, der kritisiert wurde.

Eine Haltung des Friedens braucht nicht charakterlos zu sein. Innerer Friede bedeutet nicht, keine Meinung zu haben oder keine zu vertreten, aber er setzt voraus, innerlich nicht in bestimmten Vorstellungen gefangen zu sein. Eine friedvolle Haltung bedingt, auch gegenüber den eigenen Ansichten immer wieder Abstand gewinnen zu können. Unsere Vorstellungen von der Wirklichkeit sind nicht die letzte Wahrheit. In einer gesunden Distanz zu den eigenen Meinungen können wir durchaus ohne innere Gefangenschaft und Erregung für das einstehen, was uns richtig erscheint. Auch in der Auseinandersetzung mit anderen können wir in einem Gefühl innerer Ruhe und Unbewegtheit bleiben und doch beteiligt sein.

Wenn wir uns ereifern, dann nimmt uns etwas gefangen. Wir handeln dann nicht mehr in innerer Freiheit, sondern im Sinne tieferer Kräfte, die uns erfassen und uns nicht immer zum Besten gereichen. Mancher hat schon bereut, was er in der Wut gesagt oder getan hat. Kämpfen wir in einer innerlich unerlösten Stimmung, so liegt dahinter meist ein unerledigtes Problem. Unsere Reaktionen sind in diesem Falle »komplexhaft«, das heißt, das unbewältigte eigene Problem verbindet sich mit der aktuellen Situation und verhindert eine fruchtbare Diskussion. Viele Streitigkeiten, in denen wir andere verletzen, sind von solch komplexhafter Natur.

Wünschenswert ist demgegenüber, dass wir uns jederzeit auf uns selber zurückbesinnen und im Disput eine Haltung innerer Ruhe bewahren. Zwischen einer Auseinandersetzung, die in innerer Freiheit geführt wird, und einem Kampf, in dem wir von Emotionen überrollt werden, besteht ein großer Unterschied. Im einen zeigt sich unsere Lebendigkeit und im anderen sind wir ausgeliefert. Bleiben wir während eines schwierigen Gesprächs mit dem eigenen tieferen Wesen verbunden, so wird der andere unsere Stimmung nicht so verändern können, dass wir wie eine Marionette an seinen Fäden hängen.

Wie aber finden wir zu dieser Haltung? Nach meiner Erfahrung geht es darum, in sich selber jenen Kern zu finden, der unbewegt ist. Alltägliche Ereignisse können mit dem Wellengang auf der Meeresoberfläche verglichen werden. Die Meerestiefe wird von den Wellen jedoch nicht erfasst, und seien diese noch so hoch. Auch wir Menschen weisen eine bewegte äußere Schicht und eine unbewegte Tiefe auf. Identifizieren wir uns nur mit dem Geschehen an der Oberfläche – dem äußeren Aspekt unseres Lebens –, so sind wir zu sehr darin verhaftet und laufen Gefahr, von den Ereignissen und Emotionen überrollt zu werden. Bleiben wir umgekehrt nur in der Tiefe, indem wir uns von nichts berühren lassen, so leben wir von der Welt getrennt. Die Kunst ist, beide Ebenen so mitei-nander zu verbinden, dass wir mit Gelassenheit ganz im Leben stehen.

Nachdem wir uns mit den verschiedenen Dimensionen unserer seelischen Existenz – unseren Kindheitsmustern, unseren Schattenseiten, unserer Gefühlswelt, unseren wahren Interessen und den Tiefen unseres Seins – eingehend auseinander gesetzt haben, nähern wir uns einem Zustand innerer Gelassenheit. Der Blick wird frei in ein Sein, das persönliche Interessen übersteigt. Die Welt stellt sich uns darin als unendlich vielfältiges Geschehen dar, an dem wir Anteil haben. Dabei erkennen wir, dass unsere innere Haltung für unser Lebensgefühl das entscheidende Moment darstellt.

»Jeder ist seines Glückes eigener Schmied« heißt es in einem Sprichwort – was durchaus Sinn macht, wenn damit weniger der materielle Wohlstand gemeint ist, als mehr die innere seelische Verfassung. Inneres Glück wird geschmiedet, wenn wir uns nicht auf unsere Meinungen, Vorstellungen und Wünsche versteifen. Stattdessen können wir uns für den vielfältigen Reichtum des Seins offen zeigen, der uns täglich umgibt. Indem wir keinen Druck auf uns selber ausüben, werden wir gelassen und treten gleichzeitig in eine »gelassene« Welt ein. Dabei erfahren wir die Verbindung, ja Identität der inneren und äußeren Welt – dieses *eine* Sein, das diese Welt ist.

Als Gegenstück zur Einsamkeit, die wir in der Phase der inneren Orientierungslosigkeit erleben, finden wir nun ein Gefühl der Verbundenheit mit allem. Wollen wir das Einzelne nicht festhalten, erscheint die Vielfalt vor uns. Plötzlich spüren wir, dass alles Wahrgenommene Teil unserer selbst ist, wobei unerheblich ist, wem es juristisch »gehört«. Spielt es eine Rolle, wem der Baum gehört, den ich bewundere? Das Einzige, was ein Besitzer damit tun könnte, wäre ihn zu zerstören. Ich aber, der ihn betrachte, bin mit ihm eins. Wir gewinnen eine Sicht, welche uns nicht mehr von der übrigen Welt abtrennt, sondern uns selber als Teil einer großen Einheit versteht, ja als dieses Ganze selbst, das sich in uns verwirklicht.

Immer wieder neigen wir dazu, die Schöpfung aufzuteilen und dabei aus den Augen zu verlieren, dass alles, was sich auf dieser Erde findet, Teil eines Ganzen ist. Zwar liegt dies offenkundig vor unseren Augen, und doch nehmen wir es nicht selbstverständlich zur Kenntnis. Wir tendieren dazu, der einen oder anderen Erscheinung ihr Lebensrecht abzusprechen. Vielleicht ist dies in einer kritischen Situation zu unserem persönlichen Schutz notwendig, und insofern ist der Dualismus – die Aufteilung der Welt in Gegensätze – auf der Ebene der persönlichen Existenz zeitweilig notwendig. Aber auf der philosophischen Ebene sollten wir offen genug sein, die Schöpfung als Ganzes zu sehen – auch mit dem, was uns Probleme bereitet. Sonst wird es schwierig, aus dem Zustand des Widerspruchs herauszutreten und zu einem übergeordneten Standpunkt zu gelangen. Wenn wir nicht an unserer kleinen Persönlichkeit festhalten, können wir in der Offenheit für das Ganze ein Lebensgefühl entwickeln, das hilft, unser Leben und besonders auch unser Alter besser zu bestehen.

Der Tod, dem wir unweigerlich entgegengehen, ist wohl das Ende von Zeit und Raum, wie wir sie auf dieser Welt kennen. Alles, was geboren wird, wird auch sterben. Das gilt auch für die Möglichkeit der Reinkarnation, denn auch weitere Leben müssen irgendwann einmal zu Ende sein. Der Reinkarnationsgedanke verschiebt einfach die absolute Grenze auf einen späteren Zeitpunkt, klärt aber nicht die Frage, was der Tod eigentlich ist. Wer sich an weitere Leben hält, kann nicht Abschied nehmen und zieht den Fortbestand der eigenen kleinen Person jeder anderen Möglichkeit vor. Das erscheint angesichts des Unermesslichen, das unser Denkvermögen weit übersteigt, als etwas enger Blickwinkel. Warum sollten wir uns nicht von solchen Vorstellungen befreien – auch das ein kleiner Tod?

Im körperlichen Tod überschreiten wir unsere eigene physische Grenze. Er ist das Ende unserer kleinen Persönlichkeit.

Aber haben wir damit das Wesen des Todes schon erfasst? Wenn die andere Seite unseres Seins ohne Zeit und Raum ist, so haben wir zwangsläufig schon gegenwärtig Anteil daran. Damit steht unser Sein schon zu Lebzeiten zugleich jenseits von Leben und Tod, und die eigene Persönlichkeit weist über sich selber hinaus. So gesehen erscheint der Tod als Ort des Übergangs ins Raum- und Zeitlose, das zugleich stets gegenwärtig ist. Er bildet damit die Grenze von unserer üblichen Form der Wahrnehmung. Auch die Materie ist nur eine Form unserer Wahrnehmung in Raum und Zeit, aber was sie tatsächlich ist, entzieht sich unserer Kenntnis. Wenn aber alles einmal endet, so endet auch unsere Form der Wahrnehmung. Das Raum- und Zeitlose ist solchen Prozessen aber definitionsgemäß nicht ausgesetzt. Was keine Form hat, kann nicht sterben. Und weil es ohne Raum und Zeit ist, so ist dieses Eine ewig und zugleich gegenwärtig. Der Tod stellt sich uns dar, als stünde er am Ende unseres Lebens, und doch ist dieses Eine stets präsent. Er umgibt uns, wie das Sein schlechthin, ja vielleicht ist er dieses Sein.

## Handeln aus der Mitte

»Tun« und »Sein« schließen sich nicht aus. Im Gegenteil: Wahres Tun gründet im Sein. Wenn wir nach der Lebensmitte in einer neuen, ganzheitlicheren Weise im Leben stehen, so wird auch unser Handeln neu. Die innere Entwicklung und Erweiterung der Persönlichkeit mag in der Phase der Neuorientierung zwar zeitweilig einen gewissen Rückzug von der äußeren Welt mit sich bringen, aber sie führt schließlich auch zu einer neuen Lebensgestaltung. Während wir uns in der Jugendzeit hauptsächlich an äußeren Kriterien orientierten, sind unsere Aktivitäten nun vermehrt in der Mitte der eigenen

Persönlichkeit verankert. Dies gibt den einzelnen Handlungen und Tätigkeiten ein größeres Gewicht – nicht nur für uns selbst, sondern auch für andere Menschen.

Die Gesellschaft braucht »verankerte« Menschen. In anderen Kulturen – etwa den asiatischen – erfährt der ältere Mensch zu Recht eine besondere Achtung. Wir hingegen schätzen vor allem die Jugend und werten deren Blüten höher als die Früchte des Alters. Aber auch unsere Kultur benötigt den Beitrag der älteren, erfahrenen Menschen, welche einen Ausgleich zum Leistungsdruck schaffen. Aus ihren Erfahrungen verfügen sie über einen Überblick über die Lebensgegebenheiten, und da sie den Ruf der eigenen Tiefe vernommen haben, sind sie seelisch nicht mehr im Alltagsgeschäft gefangen. Weil unserer leistungsorientierten Gesellschaft die seelische Gesamtschau ein Stück weit fehlt, ist es Aufgabe der Älteren, mit einem zweckfreien Handeln Ausgleich zu schaffen und auf jene längerfristigen Entwicklungen hinzuweisen, welche die jüngere Generation zugunsten kurzfristiger Vorteile aus den Augen verloren hat.

Wer die Schwierigkeiten in der Lebensmitte bewältigt hat, der ist eingeladen, die neu gewonnene Lebensschau weiterzugeben. Verwehren wir unseren Mitmenschen nicht die Früchte unserer Anstrengungen! Es wäre schade, wenn wir uns mit dem Erreichten in eine reine Innerlichkeit zurückzögen und damit auf unsere Umgebung keinen Einfluss mehr ausübten. Die aus einer Gesamtschau vollzogenen Handlungen beinhalten oft mehr, als was uns manchmal großartig und unbescheiden entgegenkommt. So soll uns die Wahrnehmung tieferer Lebensgegebenheiten, welche uns ein Stück Demut lehrt, nicht zu einer unscheinbaren Lebenshaltung verführen. Im spiritueller orientierten Osten heißt es, dass ein Weg in die Tiefe nur dann ganz gegangen ist, wenn er uns wieder zurück auf den »Marktplatz« führt, wo wir in Ruhe von dem zeugen, was uns zuteil geworden ist, und wo wir in innerer Freiheit handeln. Da sind wir als tätige Mitglieder der Gemeinschaft für jene Menschen erreichbar, welche ein Handeln aus der inneren Mitte zu schätzen wissen.

Dieses Handeln hat seine besondere Qualität. Es erfolgt aus einer gleichmütigen und ruhigen Haltung heraus, so wie sie ein Steuermann hat, der sein Boot flussabwärts ziehen lässt. In Übereinstimmung mit der Richtung des Lebensflusses versuchen wir nicht mehr, irgendwelche Dinge zu erzwingen, sondern handeln im Einklang mit den Gegebenheiten. Solches Handeln ist von einer erstaunlichen Leichtigkeit geprägt und bewirkt doch oft viel. Es ist zentriert und im tieferen eigenen Wesen verankert. In einem Zustand, wo das Ich zugunsten des Selbst unwichtig geworden ist, erfolgen die Handlungen aus dem Selbst heraus – wie von selbst –, getragen vom tieferen Lebensstrom. Manche halten einen so agierenden Menschen fast für einen Zauberer. Dessen »Geheimnis« liegt aber einzig in der Ausrichtung auf jene Lebenskräfte, die uns allen zur Verfügung stehen.

Das Leben hat seine eigene Dynamik, der wir uns im Handeln anvertrauen dürfen. Das heißt nicht, dass wir uns ziellos durchs Leben treiben lassen sollten, wie ein Boot, das in einem Strudel schlingert. Es bedeutet vielmehr, die Richtung unseres Lebensflusses zu erkennen. Diese ist nicht von Beginn an klar, und es bedarf einer gewissen Anstrengung, sie zu erfassen und sich darauf auszurichten. Eine besondere Herausforderung liegt dabei im Verzicht auf das eigene Wollen, der notwendig ist, um die tiefere Lebensströmung wahrzunehmen. Im Grunde geht es darum, die eigene Persönlichkeit in ihrer Ganzheit, aber auch in den Grundzügen des Menschseins schlechthin wahrzunehmen und sich ihr hinzugeben.

In Übereinstimmung mit dem eigenen Wesen zu handeln, bedeutet in einem tiefen Sinne Freiheit. Da wir uns auf Dauer ohnehin nicht anders geben können, als es unserem eigenen Wesen entspricht, ist es wohl das Beste, dies so bald und so unverfälscht wie möglich zu tun. In der Lebensmitte werden wir von unstimmigen Selbstbildern gereinigt – hier entledigen wir uns vielem, was uns bisher begleitet hat. Indem wir auf vordergründige Bestätigungen und Erfolge verzichten, verändert sich unser Selbstverständnis, und unser Handeln wird breiter abgestützt und weniger drängend.

Wer seine Persönlichkeit in diesem Sinne geklärt hat, der spürt, was seine »innere Stimme« spricht und wo sie ihn haben will. Er erkennt auch, wo er fruchtbar sein kann. So entsteht ganzheitliches Wirken. Auch andere spüren: Hier spricht oder handelt jemand aus der eigenen Mitte heraus. Dies ist immer auch der Gemeinschaft dienlich. Es ist ohne Eigennutz, weil seine Basis breiter ist als der Boden des engen Ich. Dieses Handeln setzt auch Demut voraus. Der Handelnde ist in seinem Tun Diener der Gemeinschaft und zugleich Diener des Lebensstroms. Der Archetypus des »alten Weisen«, der in Kultur und Politik immer wieder erscheint, entspricht diesem Bild. Wer alt genug ist, dass seine persönlichen Interessen keinen zu großen Stellenwert mehr einnehmen, der kann in einem guten Sinne »selbstlos« sein. Wenn seine Individualität rund geworden und an eingebildeter Bedeutung verloren hat, wird er zum Träger des Größeren, »Überindividuellen«, das ihn zur eigentlichen Persönlichkeit macht.

Wo und in welcher Form sich diese Ausrichtung des reiferen, älteren Menschen konkret manifestiert, hängt von seiner individuellen Persönlichkeit ab. Für den einen liegt der Ausdruck seiner tieferen Person darin, eine selbstlose Stimme in der Politik zu erheben, für den anderen, in der Gemeinschaft mit anzupacken, und für den dritten bedeutet er, im Beruf und mitmenschlichen Kontakt auf die seelischen Strömungen in seinem Umfeld zu achten und sich darauf zu beziehen.

Nach den Stürmen der Lebensmitte werden wir möglicherweise vermehrt Situationen erleben, in denen unsere Handlungen in einem größeren Lebenszusammenhang erscheinen.

Jeder von uns hat aber schon früher Momente erlebt, wo er aus der inneren Tiefe heraus handelte. Es sind jene Momente, wo wir wissen: »Es stimmt.« Unser Tun und unser Sein sind dann einheitlich, und es geht uns gut dabei. Unser eigenes Handeln hat dann eher den Charakter eines Geschehens, als dass es einem »Wollen« entspränge. Manchmal erfahren wir uns in solchem Handeln mehr als Instrument, denn als aktiv Tätige. Unser eigenes Wollen ist dann an die tieferen Lebenskräfte hingegeben, die aus sich selbst heraus agieren, und das können wir durchaus als Glück erleben! Das absichtslose Tun mag dabei zugleich von einem Gefühl der inneren Stille begleitet sein.

Wenn es uns im Älterwerden gelingt, vermehrt aus dieser Haltung heraus tätig zu sein, so mag dies aus der Sicht der »Aktiven« wenig wertvoll erscheinen. Vielleicht bringt es einen geringeren äußeren Ertrag. Auf der Ebene des Existenziellen hat es aber einen großen Wert, denn am Ende des Lebens zählt die Gesamtschau des Seins wohl mehr als alle materiellen Güter und »Erfolge«. Der ältere Mensch ist nicht wertlos, sondern würdig, das Ganze zu verkörpern, das er verspürt hat. Und je älter er wird, desto mehr vermag er dies zu tun. Sofern er nicht mit dem Ich identifiziert bleibt, das im Alter nur schrumpfen kann, wächst er mit jenem Wesen, das als das Eigentliche im Laufe des Lebens immer mehr in den Vordergrund tritt.

## Der Weg zur Einheit

Im Laufe unseres Lebens sind wir immer wieder einmal von etwas oder jemandem fasziniert und streben diesem oder jenem nach. Aber das Erreichte zerrinnt auch immer wieder – und wiederum ist Neues gefragt. Es sieht so aus, als suchten wir im

Leben etwas, was wir nie wirklich erreichen könnten. Vielleicht ist das deshalb so, weil wir außerhalb von uns selber suchen. Auf der steten Suche nach dem »wirklichen« und »lebendigen« Leben übersehen wir nur zu gerne, dass wir ja schon leben. Im eigenen Leben liegt alles, was wir erahnen, erkennen und ausdrücken können. Es macht keinen Sinn, außerhalb des eigenen Lebens nach einer Erfahrung zu suchen, die uns befreit. Die Tatsache unseres Lebens kann nicht potenziert werden. So kann uns weder das blinde Ausleben von Bedürfnissen »zum Leben« bringen noch die Distanzierung vom Alltag mit dem Wunsch, in »höhere Sphären« aufzusteigen. Das eine bringt uns eher in Verwirrung und das andere in die Einsamkeit. Für die bewusste Wahrnehmung des Lebens geht es darum, die Ereignisse – wie immer sie sein mögen – in ihrer *ganzen* Breite und Tiefe zu erkennen. Wenn wir die Umstände des Lebens in dieser Weise wahrnehmen, stehen wir ganz im Leben und transzendieren es gleichzeitig. Damit erhält unser Sein eine neue Dimension. Äußeres Leben und Tiefe fallen in eines zusammen: Das Leben erscheint in seiner umfassenden Ganzheitlichkeit.

Jemand hat mir vor einiger Zeit einen Traum erzählt, der von dieser Dimension zeugt.

*Der Träumer stand anlässlich einer Wanderung auf einem Bergrücken. Am Horizont stieg die Sonne auf, und in ihr sah er einen Adler. Der Träumer spürte, dass dieser Adler im Lichtkreis ihn betraf. Als der Adler mit der Sonne in den Zenit aufgestiegen war, senkte er sich gegen den Träumer herunter, und dieser verstand die wortlos übermittelte Aufforderung, sich in den Adler hinein aufzugeben. Das aber konnte der Träumer nicht. Da trat aus dem Sonnenadler ein Engel, der ein Flammenschwert mit drei Klingen trug. Er gab ihm das glühende Schwert in die Hand, worauf es sich in seiner Hand festschweißte. Zugleich erhielt er den Auftrag, in die Welt zu gehen und dort das Leben aktiv mit diesem Schwert zu gestalten.*

Dieser Traum ist von ausgedehnter Symbolik und hat archetypischen Charakter. Der Träumer wandert zunächst auf einem Bergrücken. Berggipfel sind oft heilige Orte; sie erheben sich zum Himmel und verkörpern die Spitze dessen, was der Mensch zu erreichen vermag. Der Träumer befindet sich also symbolisch an einem Ort, wo er Bewusstsein und höhere Einsicht finden kann. Am Horizont steigt die Sonne auf, die höchste kosmische Macht und Zentrum des Seins. Von ihr geht als Licht und Wärme die für den Menschen grundlegende Lebensenergie aus. Die Sonne steht auch für geistiges Licht und als Symbol des Selbst für höhere Erkenntnis. In der Sonne ist ein Adler, der wie auch die Sonne selbst das geistige Prinzip verkörpert: Inspiration, Erkenntnis, Erlösung und Bewusstsein. Der Adler kann sich in seinem Fluge in den Himmel und zur Sonne erheben, von wo er den Blick auf die Erde mit all ihren Lebenszusammenhängen hat. Im Adler als einem Boten des Himmels begegnet dem Träumer die Möglichkeit einer höheren Einsicht. Sonne und Adler stehen im Zenit, was als Hinweis auf die Lebensmitte verstanden werden kann, und der Adler fordert den Träumer auf, sich in den hinein aufzugeben. Der Träumer ist dazu aber nicht bereit, sich in dieses reine Sein und Erkennen aufzulösen – er verteidigt gewissermaßen seinen menschlichen Anspruch. Die Botschaft muss sich in einer greifbareren Form darstellen, damit der Träumer sie verstehen und umsetzen kann. Dazu bedarf es eines weiteren Mittlers: des Engels. Das solare Prinzip bildet damit eine stufenweise Linie (Sonne – Adler – Engel) zum Träumer hinab, in der es zunehmend vermenschlicht und damit fassbar wird.

Engel sind Mittler zwischen Gott und Mensch und verkörpern ein höheres Bewusstsein. Als Cherubim bewachen sie mit der zuckenden Schwertflamme das Paradies und den Weg zum Baum des Lebens. Das Paradies gilt dabei als Sinnbild für einen Zustand der Einheit mit Gott. Es steht für die uranfängliche

Vollkommenheit, für das kosmische Zentrum und die Gemeinschaft von Gott mit den Lebewesen. Dort stehen die Bäume des Lebens und der Erkenntnis. In diesem umfassenden Sein findet sich das wahre Leben. Der Engel weist im Traum auf die Möglichkeit einer Erkenntnis über diese göttliche Qualität des Lebens hin, indem er selber die Einheit zwischen göttlichem Sein und Mensch darstellt. Ohne diese Einheit könnte es kein Leben geben – darin liegt der göttliche Charakter unseres Lebens.

Mit dem Baum des Lebens ist wiederum Christus als Mittler assoziiert. Indem er am Kreuz hängt, welches seinerseits einen Lebensbaum darstellt, stellt er exemplarisch die Einheit von Leben und Tod dar. Damit weist er auf jenes »ewige Leben« hin, wo Zeit, Geburt, Tod, Veränderung und Zerfall hinfällig sind. Dieses ewige Leben, das gleichzeitig das Reich Gottes ist, entspricht einem Sein jenseits von Leben und Tod, einem Sein ohne Form. Nur wo nichts geboren wird, kann nichts sterben. Hier gibt es keine Veränderung. Hier ist die Unermesslichkeit, die wir Gott nennen und von der wir uns bekanntlich kein Bildnis machen sollen. Denn jedes Bildnis wäre Form und damit Einschränkung des Uneingeschränkten, Uneinschränkbaren und Allumfassenden. Der Weg zu diesem »ewigen Leben« – zu einem Bewusstsein über den unermesslichen Charakter unseres Seins – ist der Kreuzweg: Dazu müssen wir Leiden auf uns nehmen.

Der Engel gibt dem Träumer ein Flammenschwert in die Hand, mit dem er sich auf der Erde in seinem Leben zu bewähren hat. Es ist gewissermaßen die göttliche Waffe, die ihm auf dem Weg zu einem neuen Bewusstsein hilft. Das Schwert steht einerseits für die Dualität der Kräfte: für Schöpfung und Zerstörung, Leben und Tod, Leib und Seele, Himmel und Erde, Menschenwelt und Paradies. Es verkörpert die trennende Urteilskraft. Andererseits steht es aber auch für das Wissen über die letztendliche Einheit allen Seins, indem es alle täuschenden Gedanken zerstört und die Unwissenheit an der Wurzel abschneidet. Im Buddhismus wird mit seiner Hilfe die täuschende Dualität überwunden, zum Beispiel mit Nansens Schwert (Mumonkan) oder als Schwert des Wissens von Bodhisattva Manjushri (dem Schutzpatron des Wissens). Mit dem Schwert erhält der Träumer ein Instrument, das seinerseits Ganzheitlichkeit verkörpert, indem es die Welt der Gegensätze ebenso in sich schließt wie auch deren Überwindung. Es steht also sowohl für die Welt der Erscheinungen, die in ihren vielfältigen Formen Unterscheidung und damit Gegensätzlichkeit einschließlich Leben und Tod bedeuten, wie auch für die zeit- und formlose Welt der allumfassenden Ganzheit.

Dieses Schwert hat drei Klingen, was drei Phasen in der geistigen Entwicklung und Erkenntnis andeuten kann. Dieser Erkenntnisweg ist auch in der Trinitätssymbolik impliziert: Der ursprünglichen Einheit (Paradies, seelische Zufriedenheit in der Ununterschiedenheit) folgt der innere Zwiespalt (Teufel) mit seinem Leiden (Christus) und schließlich die Reflexion und neue Erkenntnis (Heiliger Geist).

Das Feuer des Flammenschwertes ist reinigend und steht für die lebensspendende Kraft der Sonne, die Erneuerung des Lebens, und damit für Kraft, Macht, Energie und für den Wandel. Im Christentum steht das Feuer auch für religiöse Inbrunst und Märtyrertum, besonders aber für die Ankunft des heiligen Geistes und für Gott selber (vgl. den brennenden Dornbusch). Die Flamme als spezielle Form des Feuers verkörpert spirituelle Kraft, Transzendenz und Erkenntnis. Gleichzeitig steht sie für die Manifestation des Göttlichen und der Seele. Erneuerungsfeuer und Erkenntniskraft liegen in der Verbindung von Manifestation und Urgrund, von Menschenwelt und »Paradies«, das heißt in der Erfahrung, dass letztlich beides eines ist. Die Feuertaufe ist der Weg dazu: Man muss durchs Feuer, um zum Ganzen zu gelangen. Die Loslösung vom alten Bewusstsein und dessen Verbrennung führt zur

Wandlung. Wenn der Träumer mit diesem Schwert durchs Leben geht, trägt er ein Stück der Sonne, und er wird damit Träger eines neuen und ganzheitlichen Bewusstseins.

Dieser Traum ist ein Beispiel dafür, wie sich in der menschlichen Seele der Weg zu einem solchen Bewusstsein abbildet. Weil wir vom Baum der Erkenntnis gegessen haben, können wir Menschen nicht mehr in einem unbewussten Zustand der anfänglichen Vollkommenheit leben. Wir sind in eine dualistisch-gespaltene Welt eingetreten und haben das Bewusstsein des zeitlosen Seins verloren. Der Verlust des Paradieses entspricht dem Übergang von der unbewussten Aufgehobenheit im einheitlichen Sein zu einem Leben in Vielfalt und Zersplitterung. Das Paradies wiederzugewinnen bedeutet demnach, zu einer neuen Form von Leben in der Einheit zurückzufinden. Dies kann aber nicht geschehen, indem wir wieder unbewusst und damit »unwissend« werden. Der Weg muss vielmehr vorwärts zur Verbindung der vielfältigen (das heißt dualistisch wahrgenommenen) Welt mit der ureinheitlichen Weltsicht führen.

Wir alle sind im Laufe unseres Lebens von der anfänglichen Einheit, in welcher wir als Kleinkind lebten, zur Widersprüchlichkeit des erwachsenen Menschen gelangt. Wir lernten die Welt in Gegensätze und Pole aufzuspalten und ernteten Widerspruch und Streit. Nun, da wir in der Lebensmitte stehen, führt der Weg weiter ins Alter, und wir begegnen vielen Schwierigkeiten und Auseinandersetzungen. Hat unser Leiden uns schließlich dazu gebracht, nicht mehr an Zielen und Vorstellungen festzuhalten, so finden wir endlich zu einem neuen Sein. Darin stellt sich uns in jedem Augenblick das Ganze dar.